Rudolf Bohren

In der Tiefe der Zisterne

Rudolf Bohren

In der Tiefe der Zisterne

Erfahrungen mit der Schwermut

Chr. Kaiser

CIP-Titelaufnahme der Deutschen Bibliothek

Bohren, Rudolf
In der Tiefe der Zisterne: Erfahrungen mit der Schwermut /
Rudolf Bohren. – München: Kaiser, 1990
ISBN 3-459-01859-3

Umschlag: Ingeborg Geith, München, unter Verwendung
des Motives »Träumerei«, 1906, von Heinrich Vogeler († 1942).

Satz: Breklumer Druckerei Manfred Siegel KG
Druck und Bindung: Franz Spiegel Buch GmbH, Ulm

Inhaltsverzeichnis

Vorwort

Ich weiß, wovon ich rede; fünfzehn Jahre lang lebte ich mit ihr zusammen, die verschiedene Namen hat und doch ein Rätsel bleibt. Als Melancholie, Schwarzgalligkeit, als Depression, Niedergeschlagenheit und Schwermut bestimmt sie weithin unser Zeitgefühl und überfällt den Menschen wie aus einem Hinterhalt: Meine Frau wurde ihr Opfer. Anderthalb Jahrzehnte lebte sie mit Psychopharmaka, bis sie sich ein Leid antat. Schon nach dem ersten Schock wollte ich etwas schreiben, zunächst für die durch die Schwermut eines oder einer Angehörigen Beschwerten; dann für die zur Selbsttötung Angelockten. Aber so etwas schreibt sich nicht schnell. Es dauerte wiederum ein knappes Anderthalbjahrzehnt, bis ich den Katechismus der Väter entdeckte und mit ihm ein Heilmittel für die Seele, ein spirituelles Psychopharmakon, das mich zum Schreiben ermunterte, wobei die Hoffnung trägt, es könnte mein Büchlein durchaus zur Vorbeugung oder Nacherholung von Depressionen nützen, es möchte meine Erfahrung aber vor allem Angehörigen von Schwermütigen dienlich sein.

Ich schreibe als Theologe, der seit seiner Studienzeit mit Freunden aus der Psychiatrie ein Gespräch geführt hat, der aber in der Schwermut primär ein spirituelles Problem sieht: Ein anglikanischer Geistlicher hat seinerzeit das klassische Werk zu unserem Thema geschrieben, durchaus auf der Höhe damaliger medizinischer Wissenschaft. Robert Burtons – The Anatomy of Melancholy – erschien 1621 und wurde »einer der großen Unterhaltungsschlager in der englischen Literatur«. Man hat ihm vorgeworfen, es handle sich in seinem Buch um einen monumentalen gescheiterten Versuch, dem Begriff der Melancholie gerecht zu werden, erfahre doch der Leser nie genau, was Melancholie eigentlich sei. Es könnte aber wohl sein, daß er die Melancholie sehr genau auf den Begriff bringt, indem er einen »der großen Unterhaltungsschlager der englischen Literatur« verfaßt und den Leser mit einer Begriffsbestimmung verschont. Läßt man die einschlägigen Definitionen der zeitgenössischen Wissenschaft Revue passieren, mag man einmal mehr die Weisheit Israels loben, die wohl wußte, was sie tat, wenn sie grundsätzlich auf eine Definition verzichtete. Burton steht – wie mir scheint – der Weisheit Israels näher als der modernen Wissenschaft, die ihrerseits nur gewinnen könnte, wenn sie sich Israels Weisheit nähern würde. Ich fühle mich für meinen Teil in der Nähe des Reverend aus Oxford durchaus in angenehmer Gesellschaft.

Sollte er wider Erwarten einmal heilig gesprochen werden, möchte ich mein Büchlein als Kerze – als calvinistische Kerze horribile dictu! – auf seinen Altar stellen: Der Melancholiker Burton, ein Nachfahr des Predigers Salomo, war ein Bücherverschlinger, ein Bücherfresser und schrieb zur Vermeidung der eigenen Melancholie. Er praktizierte auf seine Weise etwas von dem, was ich sportliche Spiritualität nenne. Auch wenn schon der Verdacht geäußert wurde, der Theologe aus Oxford wäre kein gläubiger Christ gewesen, sehe ich in ihm einen großen Entzauberer der Melancholie, auch wenn ich in seiner Spiritualität den Tiefgang vermisse; Entzauberung ist allemal ein spiritueller Vorgang. Sie erfolgt vor allem in der Art und Weise seines Redeflusses. Da wechseln Zitatenwasserfälle mit listigen Stromschnellen und Wirbeln, in die der Autor den Leser mehr zu dessen Erheiterung als zu dessen Schrecken hineinzieht; dann fließt der Fluß wieder gemächlich durch eine Anekdotenlandschaft. So bereitet Burton auch dem heutigen Leser ein seltenes Lesevergnügen. Vor allem in der glänzenden Nachdichtung von Ulrich Horstmann, »Anatomie der Melancholie. Über die Allgegenwart der Schwermut, ihre Ursachen und Symptome sowie die Kunst, es mit ihr auszuhalten«, 1988. Im gleichen Jahr erschien: »Die Anatomie der Melancholie. Eine Auswahl. Aus dem Englischen übertragen, kommentiert und mit einem Nachwort versehen durch Werner von Koppenfels.«

Der katholische Theologe Romano Guardini schrieb in seinem Büchlein »Vom Sinn der Schwermut« (^{3}1983): »Die Schwermut ist etwas zu Schmerzliches, und sie reicht zu tief in die Wurzeln unseres menschlichen Daseins hinab, als daß wir sie den Psychiatern überlassen dürften . . .«. Recht hat er! Allerdings habe ich Mühe, Guardinis Verständnis der Schwermut zu übernehmen, insofern er Schwermut als »Beunruhigung des Menschen durch die Nachbarschaft des Ewigen« meines Erachtens zu schnell metaphysisch überhöht. Aber darin hat er zweifellos recht, daß er die Schwermut nicht der Psychiatrie allein überlassen will.

Schwermut wird nicht nur behandelt – als klinischer Fall von

Depression –, sie wird vor allem erfahren, und so möchte ich Erfahrungen mitteilen und Erfahrene zu Worte kommen lassen. Was ich vorlege, zeugt von einem Lernprozeß, den ich machte und noch mache; dann wäre der Aufbau des Ganzen eine Art Lehrgang! Er endet bei Christian Scriver, für mich eine Neuentdeckung: Sein Traktat kommt mir vor wie ein neues Amerika, ein Land von unbegrenzten Möglichkeiten, ein Auswanderungsland für Beschwerte, ein Land der Zukunft für Niedergeschlagene. Allerdings billig ist die Reise dorthin nicht!

Da ich als Betroffener für Betroffene schreibe, wollte ich auf gelehrtes Beiwerk möglichst verzichten. Die seltenen Quellenangaben mögen als Lesehinweis gelten. Fachausdrücke werden in der Regel nach dem Komma erklärt oder übersetzt. So sollte das Buch auch für den Laien lesbar sein.

Dossenheim im Frühjahr 1990

Rudolf Bohren

Die Herausforderung – Hermann Burger

I.

Text eines Schwermütigen: Hermann Burgers Erzählung »Blankenburg«. Sieben Briefe aus Schruns-Grächen und ein Postskriptum, geschrieben in der akuten Phase einer Depression – neben zahlreichen Erfahrungsberichten und medizinischen Erörterungen – der Versuch, einer Depression poetische Sprache zu geben. Ein klinischer Verlauf wird übersetzt und findet eine neue, eine eigene Sprache, eine dichterische.

Gleich im ersten Satz stellt sich der Absender vor in seiner negativen Qualifikation: ». . . ich, der Leselose«. Das Suffix »-los« nimmt räuberisch, was es antönt: Die Wüste ist wasserlos, der Unmensch lieblos, die Waise vater- und mutterlos, der Ausgebürgerte heimatlos. Wer keine Arbeit findet, wird arbeitslos, und der Schwermütige schreibt seine Briefe als »der Leselose«. Er verlor die Fähigkeit zu lesen, und was ihm abhanden kam, prägt nun sein Wesen wie der Wassermangel die Wüste.

Die Selbstvorstellung mag in doppelter Weise befremden: Der »Leselose« erzeugt keine innere Resonanz beim Lesen. Er existiert echolos. Das Telefon wird nicht abgenommen, der Besuch nicht erwidert, ein Brief nicht beantwortet. In akuter Depression schreibe ich keine Briefe. Daß Burger den Leselosen Briefe schreiben läßt, gehört einerseits zur dichterischen Fiktion und damit zu einem Kunstmittel des hermeneutischen Prozesses, sprachlose Existenz zur Sprache zu bringen; andererseits mag diese Selbstvorstellung auch befremden, weil man Nichtleser sein kann, ohne an einer Depression zu leiden. Der Leselose unterscheidet sich in unserem Fall vom Nichtleser darin, daß er »einmal Buchstabe war« und also von seinem früheren Wesen abfiel ins Unwesen. Man kann natürlich fragen, ob denn eine Buchstabenexistenz nicht als solche schon lebensfeindlich die Leselosigkeit vorprogrammierte, denn ein Buchstabe kann sich nicht lesen, er wird gelesen: Einer solchen Überlegung haftet ein Hauch von Banausentum an, weil sie nicht in Rechnung stellt, daß die sieben Briefe eben nicht einen Erfahrungsbericht darstellen, sondern die Umformung einer Erfahrung in eine Briefsprache, die als solche die Schwermut schon transzendiert.

In diesem Fall wäre Leselosigkeit eine Metapher für Schwermut? – Wir werden noch sehen, welch tiefen Sinn Burger der Buchstabenexistenz und ihrem Gegenteil, der Leselosigkeit gibt.

Die Selbstvorstellung ». . . ich, der Leselose« eröffnet eine Aussicht auf ein seelisches Szenarium, das sehr genau den depressiven Zustand aufzeigt als ein »gräßliches Baum- und Büchersterben im Kopf«, der »Morbus Lexis . . . unterbindet den Flüsterkongreß« und damit meint er »das Elysium der erlesenen Gestalten und Geschehnisse, das über all jenen schwebt, die in ein Buch vertieft sind«. Der Lesende hat sein Jenseits im Buch, seine Existenz wird erweitert durch »das Elysium der erlesenen Gestalten und Geschehnisse«, er lebt im Gespräch mit den Jenseitigen, und dieses Gespräch – der Autor kann es nicht mit genügend schmückenden Bei- und Fremdwörtern hochstilisieren – er nennt es den »Sauerstoff der Büchermenschen, das in unzähligen Entzifferungsgewittern freigesetzte Ozon«; das Lebenselement dessen, der einmal Buchstabe war, wich einer Art Scheintod außerhalb von Sarg und Grab. Tanzt der »Flüsterkongreß« nicht mehr im Kopf herum, ist es aus mit der Produktivität des menschlichen Geistes, die innere Sprache hört auf, und mit dem Aufhören der Sprache wird der Innenraum zerstört. Bildet der Leser eine Resonanz zum Text, bleibt der Leselose ohne innere Resonanz; den Leselosen hat die innere Schöpferkraft und damit die Sprachfähigkeit verlassen. Er west im Nichtigen.

»Erwachen wir nicht satzbildend, ist es geschehn . . . Wir werden gelöchert. Ahnen Nebnet, die Deportation ins Zwielicht unter Tag, über Tag . . .«. Das Dichten und Trachten des Herzens hat aufgehört; das Innere hängt höchstens noch am Tropf einer Klage, die nicht befreit. Steter Tropfen höhlt den Stein. »Wir werden gelöchert.« Wo die Sprache aufhört, bleibt nur noch ein Nichtort, die Seele wird ins Weißnichtwo verfrachtet, dahin, wo anstelle von Elysium eine weltlose Gegenwelt entsteht; Burger nennt sie »Nebnet« im Gegensatz zur »Ebnet«, einem »langgezogenen Hochplateau, auf drei Seiten vom Kestenberger Wald eingefriedet«. Der Leselose wohnt im »Nebnet«, die schwermütige Seele befindet sich in einem vernichteten Raum, und der ist nicht zu vergleichen mit der Unbehaustheit des Menschen, mit der man seinerzeit in Akademien Referate bestritt. Der zerstörte Raum entspricht der Zerstörung des Buchstabens und der Verwandlung des Lesers in einen, der sein Wesen verlor. Sprache braucht einen Sprachraum, sie braucht, um zu gelingen, eine Sprachebene: im »Nebnet« stürzt die Sprache ab, da hat man nichts zu sagen. Der Löcherung innen entspricht der Verlust der Außenwelt; man ist in ein Loch gefallen, in eine »Zisterne«. An diesem Ort gibt es nur noch ein Sein unter dem Vorzeichen des Negativen. »Es ist ein Liegengelassenwerden in allen Richtungen, allen Tiefen ... mit einem Wort: das Nebnetsein«. Der Mensch wird von der Landschaft geprägt, in unserem Fall von einem Gegenelysium, vom »Nebnet, da sich die Schreie nach innen und unten leben; Nebnet, die totale Introversion des Nichtmehr-Aushaltbaren ...«.

Martin Luther meinte: »Innerliche Übel gibt es weit mehr und größere als äußerliche. Ja, wenn der Mensch sein wahres Gebrechen empfände, würde er die Hölle schmecken. Denn er hat die Hölle in seiner Brust.« Im »Nebnet«, wo »die Schreie nach innen und unten leben«, wird die Hölle erfahren; das Verurteiltsein und Verurteiltbleiben ist die Hölle. Die Hölle in seiner Brust haben, heißt, die Instanz in sich haben, die einem richtet. Da wird das Gewissen zum Untier. Nochmals Luther: »Wenn das Gewissen die Sünde fühlt, fühlt es auch den Zorn (Gottes). Deshalb begehrt es, Gott möchte nicht sein. Denn es sieht auf die Keule und hat ein scheeles Auge auf Gott. Gleichwie ein Dieb wünscht, daß alle Henker tot wären, weil er das Gewissen hat, daß er die Sünde tat«, so wünscht der Sünder den Tod Gottes und dann ist niemand mehr, der das Schreien hört. Vielleicht müssen sich deshalb zu Nebnet die Schreie nach innen und unten leben.

Burger zitiert immer wieder die Bibel, das Buch der Bücher in Luthers Übersetzung prägt die Sprache dessen, der das Nebnetsein deutet – schon die Siebenzahl der Briefe wird kein Zufall sein. Sie entspricht den sieben Bitten des Vaterunsers und den sieben Sendschreiben der Offenbarung, und es sind Texte des Gerichts, in denen der Schwermütige sich zur Sprache bringt:

»Der König Belsazzar veranstaltete für seine tausend Großen ein glänzendes Mahl, und in Gegenwart der Tausend sprach er dem Weine zu. In der Weinlaune nun befahl Belsazzar, die goldenen und silbernen Gefäße, die sein Vater Nebukadnezar aus dem Tempel zu Jerusalem weggeführt hatte, herbeizubringen, damit der König und seine Großen, seine Gemahlinnen und Nebenfrauen daraus tränken. Da brachte man die goldenen und silbernen Gefäße, die aus dem Tempel Gottes in Jerusalem weggenommen worden waren, und der König und seine Großen, seine Gemahlinnen und Nebenfrauen tranken daraus. Sie tranken Wein und priesen die goldenen und silbernen, ehernen, hölzernen und steinernen Götter. Zur selben Stunde kamen Finger einer Menschenhand zum Vorschein, die schrieben dem Leuchter gegenüber auf die getünchte Wand des königlichen Palastes, und der König sah die Hand, die da schrieb. Da verfärbte sich das Antlitz des Königs und beängstigende Gedanken befielen ihn, seine Hüftgelenke wurden kraftlos, und seine Kniee schlugen aneinander. Und der König schrie, man solle die Beschwörer, die Chaldäer und die Sterndeuter hereinholen. Dann hob der König an und sprach zu den Weisen Babels: Wer diese Schrift lesen kann und mir kundtut, was sie bedeutet, der soll mit Purpur bekleidet werden und um den Hals die goldene Kette tragen, und er soll als einer der drei obersten Beamten im Reiche herrschen« (Dan 5,1-7).

Nur Daniel vermag die Schrift zu lesen, und der Schwermütige übernimmt die Rolle des Propheten. Er wird zu seinem eigenen Unheilpropheten: »Die Schrift aber, die da geschrieben steht, lautet: Mene, Mene, Thekel, Upharsin. Und dies ist die Deutung der Worte: Mene, Gott hat dein Königtum gezählt und es preisgegeben. Thekel, du bist auf der Waage gewogen und zu leicht erfunden worden. Pheres, dein Reich ist zerteilt und den Medern und Persern gegeben worden. Da gab Belsazzar Befehl, und man bekleidete Daniel mit Purpur und legte ihm die goldene Kette um den Hals; auch rief man öffentlich aus, daß er als einer der drei obersten Beamten im Reiche herrschen solle. In derselben Nacht wurde Belsazzar, der chaldäische König getötet« (Dan 5,25-30).

Wenn der erste Psalm den Gerechten, der Tag und Nacht über dem Gesetz murmelt – ein Gegenbild zum Leselosen –, glücklich preist, dann werden ihm die Gottlosen gegenübergestellt: »Nicht so die Gottlosen; sondern sie sind wie die Spreu, die der Wind verweht. Darum werden die Gottlosen nicht bestehen im Gericht noch die Sünder in der Gemeinde der Gerechten. Denn der Herr kennt den Weg der Gerechten; aber der Gottlosen Weg führt ins Verderben« (4-6).

Der Schwermütige wurzelt nicht an Wasserbächen; »Nebnet« ist der Gegenort zum Himmelreich, das abwest, »seine sandgestampfte Ödenei tut sich auf, Loch Nebnet, wir werden verbracht und verschleppt in dieses Gelände ohne Horizont, können uns nicht wehren gegen die Deportation aus dem Licht in das opake Nebelgrauen, in die Farbe der Not, wir wälzen uns wandwärts, pultwärts, wandwärts unter dem Galgen des Gebälks, drehen uns in die Bauchlage und sehen im Kissendunkel die letzte Nachricht erlöschen, Mene, Mene, Tekel, U-pharsin, deine Tage werden von nun an nicht mehr gezählt, du bist nur Spreu, die der Wind zerstreut, und wäre da noch ein Reich, es würde in tausend Stücke zerteilt ...«. Feuerbach läßt grüßen. Der »Spreu, die der Wind zerstreut« entspricht das Reich, das irreale, das, wäre es real, »in tausend Stücke zerteilt« würde. Zu »Nebnet« gehört der Irrealis des Reiches Gottes; die Zerstörung des irdischen Raumes setzt voraus, daß der Raum Gottes nicht mehr wahrgenommen wird. Und wo das Himmelreich keine Realität mehr hat, wird aus dem Alphabet ein »Albabeth der Leere«, innere Atemnot tritt ein: »am Boden, auf tiefstem Grund der Mund, das inwendig laute Denken erstickt«.

Schwermut wird erfahren als eine Hybris höherer – oder minderer? – Ordnung. Die Stunde der Schwermut ist eine Stunde, da die Prophetie der Schlange in Erfüllung geht. »Ihr werdet sein wie Gott«, also Schöpfer einer Welt des Nichtigen und Nächtlichen, einer Dämonenwelt: »es werde finster, und es ward finster, ein grausiges Mampfen und Schmatzen verflüssigter Liliths, welche unser Schaf-, unser Eulenherz verspeisen«. Lilith, ein babylonischer Sturmdämon, wird in Jesaja 34,14 zum Nachtgespenst, das sich nun verflüssigt und zerteilt hat. »... es werde finster, und es ward finster«.

Die Sprache aus dem Schöpfungsbericht der Genesis deutet darauf hin, daß in der Depression nicht eine creatio ex nihilo, nicht eine Schöpfung aus dem Nichts stattfindet, sondern eine Schöpfung des Nichtigen – nicht: »es werde Licht« –, sondern eben »es werde finster«. Der Schwermütige möchte sein wie Gott, aber er kann nur eine Nebnetwelt schaffen, in der er sich schon vorfindet; er kann niemals entdecken, was der Schöpfer entdeckt, wenn er sein sechstes Tagewerk überblickt: »Und Gott sah an alles, was er gemacht hatte; und siehe, es war sehr gut«. Im »Nebnet« ist nichts mehr »sehr gut«.

Wer dort wohnt, hat keinen Namen. Um so schönere bekommt die Adressatin, die der Autor freigebig mit Adelstiteln schmückt; sie ist das Gegenbild des Leselosen, eine Lichtgestalt, die »höchste Legistin«, die »schriftadelige Liseuse und Gebirgsgräfin«. Nie wurde Mörikes Gedicht auf eine Lampe einleuchtender zitiert als in der Anrede an die »Gräfin Frauke von Fürstenfeldt, die selig in ihr selbst scheint«. Liest man »Blankenburg« als Liebesgeschichte, ist sie eine der zartesten, die ich kenne; liest man von »Blankenburg« weiter zu Burgers »Brenner«, stößt man da auf die Bemerkung: »Und solange die Psychotherapie nicht das einzige zu vermitteln vermag, was helfen würde, erotische Zuwendung . . .«, zeigt sich diese verhalten in der Einladung nach Blankenburg in einem Besuchsangebot, das abgelehnt wird und in der Übersendung »der dreiunddreißig grasgrünen Brocken« – »ein erotischer Grimm« – ein DEUTSCHES WÖRTERBUCH. Der Kranke quittiert diese Zuwendung mit dem Ehrentitel »Schrunsa«, und wenn es ihm erstmals gelingt, einen »Sonnabendbrief« aus Blankenburg selbständig zu lesen, tut er verschnörkelt kund, er habe sich angeschickt, sich »einer gewissen Verliebtheit bezüglich Ihrer zu erdreisten«. Die Verehrung – oder sagen wir die gewisse Verliebtheit – als Echo auf die eben skizzierte »erotische Zuwendung« spiegelt sich in den Namen, erinnert an eine Gymnasiastenliebe, zu deren Innigkeit die Distanz gehört. Die Zärtlichkeit der Namen können mit der Jahreszeit wechseln, zur »hochwinterlichen Blanca von Blankenfeldt im weißen Satin-Overall«.

Die »höchste Legistin« und »schriftadelige Liseuse und Gebirgsgräfin« kann sich nur als grande dame kleiden: Der Diener »Loontien mahnt zum Umziehen. Ich habe von Ihren Garderobenmagazinen – eine textile Gegenbibliothek – nur einen vagen Begriff, verehrte Fürstin von Fürstenfeldt, doch dem Gerücht nach kleiden Sie sich für jede Lektüre anders. Sie sind die Königin mit den tausendundein Gewändern . . .«. Die Gewänder entsprechen den »an die fünfzigtausend« Bänden der Bibliothek. Arpagus, der Sekretär, »zitiert zwar häufig Schleiermachers Satz, einen Dichter verstehen heiße, ihm in der adäquaten Mode entgegenkommen, hat aber keinen Dunst von Haute Couture«.

Die Kleidmetaphorik deckt das Geheimnis des Lesens auf. Wer liest, zieht sich einen Text an; darum die »textile Gegenbibliothek«; und der Leselose macht der Legistin Vorschläge, was sie zur jeweiligen Lektüre anziehen soll. Wer sich bewußt ein Kleid auswählt und anzieht, ist nicht mehr im Nebnet.

Das Kleid umhüllt, die Lampe erhellt. Sie wird zum symbolträchtigen Accessoire der Legistin: »Ihr Landgut, schriftadelige Frau Menscha, stelle ich mir reich an mannigfaltigen Lampen vor, ein Paradies von individuell abgestimmten Heimleuchten, jeder Autor, jede Epoche verlangt ein anderes Licht.« Dem Kostümwechsel entspricht der Lampenwechsel, »... nicht umsonst schenkt man in Blankenburg dem Ausleuchten der Leseplätze so große Beachtung ...«. An Kerstings Bild »Lesender beim Lampenlicht« wird die Entsprechung von äußerem und innerem Geschehen deutlich und die Bedeutung der Lesepause: Der Lesende »wird von Zeit zu Zeit gezwungen, sich mit dem Licht zu beschäftigen und darob die Lektüre zu unterbrechen. Er bleibt in Fühlung nicht nur mit dem Feuer der Schrift, das wäre das Auslohende, nein er muß sich den drei Flammen widmen, und dies je mehr, desto tiefer er in das Buch eindringt«. Die rechte Lesekunst hängt am Unterbruch, am Aussetzen, am Unterbrechen des Leseaktes.

Es überrascht nicht, daß dem Gang nach Innen der Gang nach Außen als Kontrapunkt verbunden wird. »Aber Blankenburg weiß das Lesen mit dem Wandern zu koppeln ... Es ist eines, den Maler Nolten vor, ein anderes, ihn nach der Bergtour zu lesen«. Im siebten Brief aber taucht das Sabbatgebot und der Hinweis auf das Manna in der Wüste (vgl. 2 Mose 16,5) auf, um die Bedeutung der Lesepause zu unterstreichen, die hier zur Stellvertretung für die Leselosen wird: »Sechs Tage sollt ihr sammeln, heißt es im Buch der Bücher, jamais le dimanche, und dieser Rhythmus wird auch in Blankenburg befolgt, als ob in einer auf vierundzwanzig Stunden ausgedehnten Gedenkminute stehend, das heißt in der Lektüre einhaltend, um alle Leselosen dieser Welt getrauert würde ...«.

Zur Heilung nun schickt die Liseuse dem Schwermütigen, wir wissen es schon, als »erotische Zuwendung« phantastisch genug – nun eben »nichts Geringeres als den kompletten Grimm, und zwar den Faksimile- oder Reprint-Grimm, dazu einen Blindband mit der Bemerkung, Sie hätten immer einen solchen auf Ihrem Schreibtisch liegen zum Umblättern und Streicheln der leeren Seiten, die unabdingbare Etüdenzärtlichkeit vor dem Einstieg in welche Lektüre auch immer«. Der Leselose bekommt »den Blind-Grimm auf Verordnung Zbärens« – Zbären ist der Talmedicus – »eine durchaus humane Medikation, im Gegensatz zu meinen bunt gesprenkelten Libropharmaka«. Die Frau gibt dem Leselosen die Wörter wieder: »... sie decken mich fürsorglich zu mit siebzigtausend Spalten Grimm, mit dem gesteppten Überwurf des deutschen Wortschatzes ...«, und schon bekommt er wieder einen

Raum. Heilung kündigt sich an, wenn der Patient »eines Tagesanbruchs« im Blind-Grimm blättert, »das Papier verkostend«.

Hermann Burger wäre kein Sprachkünstler von hohen Graden und wäre der Übersetzung der Schwermut ins Poetische nicht gerecht geworden, hätte er einen Traktat zur Lesetherapie geschrieben. Dennoch sie ist da, und mit ihr von Anfang an die Einladung der Herrin von und zu Blankenburg an den Leselosen, in ihrer Bibliothek zu nächtigen. Die Legistin wird zur Miterlöserin des einen aus den »größeren Heeren« – zur Miterlöserin nicht nur als Bücher- sondern auch als Blumenfreundin: »Lesen heißt ja nicht nur Geschriebenes aufnehmen, sondern auch einsammeln und ausssuchen, und Sie, die umfassende Liseuse von Blankenburg, sammeln nicht nur geschützte Kunstworte, sondern auch die Mont-Cenis- Glockenblume, den Gletscher-Hahnenfuß, das Rundblättrige Täschellkraut, den Gegenblättrigen Steinbrech, die Klaminthe und den Alpenmohn, und Sie lesen Ihren kranken Nachbarn auch. Mit dem Grimm haben Sie versucht, Ihren Bücherschutz über eine gequälte Kreatur zu breiten, und es scheint Ihnen gelingen zu wollen. Nur Frauen vermögen Dichtung so aufzunehmen, daß der schattenhalb aller Schrift und Rede narbende Patient sich zwischen die Seiten gebettet fühlt, nur stark strahlende Gebirgsgräfinnen, wenn überhaupt, die Impotentia legendi zu überwinden, wir wissen ja, daß Spitäler und Kliniken nur dann etwas auszurichten vermögen, wenn die Schwestern das Einbetten beherrschen.«

Das Motiv theologischer Doppelung: Buch der Natur und Buch der Bücher wird aufgenommen und – abermals phantastisch – ins säkular Therapeutische übersetzt: Die »Blütenessenzen« treten nach dem Waliser Arzt Eduard Bach »in einen direkten Kontakt zum höheren Selbst der Persönlichkeit« und würden »in allen Teilen der Aura wirksam«., Nach Zbären kommt es nun darauf an, die Strahlung der Blüten mit den »Bibliostrahlen« zu kombinieren und so ein »Natur-Literatur-Heilverfahren« zu entwickeln. Wenn Eduard Thurneysen einer Depressiven rät, sie solle »See, Wiesen, Blumen, Berge zu sich reden lassen« und »gesunde innerlich stärkende Bücher etwa Jeremias Gotthelf« lesen (vgl. R. Bohren, Prophetie und Seelsorge, 1982), so hat dieser Rat des Seelsorgers eine ähnliche Struktur wie das phantastische Natur-Literatur- Heilverfahren. Nur daß bei Thurneysen noch das Gespräch hinzukommt, das in »Blankenburg« als Briefgespräch geführt wird.

Das Postskriptum kündigt Heilung an und das Kommen nach Blankenburg: ». . . ich bin an einem Satz erwacht, Gräfin, ohne daß ich wüßte, an welchem, aber es hat inwendig in mir gesprochen, der eine quälende Ewigkeit lang unterbrochene Dialog ist wiederaufgenommen worden, ich werde wieder lesen können, denn ich finde Ansprache in der märzlichen Natur, ich kann sie anreden, und sie gibt mir Antwort, die Dinge löchern mich nicht, ich sehe und benenne das sonnendurchflutete Waldgeviert mit den elefantengrauen Stämmen . . .«.

Die Einladung aber nach Blankenburg war »ein eigentlicher Ruf, der an mich ergeht . . .: sei Buchstabe, werde Wort und finde zurück zur Schrift, auf daß du nicht ausgetilgt werdest aus dem Buch des Lebens, denn . . . jedes Ding hat seinen Mund zur Offenbarung«. Werde Buchstabe heißt dann nicht, werde ein Buchstabenmensch, heißt vielmehr, werde lesbar.

II.

»Blankenburg«, vom Theologen theologisch gelesen, wirft zunächst die Frage auf, was denn die Biblizität der Sprache für die Übersetzung der Schwermut ins Poetische bedeute? Man kann darauf verweisen, daß unser Autor in barocker Fülle von Zitaten prunkt, daß die sieben Briefe samt Postkriptum vom Zitat leben und daß ihm das Buch der Bücher erst recht Sprache gibt. Aber ist damit das Bibelpathos schon erklärt? Ich habe »zu Nebnet, da sich die Schreie nach innen und unten leben« zur »totalen Inversion des Nicht-mehr-Aushaltbaren« an Luther erinnert, der Mensch habe die Hölle in seiner Brust.

Man kann sich fragen, ob das Biblische zum Geschmäcklerischen und Manierierten von Burgers Stil gehöre, also in Parallele zu sehen sei zu den Adelstitieln, mit denen er die Legistin schmückt. Man hätte dann einen ähnlichen Vorgang wie die sakrale Überhöhung des Eros und Sexus im Liebesgedicht. Aber damit wäre hier wie dort noch nichts erklärt, nicht der Grund ausgeleuchtet, der den Liebenden zur religiösen Hochsprache treibt, während das Hohelied Salomos profane Liebeslyrik in den Kanon nimmt, um damit der Gottesminne Sprache zu geben. Wenn Gott die Liebe ist, kann das menschliche Lieben nicht von ihm abstrahieren. Kann das Schwermütigsein von ihm abstrahieren? Burger zeigt, daß es das nicht kann.

Das würde heißen: Wenn ein Autor wie Burger versucht, die Schwermut ins Dichterische zu fassen und so beim Namen zu nennen, so verfällt er notwendigerweise in die Sprache Kanaans, weil allein diese Sprache zu sagen vermag, was Sache ist: Ohne Bibel kann er seine Schwermut nicht zur Sprache bringen; die Schwermut hat eine theologische Dimension, und für den Umgang mit der Schwermut empfiehlt sich die Heilige Schrift: Werde Buchstabe! Gegenüber Herders »Freigelassenen der Schöpfung«, die er in »Blankenburg« zitiert, definiert er in seinem letzten Roman »Brenner«: »Der endogen Depressive ist der Ausgestoßene der Schöpfung, im stygischen Dunst siecht er dahin . . .«. Da kehrt wieder, was Luther »Hölle« nennt und ist da als Gegensatz, der wie der herdersche auf die vita passiva deutet. Mit dem Freigelassenen ist – wie mit dem Ausgestoßenen – etwas geschehen, von Gott her geschehen. Allerdings setze ich als Christ dem Glaubenssatz vom Ausgestoßenen der Schöpfung meinen radikalen Unglauben entgegen, wie denn die Identifizierung mit Belsazzar als Selbsttäuschung zu werten ist. Die Gerichtspredigt, die der Schwermütige sich in seiner Zisterne hält, ist falsche Predigt, und die Rede vom Ausgestoßenen der Schöpfung artikuliert eine falsche Prädestinationslehre.

Ist es nicht anmaßend, wenn ich als Theologe vorgebe zu wissen, was hier falsch und richtig, wahr und unwahr sei? Wird mit solcher Betrachtungsweise nicht das Selbstverdammungsurteil des Schwermütigen sozusagen hintenherum bestätigt? Was soll angesichts eines Übermaßes von Leiden ein schulmäßig theologisches Urteil?

Es wird, wenn es sich nicht selbst ad absurdum führt, zum Patienten in einer Beziehung stehen, die sich mit einem Röntgenbild vergleichen läßt. Dieses muß nicht unbedingt dem Patienten gezeigt werden; der Bezug zum Patienten muß erst hergestellt, er muß interpretiert werden. Ein geistliches Urteil hängt an dessen Interpretation. Es ist als solches zunächst ebenso kalt und hart wie ein Röntgenbild. So ist ein geistliches Urteil abhängig vom Seelsorger wie das Röntgenbild vom Arzt.

Ich nehme einem Prediger seine falsche Predigt übel, dem Schwermütigen kann ich sie nicht übel nehmen, ist er doch für seine ›Predigt‹ nicht in gleicher Weise verantwortlich wie ein Kanzelredner. Er ist ja nicht mutwillig in seine Zisterne abgestiegen. Schwermut hat er sich nicht gemacht. In sie ist er – schuldig/unschuldig – gefallen. Ein theologisches Urteil über die Schwermut hat darum keinen staatsanwaltlichen Charakter; es ist – wie das Urteil anhand des Röntgenbildes – ein Urteil im Interesse des Patienten.

In diesem Betracht erscheint Schwermut als theologische Selbsttäuschung, als Häresie, als Irrlehre wider Willen und wider besseres Wissen vielleicht. Häresie, verstanden als Lehre, die krank macht, die nicht in die Freude sondern in die Trostlosigkeit führt. Die »gesunde Lehre« ist verschwunden, ins Vergessen versunken. Darum erinnere ich im folgenden an den Katechismus. Das Evangelium als frohe Botschaft ist verstummt, das Freudenfeuer, das Christus auf die Erde warf, verloschen. So ist es denn bezeichnend, daß die Sprache Kanaans, die Burger meisterhaft moduliert, noch nicht oder nicht mehr evangelisch – also freudenbringend – ist. Im Horizont des Evangeliums aber bringt das Einzelschicksal des endogen Depressiven zum Ausdruck, was als »stygischer Dunst« über der Landschaft liegt. Eine Kirche, die das Evangelium kaum mehr glaubhaft zu machen vermag und weithin gesetzlich redet (vgl. R. Bohren, Beim Wort genommen, EvTheol 49, 1989, 298ff), ist als Ganze in ihrer Seelenlage depressiv. Mein genialer Kollege aus Oxford war der Meinung, daß Gemeinwesen, ja ganze Königreiche melancholisch werden könnten. Gottes Königreich, sein Gemeinwesen, die Kirche, ist offenbar hierzulande melancholisch geworden und leidet an einer »essigsauren Vergärung des Geistes« und damit an einer »Versäuerung, Verbitterung des Glaubens«. Die Gesetzlichkeit der Predigt wird zum Signum depressiver Häresie. Die kircheneigene Depression ist – wie die endogene des einzelnen – ihrem Wesen nach häretisch. Depressionen kommen und gehen; Jesu Wort bleibt: »Die Wahrheit wird euch frei machen«.

»Blankenburg« fragt nicht nach der Ursache, nach dem Grund der Depression, da müssen wir uns schon an Christian Scriver wenden und seine »Barocke Therapie«! Es könnte ja sein, daß eine Depression spirituelle Ursachen hat.

Als junger Pfarrer fuhr ich einmal nach Davos, um dort tuberkulosekranke Patienten zu besuchen. Bei einem Studienfreund traf ich einen jüdischen Arzt, der mich mit der Frage überfiel: »Was sagen Sie als Theologe zur Tuberkulose? Wir beobachten die unwahrscheinlichsten Vorgänge, was sagen Sie als Theologe zur Tuberkulose?« Meine Verlegenheit damals war groß. Sie ist heute nicht geringer, wenn ich »Blankenburg« als Anfrage an die Theologie lese.

Zur Verlegenheit gehört auch die – generell, – mit einem Menschen über seine Sünde zu reden. Das haben wir in Theologie und Kirche weithin verlernt. Aber muß ich denn ausgerechnet mit einem Schwermütigen über dessen Sünde sprechen? Christian Scriver wird uns hier möglicherweise eines besseren belehren. Eins ist es zu erkennen, zu wissen, ein anderes Liebe zur Sprache zu bringen; dann wird das Reden über die Sünde zur Befreiung von ihr: Hybris, Überheblichkeit als Kehrseite des Depressiven, der sich selbst zum jüngsten Richter über sich ernennt und tut, was sich ein Apostel verbietet, wenn er ausdrücklich betont, daß er sich selbst nicht richte.

Ist Eitelkeit schon Hybris? Burger schwelgt in ausgefallenen Fremdwörtern – eine Art Selbstvorstellung wie der Überschwang der Adelstitel. Aber mit solchen Feststellungen ist ein Autor noch lange nicht überführt. Sie vergrößern nur die Verlegenheit: »Ein Bruder kam zum Altvater Ammoes, um von ihm einen Spruch zu erbitten. Er blieb bei ihm sieben Tage, aber der Greis gab ihm keine Antwort. Als er ihn fortschickte, sagte er zu ihm: ›Geh und habe selber auf dich Acht! Denn zur Zeit sind meine Sünden eine finstere Wand zwischen mir und Gott‹« (Weisung der Väter, Apophthegmata Patrum, übersetzt von B. Miller, ²1980).

Essen – Lesen – Singen

Nach siebzig Tagen vielleicht – *ein Geständnis vorweg*

Ich esse gern, ich lese gern und halte das Fasten für eine gute Übung. Nach dem Früstück bin ich mehr wert als vor dem Frühstück, und sonntags nach dem Mittagessen direkt ein besserer Mensch – mit angenehmem Mittagsschlafbedürfnis. Vom Fasten wird später die Rede sein.

Das Lesen ist ein Essen mit den Augen und mehr noch mit allen Sinnen. Es nährt und bereichert. Als Gymnasiast habe ich mir auf der Landesbibliothek jeweils Stöße von Büchern geholt, die ich verschlang. Heute kaue ich lieber an ein paar Sätzen herum wie an einem Stück Brot. Essen wie lesen ist mir ein Vergnügen, und der Christ als Leser ein kulinarisches Thema höherer Ordnung. Zu beidem braucht man Appetit, dann gehört beides zur Lebensfreude. Beides will gekonnt sein: Essen lernte ich als Kleinkind, aber ich kleckere immer noch. Lesen lernte ich im Endwegschulhaus, bilde mir aber höchstens für kurze Zeit ein, ich könne lesen; wird der Text schwierig, brauche ich jemanden, der mir lesen hilft, während ich die Suppe bis jetzt noch selber zu löffeln vermag. »L'appétit vient en mangeant«, sagt der Franzose, und die Lesefreude ist die Frucht vorhergehender Mühe, die einem auf den Geschmack bringt. Der Christ als Leser ist einer, der die Mühe des Lernens nicht scheut, einer, der sich beim Lesen auch helfen läßt.

Essen und Lesen weisen beide darauf hin, daß der Mensch ein abhängiges Wesen ist, geistig und materiell bleibt er auf die Umwelt angewiesen. Er ist nicht Schöpfer aus dem Nichts sondern Benutzer von etwas – auch Verbraucher. Wäre er ein Gott oder ein Teufel, bräuchte er weder Nahrung noch Lektüre. Als Mensch von Fleisch und Blut, als Seele von Mensch, mit Lebensgeist begabt, hat er Hunger, liest er zusammen, was er für sein Fleisch und Blut nötig hat und liest – hoffentlich! – was seiner Seele gut tut und seinen Geist beflügelt. Im Essen und Lesen bejaht er seine Abhängigkeit, vollzieht er selbstverständliche Akte der Demut, wird er zum Nehmenden und Empfangenden – eben Mensch.

Man soll sich da nichts vormachen: Wir essen und lesen vorläufig noch jenseits von Eden. Und was zu Adam gesagt wird, daß er im Schweiße seines Angesichts sein Brot essen muß, das gilt auch von der lesenden Eva und überhaupt vom Lesen. Da wird es an Dornen und Disteln nicht fehlen, und die Ernte erheischt Anstrengung, wie sie Freude bringt.

Aber so mühsam einem beides zu Zeiten auch vorkommen mag, eigentlich ist es ein Genuß, und ein Christ ist ohnehin – in dem Maße wie er glaubt – ein Genießer: »Nehmet, esset, dies ist mein Leib.« Der sich offenbarende Gott wird genießbar. Der Heide braucht Gott, der Christ genießt ihn. So konnte der heilige Augustin behaupten, der höchste Gegenstand des Genusses sei der Dreieinige, wobei zu bedenken wäre, daß höchster Genuß zugleich höchste Hingabe beinhaltet, also Konzentration, Studium. Augustin spricht in diesem Zusammenhang von der Reinigung der Seele.

Man denke über zwei Fakten nach: Gegen Schluß seines Lebens hat Gerhard von Rad, der große Heidelberger Ausleger des Alten Testaments, eine Charakteristik, eine Summe seines Gelehrtenlebens gezogen. Sie beginnt mit dem Satz: »Meine Aufgabe als akademischer Lehrer war und ist: Lesen zu lernen und Lesen zu lehren.« Zum Schluß bekennt er: »Heute bin ich alt . . . So sehe ich mich nach wie vor in meinem lesen Lernen und meinem lesen Lehren unterwegs und noch weit von einem befriedigenden Ziel.« – Und dann sehe ich vor mir das Häuschen im Wasseramt, sitze als Lehrvikar im blitzblanken Stübchen einer alten Frau, die zu mir sagt: »Wissen Sie, ich kenne meine Bibel wie meinen Chuchischaft, aber manchmal verhürschet sich mir alles.« Ein Garnknäuel, der sich verwirrt und die Ordnung im Küchenschrank – beidem gleichen die Leseerfahrungen eines Christenmenschen. »Die christliche Gemeinde ist nicht nur, aber sie ist auch *Schule*«, hat der holländische Theologe Kornelis Heiko Miskotte einmal geschrieben, und ich füge hinzu: Sie ist nicht nur, aber sie ist auch – *Leseschule* und wo der Lerneifer nachgelassen hat, wird sie eben – melancholisch. Darum muß sie werden, was sie ist – »Blankenburg« als Gleichnis genommen – ein Leseschloß. Schule und Schloß, ein Ort der Erniedrigung und Erhöhung, der Hingabe und des Genusses. Die Gemeinde besitzt – erstaunlich genug – das Buch der Bücher, um lesen zu lernen – und das eine Buch repräsentiert eine Bibliothek. Da kann man sich nur wundern, daß sich kaum jemand darüber wundert. Nachdenkenswert auch dies: In Korea wurde Männern die Taufe verweigert, weil sie oder ihre Frauen noch nicht lesen gelernt hatten. Daß heute die reformierte Kirche in Korea in einem so stürmischen Wachstum wie nirgendwo sonst begriffen ist, könnte damit zusammenhängen, daß die Missionare unser Thema ernst genommen hatten.

Nicht vom Brot allein

Der Christ als Leser ist nicht nur, aber ist auch und zuerst Bibelleser. Dazu noch einmal Miskotte, der extrem formuliert: »Sie ist nicht dazu da, um gelesen, sondern um vorgelesen zu werden«, hatte sie doch bis zur Erfindung der Buchdruckerkunst »ihr Werk in einer Welt von Analphabeten getan«, ist sie doch bestimmt »für die Gemeinde, die Versammlung in der Synagoge, in der Kirche, auf dem Missionsfeld«. Miskotte sieht die Bibel ihrem Wesen nach »als *Gesang* (denn der hebräische Vorleser und der römische Priester und der sächsische Bauer und der polnische Chassid modulieren, rhythmisieren, skandieren – sie tragen die Texte vor als Lied, als liturgisches Sagen, als Gebet, als göttliche Zusage, als Verkündigung für diesen Tag und diese Stunde)«. Der lernt die Bibel lesen, der sie singen lernt: Mein Vater hat mir das vorgemacht. Die Mutter las morgens und abends ihre Bibel, und alle Schaltjahre einmal forderte sie meinen Vater auf, uns ein Kapitel zu lesen; dann holte dieser umständlich die dicke Familienbibel. Nach meiner Erinnerung hatte er überhaupt nur einen Text, den er las, die Gottesrede Hiobs, die las er mit einer so getragenen Musikalität, daß ich sah, was er las: »Und Gott antwortete Hiob aus dem Wetter und sprach«. Da zuckten zwischen Eiger und Wetterhorn die Blitze, ich stand neben Hiob und war selber angeredet. Vermutlich war dieses seltene Vorlesen meines Vaters mit ein Grund, später Theologie zu studieren. »Gürte deine Lenden wie ein Mann; ich will dich fragen, lehre mich.«

Fragen wir die Bibel selbst nach einer Leseanweisung, spricht sie darüber dichterisch, wie sie gelesen sein will: Eine frühe Bildeinstellung beginnt schon beim Säugling: Wenn »eine Frau aus dem Volk« die Mutterbrust selig preist, die ihn gesäugt, preist Jesus die Muttermilch des ewigen Lebens: »Selig sind vielmehr die, welche das Wort Gottes hören und bewahren« (Lk 11,28). »Hören und bewahren« hat er dem trinkenden Säugling abgeschaut, und weil es trinkfaule Kinder gibt, mahnt Petrus: »Traget wie neugeborene Kinder Verlangen nach der vernünftigen, unverfälschten Milch, damit ihr durch sie zur Seligkeit heranwachset« (I,2,2). Den Korinthern aber gereicht die Kindernahrung zum Vorwurf: »Milch habe ich euch zu trinken gegeben, nicht feste Speise; denn ihr vertrugt sie noch nicht; denn noch seid ihr fleischlich (I, 3,2f). Ich denke, daß mit der Gottesrede, die mein Vater las, etwas wie Milch in mein Leben eingeflossen ist, das nun zu mir gehört, noch höre ich meinen Vater vorlesen.

Eine andere Einstellung: Der fastende Jesus in der Wüste gerät mit dem Hunger in die Versuchung, die Essensfrage ein für allemal zu lösen. Nach Abwehr des Versuchers tritt er in Galiläa als Vorleser auf und demonstriert: »nicht vom Brot allein wird der Mensch leben« (vgl. Lk 4,1-21). Im Johannesevangelium kann er sagen: »Meine Speise ist, daß ich den Willen dessen tue, der mich gesandt hat, und sein Werk vollende« (4,34). Darum wird Jesus zum Bibelleser und wir mit ihm, daß Gottes Werk sich vollende: die Bibel, das Arbeitslied des Dreieinigen!

Wenn wir aber von Jesu Seligpreisung her weiterlesen, begegnen wir im letzten Buch der Bibel noch einmal – und jetzt ausdrücklich – unserem Thema: »Selig der, welcher vorliest, und die, welche hören die Worte der Weissagung und bewahren, was in ihr geschrieben steht; denn die Zeit ist nahe« (Off 1,3). Hier wird schon die Dimension heutiger Endzeit aufgetan. – Hinter beiden Seligpreisungen aber steht der Mann des ersten Psalms als Vorbild und Exempel für jeden Bibelleser:

> »O das Glück des Mannes,
> der im Frevlerrat nicht ging,
> nicht beschritt den Sünderweg,
> nicht saß an dem Dreistensitz,
> sondern Lust hat an SEINER Weisung,
> über seine Weisung murmelt tages und nachts«
> (nach der Übersetzung von Martin Buber).

Das »Kulinarische« schlägt noch einmal durch, wenn man auf die Bildhaftigkeit des Wortes »murmeln« oder »nachsinnen« achtet. Das hebräische Wort wird vom Girren einer Taube gebraucht, aber auch vom Knurren des Löwen, der behaglich über seiner Beute sitzt. Die Spannweite der Lesearten, ihre Musik, die Melodie ihres Gesangs wird an Taube und Löwe hörbar. Die lateinische Bibelübersetzung aber setzt für den Seliggepriesenen das Wort »meditari«. Die Leseanweisung zum Psalter ist eine Meditationsanweisung. Meditieren heißt wiederholen, nachsprechen, den Text in sich hineinnehmen, seine eigene Existenz erweitern, die Existenz im Wort finden.

Noch eine letzte Bildfolge: Der Prophet hat's im Bauch, und jeder Christ wird als Leser ein wenig Prophet: Ezechiel bekommt eine Schriftrolle zu essen, keine angenehme Speise: »Und sie war auf der Vorderseite und auf der Rückseite beschrieben, und es waren darauf geschrieben Klage und Ach und Wehe.« Kein Wunder, daß es ausgesprochenermaßen einer Aufforderung zum Essen bedarf: »Menschensohn, speise deinen Leib und fülle die Eingeweide mit dieser Rolle, die ich dir gebe. Da aß ich sie, und sie wurde in meinem Munde so süß wie Honig«. Süß werden dem Psalmsänger »die Rechte des Herrn« – »süßer als Honig und Wabenseim«. Die Gottesrede wird eßbar: »wie süß ist deine Rede meinem Gaumen, süßer als Honig meinem Munde«. Und Jeremia stellt sich als ein guter Esser vor: »Stellte dein Wort sich ein, so verschlang ich's«. Und ich denke, das ist es, was die Welt heute braucht, Christen, die etwas im Bauch haben, was nicht von dieser Welt ist.

Die Erfahrungen eines Ezechiel, eines Sehers auf Patmos, später, dem der Honig bitter wurde im Bauch und die Erfahrungen aller Bibelleser sind auch für uns gemacht, etwa die des Seraphim von Sarow, der sich 15 1/2 Jahre lang in seine Klosterzelle einschloß, täglich ein Evangelium, die Apostelgeschichte und die Apostelbriefe las, und dann – von 1825 an – wurde er zum größten Seelsorger Rußlands. So sehr lebte das Wort in ihm, daß er sagen konnte: »der erste Gedanke, den ich in der Begegnung mit einem Menschen habe, kommt von Gott«. – Da übte ein Christenmensch eine Lesediät, die in irgendeiner Weise wohl in jedem Christenleben einmal nötig sein wird. Da lernte einer lesen in einer Konzentration ohnegleichen, so daß er seinen Zeitgenossen den Eindruck vermittelte, er könne auch in den Herzen lesen. Das wird die schönste Frucht der Kommunikation mit dem einen Buch sein: es fördert die mit vielen Menschen.

Das Buch und die Bücher

Lesen erfordert – wie übrigens das Essen auch – Konzentration, Sammlung, Präsenz. Aber nun wird nicht der schon ein guter Mitmensch, der ein fleißiger Leser ist. Es kann ja die Lektüre zur Droge werden, auch die Bibel; da wird die Existenz durch das Lesen nicht erweitert, nicht verändert, sondern nur bestätigt. Da stellt sich denn die Frage, wie sich das Lesen des einen Buches zum Lesen von Büchern überhaupt verhalte, was geistige Nahrung in einer Welt mit Hungertoten bedeute?

Ich erzähle von Johann Georg Hamann, der las – in London arg verschuldet und an einen perversen Lautenspieler geraten – vom 13. März bis 21. April 1758 die Bibel; Konzentration auch damals und die Erfahrung einer Lebensveränderung: Er entdeckte Gott als einen Schriftsteller und die Heilige Schrift als Schlüssel zu den Werken der Schöpfung und zu den Geheimnissen der Erlösung, wie er andererseits die Natur und die Geschichte als zwei Auslegungen des göttlichen Wortes ansah. Ich folgere: Weil das Büchermachen zur menschlichen Geschichte hinzugehört, verhalten sich alle Bücher zur Bibel, helfen sie auslegen und haben an ihr einen verborgenen Maßstab. – Hamann war ein großer Leser. Er hat uns nicht nur das »Tagebuch eines Christen«, sondern auch das »Tagebuch eines Lesers« hinterlassen.

Was Karl Barth einmal dem Prediger geraten hat, kann man wohl jedem Christen raten, die Zeitung neben die Bibel zu legen und beide nebeneinander zu lesen: In Hamanns Geist aber sehe ich alle meine Bücher neben der Bibel stehen, wie ich die Dossenheimer Weinberge und eine Grindelwalder Alp neben der Bibel sehe, in der ich auch meine gelesenen Bücher, die Weinberge und die Alp finde. – Daß ich über Hören und Lesen im Bild bin, wenn ich über das Essen nachdenke, zeigt aber, daß man das Geistige und das Materielle nicht allzu streng trennen soll. Beides ist mit Dank zu genießen!

Noch eine Leseerfahrung

Lesevergnügen in trüben Zeiten und also Lebenshilfe durch ein Buch brauche ich beinahe mit schöner Regelmäßigkeit zweimal im Jahr: wenn das Semester seinem Ende naht, Müdigkeit als geistige Appetitlosikeit zunimmt und ein Professor sich immer dümmer vorkommt, je mehr Weisheit er an den Mann beziehungsweise an die Frau bringt. Höchste Zeit, daß ich mir selbst gütig zuspreche: »Lies ein Buch, das du nicht lesen mußt!« Der therapeutische Effekt solchen Unternehmens liegt schon in der Erfahrung, daß man das immerhin noch kann, ein Buch lesen. In solcher Lage ist wichtig, daß man die Lektüre nicht allzuschwierig wählt: also lieber George Simenon als Martin Heidegger. Vielleicht muß ich auch eine List anwenden; die hole ich mir bei den anonymen Alkoholikern, wobei ich bei andauernder Seelentrockenheit ihr Rezept umkehre, was dann etwa so aussehen kann:

Im letzten Semester beispielsweise, auf dem Tiefpunkt angelangt, nahm ich den dicken Band »Hermann Kutter in seinen Briefen 1883-1931« zur Hand: »Die kannst und magst du jetzt in deinem Zustand – siehe oben – nicht lesen. Lies nur das Vorwort, dann stellst du das Buch ins Regal.« Gesagt, getan. Am nächsten Abend stelle ich mich vor das Regal: »Heute könntest du wenigstens eine Kostprobe der Briefe lesen.« Ich lege das Buch auf meinen Nachttisch und bestätige mir, daß ich die sechshundertsiebenundachtzig Seiten nicht zu lesen brauche. Nur heute abend, da lese ich die Briefe an Otto von Greyerz. Am nächsten Abend beginne ich von vorn und lese so jeden Abend Brief für Brief – mir immer versichernd, daß ich nicht verpflichtet sei, das ganze Buch zu lesen. Das Rezept der anonymen Alkoholiker, im umgekehrten Sinn auf den »Stoff« angewandt, bewährt sich. Ich lese mit wachsender Begeisterung; ein wenig süchtig darf man dabei schon werden – und die geneigte Leserin wird die Beziehung meiner Erfahrung zu Hamann schon finden.

Mensch, werde königlich!

Im Essen und Lesen erweist sich das königliche Wesen des Menschen; der Grad seiner Freiheit wird sichtbar. Mit aneinander gebundenen Händen und verklebtem Mund kann ich nicht essen, mit verbundenen Augen nicht lesen. Zu beidem muß ich frei sein. Zum Essen braucht es Appetit, des Lesens muß ich mächtig sein. Gerade an seinem königlichen Wesen erweist es sich, daß der Mensch nicht Gott ist; er ist nicht autark, schafft nicht wie der Schöpfer aus dem Nichts. Er ist auf Stoff angewiesen, auf Nahrungsmittel und Lesestoff. Darum bin ich beim Essen und Lesen beidemal auf Eroberungen aus, bin bedürftig sowohl leiblicher wie geistiger Nahrung – und vollziehe, indem ich esse oder lese – freiherrlich einen Herrschaftsakt. Ich verleibe mir etwas ein, mehre sozusagen mein Reich, indem ich es genieße.

So thront der Essende wie der Lesende je auf seine Weise, auch wenn er nur auf einem bescheidenen Stühlchen sitzt. Im Essen und Lesen erweist sich seine Thronfähigkeit oder Belsazzars »Mene, Mene, Thekel, Upharsin« erscheint an der Wand. In beidem kommt heraus, wer er ist. In der Art und Weise, wie einer zu Tische sitzt und ein Buch zur Hand nimmt, drückt sich sein Wesen aus und dieses Wesen lebt im Wohlgefallen Gottes oder unter seinem Hohngelächter – als Wesen des Erbarmens oder des Zornes.

Der Schwermütige aber hat sich selbst gewogen und zu leicht befunden. Er hat die Akten über sich geschlossen und sich selbst das Urteil gesprochen und auf jeglichen Thron verzichtet. Er hält sich selbst für thronunfähig, weil er seinen Finger mit Gottes Finger verwechselt, der dem Belsazzar an die Wand schreibt. Er muß darum Demut lernen. Sie ist das Höchste, was ein Mensch lernen kann; sie ist auch im Lesen und Essen zu lernen; sie führt zu einer Revision der Selbstbeurteilung: »Wenn du von jemand zu einem Gastmahl eingeladen bist, so setze dich nicht auf den ersten Platz ... geh und setze dich an den untersten Platz, damit, wenn der kommt, der dich eingeladen hat, er zu dir sage: Freund, rücke weiter hinauf! Dann wirst du Ehre haben vor allen deinen Tischgenossen.« Die Folgerung, die Jesus aus seiner Weisung für das Benehmen bei Tisch zieht, gilt auch für das Lesen: »Jeder der sich selbst erhöht, wird erniedrigt werden, und wer sich selbst erniedrigt, wird erhöht werden« (Lk 14,8-11). Der Leser erweist sich darin als königlicher Mensch, daß er sich vom Text, den er liest, beraten läßt. Er lernt im Lesen die Demut. Da hat er nie ausgelernt; darum wird er mit dem Lesen nie fertig. Wer schon vor der Lektüre alles besser weiß, braucht gar nicht erst anzufangen; ein Großhans repräsentiert das Gegenteil eines königlichen Menschen, ein Tyrann aber dessen Verkehrung, während der Spießbürger in aller Bescheidenheit großhänselt und auch unter dem Pantoffel ein Möchtegerntyrann bleibt. Beim Lesen aber hält der thronfähige Mensch Kronrat.

Der königliche Mensch ist der »nach Gott« geschaffene, der neue Mensch. Ist es dann realistisch von Alltäglichkeiten wie Essen und Lesen in dieser Perspektive zu reden? Ich denke schon; und ich denke es im Blick auf den Nazarener, dem auch unser Alltag gehört. Jesus erweist sich als der königliche Mensch schlechthin, er erbarmt sich der Leidenden, heißt den Gichtbrüchigen sein Bett tragen, öffnet dem Blinden die Augen, dem Tauben das Ohr, befreit den Besessenen, gibt der Mutter ihren Sohn zurück. Als der königliche Mensch ist er zuerst der »Heiland«, der gegen das Leid lebt und gegen leibliche und seelische Leiden kämpft: »Und er heilte sie alle«. »Und beim Aussteigen sah er viel Volk und fühlte Erbarmen mit ihnen und heilte ihre Kranken«. Und wenn die Jünger nur fünf Brote und zwei Fische mitgenommen haben und er über dem Proviant dankt, werden alle satt, »etwa fünftausend Männer ohne die Frauen und Kinder«. Der königliche Mensch erweist sich als Gastgeber beinahe aus dem Nichts, und den Anfang seiner Zeichen setzt er nach Johannes damit, daß er eine Hochzeitsfeier vor dem Fiasko rettet, indem er Wasser in Wein verwandelt in der Größenordnung zwischen 452 und 648 Litern. Gegenüber dem asketischen Täufer gehört essen und trinken zu seiner Charakteristik. Man nennt ihn einen Schlemmer und Weinsäufer. Auch die Gesellschaft, in der er ißt, sowie die Tischsitten seiner Anhänger lassen zu wünschen übrig. Die Pharisäer werfen ihm vor, daß er mit den Sündern ißt. Er läßt sich offenbar gern einladen von offensichtlich dubiosen Gestalten, etwa von Levi dem Zöllner, vom Oberzöllner Zachäus, von Simon dem Aussätzigen, von Martha und Maria. Jesus, der königliche Mensch ohnegleichen, ist Gastgeber und Gast.

Die Evangelien reden beredt vom essenden Jesus, während sie vom lesenden Jesus beinahe schweigen; meines Wissens gibt es nur bei Lukas einen – bereits erwähnten – Hinweis auf Jesu Lektüre: In seiner Heimatsynagoge liest er aus dem Propheten Jesaja vor und präsentiert sich als Erfüller der Schrift (4,16-30). Er ist das Buch der Bücher in Person und braucht für sich die Schrift, die von ihm zeugt, nicht, denn er hat direkten Kontakt mit Gott, ist auf das Medium der Schrift nicht angewiesen: »Was ich von ihm gehört habe, das rede ich zur Welt.« Kommentar des Evangelisten: »Sie verstanden nicht, daß er vom Vater zu ihnen redete«. Wir Menschen, die wir nicht Jesus sind, sind vorläufig aufs Lesen angewiesen, weil wir nicht direkt – wie er – auf den Vater zu hören vermögen.

In der Perspektive des »nach Gott« geschaffenen neuen Menschen rückt das Alltägliche des Essens und des Lesens – wie das der Tageszeitung – in den Horizont des Kommenden. Da bekommt die Zeit eine andere Qualität, ihr Wesen ist nicht länger der Verlust sondern der Gewinn: Der Kommende schenkt eine neue Zeit, die Zeit eben des königlichen Menschen. In ihr bekommt die Weisheit Israels neue Aktualität. So setzt der Prediger Salomo zu Schmerz, Verdruß und Ruhelosigkeit einen Kontrapunkt:

»Es gibt nichts Besseres für den Menschen
als daß er esse und trinke und sich gütlich tue
bei seiner Mühsal.
Doch auch das kommt aus der Hand Gottes.
Denn dem, der ihm wohlgefällt, gibt Gott
Weisheit und Einsicht und Freude . . .« (2,24-26).

Das ist auch der Sinn des Lesens, daß es zum Medium von Gottes Schenken wird; ich bekomme, was mir fehlt, »Weisheit und Einsicht und Freude«. Essen und Lesen werden königlich als Maßnahmen gegen das Leid, als Stimulans der Freude, als Genuß für Genießer.

Da kommt es freilich darauf an, *was* man liest, leichte oder schwere Kost hat ihre Zeit und ein gutes Stück Brot verleidet nie. In diesem Betracht zähle ich die Bibel, das Gesangbuch und – den Katechismus! zu den Grundnahrungsmitteln des Christen. Anna Achmatowa hat uns die Verse hinterlassen, die uns wie ein fernes Echo auf den Prediger erreichen:

»Gold rostet, Stahl verwest zu Staub.
Alles ist bereit zum Tod.
Marmor zerbröckelt.
Am dauerhaftesten ist die Trauer.
Es überlebt: das königliche Wort.«

Tanzen mit den Augen

Indische Freunde hatten meine Frau und mich zu einer Wohltätigkeitsveranstaltung mitgenommen. Ihre Tochter studierte den klassischen Tanz. Der Direktor eines Hospitals hielt eine längere Rede; auch ein Minister sprach. Girlanden wurden umgehängt; das gehörte alles zum Vorspiel. Dann trat eine Künstlerin auf. Sie war aus Neu-Delhi eigens der Wohltätigkeit wegen in die Provinz gekommen und tanzte eine alte Göttererzählung, die wir nicht verstanden; aber sie tanzte nicht nur mit Armen und Beinen, mit Händen und Füßen, mit Rumpf und Kopf, sondern auch mit ihren Augen, hinreißend. Bis dahin hatte ich mir nie Rechenschaft gegeben über all die Möglichkeiten, die unsere Augen haben. Später habe ich mich belehren lassen, daß es nach der Kunstlehre sechsunddreißig Hauptblicke gibt, die im Tanz verwendet werden können, neun Bewegungen der Augäpfel, ebensoviele Bewegungen der Augenlider und der Augenbrauen (A. Ronald Sequeira, Klassische indische Tanzkunst und christliche Verkündigung, 1978).

Ein Tanz mit den Augen: Augen tanzten eine uralte Geschichte, die jetzt in den Augen zum Leben erweckt und sichtbar wurde. Was wissen wir von unseren Augen? Unsere Augen, unkundig noch der Tanzkunst, verändern sich durch das, was wir uns ins Gedächnis rufen, reflektieren Trauer oder Freude, Langeweile oder Begeisterung, Entsetzen oder Entzücken, Liebe oder Haß, je nachdem. Unsere Augen reagieren auf das, was sie sehen. Sehen sie Schönes, werden sie schön. Sehen sie Liebes, blicken sie lieb. Unsere Augen sind angewiesen auf das, was sie wahrnehmen. – Vielleicht ist es auch umgekehrt, daß schöne Augen Schönes sehen und liebe Augen Liebes: Auch das Angesehene reagiert in dem Maße, wie es lebendig ist, auf das Anschauen: aus einem Nobody wird eine angesehene Persönlichkeit.

Durch die Augen dringt das Sichtbare in unser Inneres ein, durch die Augen nehmen wir die Außenwelt auf: »Trink o Auge, was die Wimper hält, von dem goldnen Überfluß der Welt.« Was wir getrunken haben, haben wir genossen, west in uns. Mit den Augen bemächtigen wir uns der Welt; der Tanz der Augen erzählt von der Art und Weise, wie das geschah – nicht nur in Indien.

Lesen aber ist ein Tanz mit den Augen. Ein Text – vor allem ein dichterischer Text, aber auch einer, der von abstrakten Dingen handelt – gibt Nachricht, was vor uns Augen gesehen haben und vermittelt Weltanschauung, im Wortsinn genommen. So wird ein gutes Buch zur Augenweide, auf der die Augen nicht nur spazieren gehen, sondern eben ihre Tanzschritte machen. Gerade indem es uns gefangen nimmt, setzt es uns frei und eröffnet uns eine Spiel- und Tummelwiese.

So will Gottfried von Straßburg seinen »Tristan« schreiben »zum Nutzen der Welt und zur Freude edler Herzen«, denen er sein Werk zur Unterhaltung vorlegt,

»damit sie mit meiner Erzählung
ihren Kummer, der ihnen nahegeht,
wenigstens halbwegs lindern
und so ihre Qual mindern mögen.
Denn wer etwas vor Augen hat,
womit seine Phantasie sich beschäftigt,
der erleichtert so sein sorgenschweres Gemüt.
Das hilft gut gegen Kummer, der aus dem Herzen kommt«.

Schon das Mittelalter kannte den therapeutischen Wert des Lesens. Der Schwermütige tanzt nicht, ihm fällt das Gehen schwer; er sieht die Wiese mit traurigen Augen. In den blühenden Blumen grüßt ihn das Verwelken; er vermag sich nicht am goldnen Überfluß der Welt zu berauschen, er leidet daran, daß die Welt – und er selbst – im Argen liegen.

Es gibt in den Geschichten und Sprüchen der ersten Mönche und in denen der jüdischen Chassidim Berichte, die einen zunächst schockieren mögen und ein hartes, wenn nicht ein grausames Verhalten aufzeigen. Bei näherem Zusehen aber geraten die Augen ins Tanzen, man entdeckt ein Erbarmen, das barmherzig macht.

Zu Rabbi Chanoch von Alexander kam einst einer seiner Anhänger und weinte vor Kummer. Da erinnerte sich der Rabbi: »Als ich in der Kleinkinderschule war und ein Knabe in der Lernstunde zu weinen begann, sagte der Lehrer zu ihm: ›Sieh ins Buch! Wenn man hineinguckt, weint man nicht!‹« (Martin Buber, Die Erzählungen der Chassidim, 1949). Es überlebt: das königliche Wort.

Singen gegen die Schwermut – Gerhard Tersteegen

Wolf Lepines hat in seinem Buch »Melancholie und Gesellschaft« (1969) ein Kapitel geschrieben, das die Seelenlage der Zeit Tersteegens erhellt: »Zum Ursprung bürgerlicher Melancholie: Deutschland im 18. Jahrhundert.«
Im Vergleich mit Scriver und dem »Heidelberger« fällt sofort der besondere Stil Tersteegens auf, und ich frage mich, ob man diesen – paradoxerweise – nicht als bürgerliches Rokoko bezeichnen dürfte. – Eignet nicht auch dem Schnörkelstil und der Adelstitelei Hermann Burgers etwas Rokokohaftes? Was liegt hier vor?
Die Zeit, in der Gerhard Tersteegen dichtete, ist vergangen. Aber er selbst nicht. Er lebt mit dem Auferstandenen – und damit auch für uns.

Von der heilenden Kraft der Liturgie war schon oft die Rede. Sie ist wohl zu unterscheiden aber nicht zu trennen von der Macht der Poesie, insofern die Liturgie Dichtung braucht, selbst Dichtung ist.

Im Klagelied, im Leichenlied, findet das Leid Sprache und das Schwere erleichtert sich. Gestaltung von Sprache ist ein Versuch schon der Objektivierung und ist unterwegs zur Heilung. Schwerer Mut, der sich artikulieren kann, lädt ab, wird leichter: Kunst wäre dann eine Art von Heilungsversuch.

Ich möchte im folgenden zwei Texte besprechen, deren liturgischer Charakter schon damit angedeutet wird, daß sie nach der Melodie des Liedes von Georg Neumark gereimt wurden: »Wer nur den lieben Gott läßt walten«. Die beiden Texte sind zu verstehen als eine Art Gespräch, dadurch qualifiziert, daß es in Versen ergeht. Man stelle sich das heute vor: Ein Depressiver klagt in Versen und der Seelsorger oder Therapeut reagiert ebenfalls in Versen! Schrieb Eduard Thurneysen zu Recht in seiner »Lehre von der Seelsorge«, daß das seelsorgerliche Gespräch »ganz von selbst ... zum liturgischen Gespräch« werde, so hat der Dialog zwischen einem schwermütigen Freund und Gerhard Tersteegen den Charakter eines Duetts. Ein Klagelied wird angestimmt, das der Seelsorger aufnimmt, dem er sein neues Lied entgegenhält: »Von geistlicher und leiblicher Schwermütigkeit.

(Von einem Freunde des Autors.)« (Geistliches Blumengärtlein, Neue Ausgabe, 1956)

Wichtig ist schon die Überschrift, die zwischen »geistlicher und leiblicher Schwermütigkeit« unterscheidet, wobei wir wohl heute von »psychischer« statt von »leiblicher Schwermütigkeit« sprechen. Tersteegen weiß um eine zwiefache Gestalt der Schwermut, die vielleicht schon bei Paulus anklingt als »Traurigkeit der Welt« und als »göttliche Traurigkeit«. Der schwermütige Freund weiß offenbar um die Lyrik Tersteegens und sucht ihn auf in dessen eigener Sprachebene. Daß er ein Gedicht schreibt, stellt einen Gestus des Sichanklammerns dar. Er huldigt dem Seelsorger, indem er ihm ein Gedicht schickt, und er potenziert seine Klage, indem er beinahe eine Travestie auf das Glaubenslied des Georg Neumark schreibt. Die Zuversicht, daß er »in aller Not und Traurigkeit . . . wunderbar erhalten« würde, ist ihm abhanden gekommen. Dichtet und komponiert Georg Neumark gegen die Schwermut – »Was helfen uns die schweren Sorgen, was hilft uns unser Weh und Ach? Was hilft es, daß wir alle Morgen beseufzen unser Ungemach?« –, so besagt der Schwermütige, daß ihm dies Lied nicht hilft. Seine drei Srophen stellen die Fragen Neumarks in Frage. Der Schwermütige zeigt mit seinem »Gedicht« an, daß er nur ein Zeichen gibt seiner Schwermut, er »verdichtet«, was ausführlich auszubreiten wäre. Dabei stellt er sich als ein Gefragter vor. Offenbar geht den drei Strophen eine Nachfrage Gerhard Tersteegens voraus:

> »Will er nach meinem Zustand fragen,
> Wie es mit mir beschaffen sei?«

Das Echo auf die Frage klingt beinahe aggressiv. Es leitet die Klage ein:

> »Ich muß gar heimlich etwas tragen,
> Das ich scheu zu entdecken frei«.

Die gebundene Form mag dem Depressiven helfen auszusagen, was er kaum aussagen kann. Das Gedicht verhüllt, indem es die Zone des Verschweigens durchbricht. Sein Autor steht unter dem Zwang einer leisen Enthüllung:

> »Doch ich mich nicht enthalten kann,
> Etwas davon zu zeigen an«.

Das Gedicht sagt nicht alles. Es soll bloß Anzeige, Signal sein für das, was der Schwermütige bei seiner Introspektion wahrnimmt:

»Ich seh in mir gar tief verborgen
Ein'n Abgrund von Melancholei«.

Da ist nicht »all Morgen ganz frisch und neu Gottes Gnad und große Treu«. Da ist vielmehr das große Loch, die Zisterne, der »Abgrund«:

»Der ist, wann ich erwach am Morgen,
Als wenn er immer würde neu«.

Der Abgrund wird nicht nur sichtbar in seiner allmorgendlichen Erneuerung. Er hat schon den Depressiven verschlungen:

»Drin bring' ich jetzt die Tage zu
Und finde nirgend Rast und Ruh«.

Die Sprachlogik stimmt nicht ganz. Der Abgrund des Depressiven ist nicht ein Ort der Enge und Beengung, sondern ein Ort der Rast- und Ruhelosigkeit. Wir werden sehen, wie der Seelsorger die Selbstdiagnose aufnimmt. – Es war ein merkwürdiges Zusammentreffen, daß ich am Tage, da ich die Verse des Schwermütigen meditierte, einen Text bekam, in dem die Zeile stand: »Füße, die am Abgrund knieten«. – Ein Beispiel übrigens, wie sich Schwermut auch heute im dichterischen Text zu artikulieren versucht – verlogenerweise vielleicht: Füße knien nicht.

Die dritte Strophe bringt eine Steigerung der Klage, indem der Blick des Schwermütigen gleichsam nach vorn geht. Schwermut ist paradoxerweise Ausdruck einer Leichtgewichtigkeit. Der Depressive wagt sich selbst nicht, darum bleibt er der Versuchung des Nichts ausgesetzt, sich das Leben zu nehmen. Wenn der Depressive schon im Abgrund wohnt und ruhelos, so sehnt er sich nach Selbstauflösung:

»Dies macht ein unaussprechlich Sehnen,
Daß ich schier wünsche nichts zu sein,
Als länger mich in Schwermuth grämen
Und heimlich leiden solche Pein«.

Die Verlockung zum Suizid mag da sein mit dem unaussprechlichen Sehnen nach dem Nichts. Sie wird aber nicht ausgedrückt. Formuliert wird die Hoffnung auf den Tod als Erlöser. Der Schwermütige glaubt an den Tod.

»Doch, endlich wird der kalte Tod
Zerbrechen diese Zentnernoth«.

Wie reagiert Tersteegen nun auf die Verse des Freundes? Zunächst: Er nimmt sich Zeit, er antwortet ausführlich, er gönnt dem Freund das Wort. Er nimmt dessen aggressive Herausforderung an. Damit bestätigt und ehrt er ihn bzw. seine dichterische Klage. Er betritt die gleiche Sprachebene, stimmt in die intonierte Melodie ein. Der Gestus des Sichanklammerns wird nicht abgewiesen, sondern aufgenommen. Der Seelsorger braucht das Vierfache an Strophen, und das zeigt dem Geplagten schon: er wird nicht allein gelassen in seinem Jammer. Er wird auch nicht abgefertigt. Er wird in zwölf Strophen ernst und beim Wort genommen.

Der Freund hat in drei sechszeiligen Strophen seine Klage vorgebracht. Auch die zwölf Strophen Tersteegens sind Sechszeiler, wobei jeweils die letzten zwei Zeilen einen sentenzenartigen Charakter haben, meist in appellativer Form. Auch stehen immer je zwei Strophen in einem inneren Zusammenhang.

Mit »du darfst nicht . . .« schafft er schon Distanz. Der Seelsorger tritt als Lehrer auf, ganz dem Freunde zugewandt. Man kann auch sagen: der Therapeut spricht als Lehrer der Gesundheit. »Du darfst dein Kreuz nicht heimlich tragen«, und dann als Steigerung: »Du mußt dein Herz entdecken frei«, das ist die Antwort auf das Geständnis, daß der Freund gar heimlich etwas tragen muß, das er sich scheut auszusprechen. Tersteegen setzt also dem »ich muß« des Freundes ein neues »muß« entgegen: »Du mußt«. In diesem neuen »muß« gewährt er dem Freund ein Stück Freiheit:

»Und Gott und treuen Freunden sagen,
Wie es mit dir beschaffen sei«.

Tersteegen mahnt – wie später Ingeborg Bachmann – zur »Tapferkeit vor dem Freund«. Indem er »Gott« vor den »treuen Freunden« nennt, nimmt der Seelsorger sich selbst zurück, deutet er an, die treuen Freunde sind nur Werkzeuge. – Hier gilt es, auf den Sprachzusammenhang zu achten: Schneiden wir den übrigen Text von den ersten vier Zeilen weg, hätten wir ein tötendes Gesetz, von dem wir annehmen müßten, es würde den Depressiven erst recht in den »Abgrund der Melancholei« stoßen:

»Du darfst dein Kreuz nicht heimlich tragen,
Du mußt dein Herz entdecken frei
Und Gott und treuen Freunden sagen,
Wie es mit dir beschaffen sei«.

Noch etwas müssen wir in Rechnung stellen: Tersteegen schreibt für einen Freund. Das »du darfst nicht«, das »mußt« würde m.E. gegenüber einem Unbekannten unmöglich sein. Dann aber kommt – noch einmal distanzierend – eine Sentenz, ein Zweizeiler als Merkspruch:

»Ein schwerer Mut wird öfters leicht,
wenn man die Schwermut andern zeigt«.

Tersteegen spricht aus Erfahrung und eröffnet dem Freund Zukunft: »wird öfters leicht«.

Der Mensch im Zeitalter des Absolutismus, der sich absolut setzt, ist ein einsamer Mensch. Tersteegen weiß, daß Depression mit Isolierung zusammenhängt. In einem Dorf im afrikanischen Busch gibt es keine Depressionen. Tersteegen weiß offenbar um den sozialen Bezug der Krankheit. Seit dem Zeitalter des Absolutismus ist die depressive Stimmung gewachsen: wir tun darum gut, genau auf die Interpretation zu achten, die Tersteegen der Schwermut zuteil werden läßt. Er nennt sie »dein Kreuz«; sie ist das dem Freund Auferlegte, ihn Bedrückende und Belastende. Sie ist nicht sein Eigenes, ist das von außen Drückende. Dem »Kreuz« aber entspricht das »Herz«. Das Fremde, das von außen auf die Seele drückt, ist zugleich das Eigenste. Darum der Parallelismus:

»Du darfst dein Kreuz nicht heimlich tragen,
Du mußt dein Herz entdecken frei.«

Der Depressive wird aufgefordert, das Innere, das verborgene Fremdeigentum zu »entdecken«, das von außen Kommende als fremde Macht, als das Innere zu benennen. Indem »Gott und guten Freunden« gesagt wird, wie es mit dir beschaffen sei, wird der Weg frei zur Entmächtigung dessen, was beschwert. Tersteegen kann aus Erfahrung versprechen; ich sehe ihn tänzerisch eine Verbeugung machen und höre ihn eine Erfahrung formulieren:

»Ein schwerer Mut wird öfters leicht,
wenn man die Schwermut andern zeigt«.

Das heißt, im »Entdecken« des Herzens Gott und guten Freunden gegenüber wird das Innere frei (vgl. dazu Lk 11,33-36 und 39-41).

Daß der Lehrer hier als Arzt spricht, zeigt die zweite Strophe, die den Zustand des Schwermütigen diagnostiziert. Das Stichwort hat ihm der Schwermütige selbst gegeben: »Melancholie«. In gewisser Weise »spiegelt« Tersteegen in der zweiten Strophe die Aussage des Schwermütigen. Der Melancholiker, die Melancholikerin ist ein Hängemann oder eine Hängefrau. Der Ort wird gleichzeitig bestimmt als Verschlossenheit:

»Melancholie, die dunkle Kammer,
Worin du traurig hangen bleibst«.

»Unter dem Galgen krieche ich hervor«, schreibt der Genesene nach Blankenburg. Tersteegen aber will den Freund nicht am Galgen, nicht in der Dunkelkammer lassen:

»Vielleicht lockt aus dem Trauerhaus
Dich meine Poesie heraus«.

Nach dem »du darfst nicht« und »du mußt« der ersten Strophe kommt jetzt ein Ausblick, eine Andeutung von Zweck und Ziel der zwölf Strophen. Wie David vor Saul spielt, so will Tersteegen vor dem Trauerhaus des Schwermütigen spielen, ihn herauslokken. Auch setzt Tersteegen seine »Poesie« gegen das »Verschen« des Freundes. Damit gewichtet er seine Lyrik anders als die des Freundes. Im Vergleich zum Freund ergibt sich eine Selbsteinschätzung Tersteegens; die in einer gewissen Spannung steht zur Einleitung des »Geistlichen Blumengärtleins«, wo er meint, er habe seine »Schlußreime und Andachten« »ohne viel auf Kunst und Zierlichkeit zu denken . . ., aufs Papier gesetzt«: Seine Reime mögen so unbeholfen und kunstlos sein, wie sie wollen. Er hält sie für Poesie, der er immerhin die Kraft zutraut, den Schwermütigen zu befreien.

Beachten wir: Der Freund hat sich als im Abgrund befindlich dargetan. Tersteegen spricht von »dunkler Kammer«, vom »Trauerhaus«, in dem er den Schwermütigen eingeschlossen sieht. Die Medizin spricht hier von Inkludenz: »Eingeschlossenwerden oder Sicheinschließen des melancholischen Typs in Grenzen, die er schließlich nicht mehr auf den regelmäßigen Vollzug seiner Ordnungen hin übersteigen kann: diese durch das Phänomen *Inkludenz* gekennzeichnete Konstellation stellt sich uns als ein entscheidender pathogenetischer Aspekt der endogenmelancholischen Abwandlung dar«. Es handelt sich hier um *»eine Weise des Verschlossenseins, das auch ein gespannter Wille nicht durchbrechen kann«* (Hubertus Tellenbach) – die Existenz in der Zisterne!

In der dritten Strophe spricht wieder der Lehrer oder der Therapeut. Sie beginnt mit »man«. Tersteegen tritt zurück, philosophiert in vier Zeilen und hebt damit den Zustand des Freundes auf die Ebene des Allgemeinen. Er verfremdet die Melancholie in die Natur, er neutralisiert damit das Leiden des Freundes, was zweifellos entlastend zu wirken vermag:

»Man muß es immer recht entscheiden:
Natur ist noch kein Christenthum,
Natur hat Freud, Natur hat Leiden,
Dies macht vor Gott nicht bös' noch fromm«.

»Natur« hat für Tersteegen eine andere Bedeutung als für uns. Das zeigt sich an einem Abendlied:

»Es schlafe die Natur,
Mein Herze wache nur
Dir, meinem Gott inwendig«.

Natur wird als Sinnlichkeit verstanden. Sinnlichkeit steht unter einem ausgesprochen negativen Vorzeichen. So heißt es an anderer Stelle:

»Folg nimmer der Natur und deines Fleisches Willen«.

Hier aber wird Natur in einem neutralen Sinne gebraucht. Und dann erst kommt eine appellative Mahnung:

»Laß, wie es will, im Aeußern gehn,
Du mußt dich nach dem Grund ansehn«.

Wir stoßen hier auf eine zentrale Vorstellung Tersteegens, sozusagen auf die theoretische Basis seiner Seelsorge: die Lehre vom *Seelengrund.* Wir haben es mit der Umformung bzw. Verformung einer christlichen Lehre zu tun. Wenn Luther in den »Tessaradecas« seinem Kurfürsten das Bild des Auferstandenen vor Augen hält, in dem er sich selbst neu findet, wenn dort Seelsorge eine neue Optik vermittelt, so ist es bei Tersteeegen zunächst nicht anders. Auch er will eine neue Optik vermitteln. Eine neue Ansicht seiner selbst. An die Stelle des Bildes vom Gekreuzigten und Auferstandenen tritt die Ansicht des Grundes: »Du mußt dich nach dem Grund ansehen.«

Die Lehre vom Seelengrund hat ihre Wurzeln im Neuplatonismus und in der Gnosis. Meister Eckhardt hat sie aufgenommen und weiterentwickelt. Der Seelengrund, die archa in mente, ist nicht geschöpflich. Tersteegen ist hier von Eckhardt her zu verstehen: »Gnade kommt nur mit dem heiligen Geist; sie trägt den heiligen Geist auf ihrem Rücken ... Die Gnade macht die

Seele gotthaft. Gott, der Seele Grund und die Gnade – die gehören in Eines«. Sie gehören auch für Tersteegen zusammen. Sich selbst nach dem Grund ansehen heißt, sich dort sehen, wo Gott selbst sichtbar wird. So etwa im Abendlied: »Da nun der Leib sein Tagewerk vollendet, mein Geist sich auch zu seinem Werke wendet, zu beten an, zu lieben inniglich, im stillen Grund zu schauen dich« (EKG 366,6). Der Grund ist der Ort inwendiger Gottschau. Da erkennt und entdeckt der Mystiker Eckhardt auch sich selbst. »Wer kommen will in Gottes Grund, in sein Größtes, der muß erst kommen in seinen eigenen Grund, in sein Kleinstes; denn niemand kann Gott erkennen, der nicht zuvor sich selber erkannt hat. Er soll treten in sein Niedrigstes und in Gottes Innerstes, soll treten in sein Erstes und in sein Oberstes; denn dort läuft zusammen, was Gott zu leisten vermag«.

Auch hier folgt Tersteegen Meister Eckhardt, wenn er mahnt: »Versäume nicht die beste Pflicht«. So kann er im Blumengärtlein auch mahnen:

»Bei alle deinem Thun, beim Schreiben und beim Lesen,
Halt oft ein wenig still, und kehr in dich hinein,
Merk, Gott ist nah im Grund; laß ihn dein'n Lehrer sein,
Daß, was du schreibst und liest, in dir werd Kraft und Wesen.«

Der Grund ist der Ort, wo Gott den Menschen berührt: »Liebster Heiland, nahe dich, meinen Grund berühre und aus allem kräftiglich mich in dich einführe« (Berlin, EKG 419,1).

Beachten wir, wie der Seelsorger hier seine Lehre vom Grund zu Worte kommen läßt:

»Ich seh in mir gar tief verborgen
Ein'n Abgrund von Melancholei«

hatte der Schwermütige geschrieben, und nun erhält er eine neue Sehanweisung. Der Grund ist gottgelegt, alles Folgende expliziert, was das heißt »Du mußt dich nach dem Grund ansehen«. Der Grund, den du hast, der ist von Gott, und wenn du dich nach dem ansiehst, was du von Gott her hast und bist, dann kannst du den Abgrund in dir ruhig übersehen, denn du entdeckst nun Gott selbst in dir. Da geht's nach dem Spruch:

»Wer in seinem Grunde
Dich, den Schatz hat funden,
Liebet und ist still« (vgl. EKG 270,2).

»Du mußt dich nach dem Grund ansehn«, nach dem, was von Gottes Gegenwart, was vom Schatz des Himmelreiches in dir ist.

So kann nur ein Weiser sprechen: Er bestreitet nicht, was der Freund in sich sieht. Er redet ihm den Abgrund nicht aus, aber er nimmt ihn gleichsam aus der dunklen Kammer heraus und stellt ihn auf die Füße: Ortswechsel vom »Nebnet« zum »Ebnet«.

Die vierte Strophe dient der Ichstärkung. Dem, der sich schier wünscht, nichts zu sein, wird das Sein aus Gott zugesprochen. »So bist du, wie du bist inwendig«. Du hast etwas besseres in dir als den Abgrund und das Nichts:

»Bei diesem Sinn bleib nur beständig,
Bei diesem Grunde bleib in Ruh«.

Tersteegen wendet sich gegen die Vernunft, die hier mit der Schwermut in eins gesehen wird:

»Vernunft mag denken, was sie kann,
Denk du: Was geht Vernunft mich an?«

Das heißt:Der absolute Christ bleibt der Vernunft gegenüber autark. »Du mußt dich nach dem Grund ansehn« bedeutet Blindheit gegenüber dem Äußeren. Das *Lob der Blindheit* hat der Pietismus oft gesungen: Die beiden nächsten Strophen behandeln positiv und negativ das Thema der Blindheit. Wer sich nach dem Grund ansieht, läßt sich von Jesus blindlings führen; die von Tersteegen intendierte Blindheit soll eben zur Ortsveränderung führen:

»Laß dich von Jesu blindlings führen,
Verläugne dich und liebe nur,
Hüt dich vor allem Speculiren,
Ein Kindersinn trifft leicht die Spur,
Und wenn Vernunft dir Zweifel macht,
So gib nicht auf ihr Zweifeln acht«.

Kant verstand Aufklärung ebenfalls als Ortsveränderung, als »Ausgang des Menschen aus seiner selbstverschuldeten Unmündigkeit«. Im Abgrund von Melancholie befindet sich der Schwermütige in einer vielleicht unverschuldeten Unmündigkeit; er ist nicht fähig und in der Lage, selbst aus seinem Loch herauszukriechen: Was hier antiaufklärerisch tönt, muß für den, der schier wünscht nichts zu sein, barmherzig wirken: Die von Tersteegen postulierte heilige Blindheit an Jesu Hand, die selbstgewählte Unmündigkeit, die dem Spekulieren absagt und Vernunfteinwände überhört, soll den Bewegungslosen in Bewegung bringen, aus der dunklen Kammer heraus ins Licht führen. Sich von Jesus blindlings führen zu lassen, ist paradoxerweise der Weg zum Licht. Was sich antiaufklärerisch gibt, will besser aufgeklärt sein als die Aufklärer. Die Aufforderung zur Blindheit soll zu neuem Sehen führen. So mahnt ein Spruch:

»Gott siehst du, wenn's Auge zu
Wer seine Augen schließt vor sich und allem zu,
Der schauet Gott im Licht und lebt in sichrer Ruh«.

Der Glaube, unterwegs zur Gottesschau, geht in anderer Richtung als der Forscher, unterwegs zur Weltschau. Dann wird vom Blindlings-führen-lassen zum Blindgeborenen hin assoziiert, der an der Sonne zweifelt. So ist der, der sich nicht inwendig sieht:

»Sag, würdst du weinen oder lachen,
Wenn dich ein Blindgeborner gleich
Wollt an der Sonne zweifeln machen?
So ist Vernunft an Gottes-Reich:
Ei, saug die Brust und dich nur nähr
Und forsch nicht, wo die Milch kommt her!«

Der Verachtung der Vernunft, der Warnung vor dem Spekulieren entspricht die Mahnung: »Und forsch nicht, wo die Milch kommt her«. Schwierigkeit macht die barocke Wendung: »Ei saug die Brust und dich nur nähr«! Die uns so fremd anmutende Wendung, die den Depressiven zum Säugling macht, zeugt von tiefer psychologischer Einsicht, daß »Schwermüthigkeit« auch den Aspekt der Angst haben kann, ein erwachsener Mensch zu sein. Man möchte zurück in die Geborgenheit des Mutterleibes oder wenigstens in die an der Mutterbrust. Diese Grundform depressiver Angst nimmt Tersteegen auf. Im Reich Gottes darf der Freund ruhig Säugling sein, steht die »Milch« aus 1Kor 3,1-13; Hebr. 5,11-14; 1Petr 2,1-3 hinter der Metapher. – Die Metapher vom Saugen gebraucht Tersteegen öfters, wobei er auch das Geschlecht Jesu offenbar wechselt:

»Wer klug ist, bleibe still in Jesu Schoos verborgen,
Er sauge Gnad um Gnad' und laß die Mutter sorgen«.

In einem Brief schreibt er: »Lasset uns ... zu dieser Quelle hingehen und wie kleine Kinder die Liebe Gottes aus dem Hertzen Jesu saugen«. Gott wird im Pietismus oft als Mutter gesehen (vgl. Jes 46,3 und 49,15). Tersteegen spricht gerne von »Jesu Mutterherzen«.

Die siebte und achte Strophe macht nun eine Gottesaussage.

Das »du mußt« der ersten Strophe wird nochmals aufgenommen:

»Du mußt von Gott nichts Arges denken,
Er ist ganz Liebe, Güt und Treu,
Er hat nicht Lust, daß wir uns kränken
Durch Schwermut, und ihm bleiben scheu:
Denk, Gott will in dein Herz hinein,
Drum muß es weit und offen sein!«.

Nach dem »Du mußt dein Herz entdecken frei« kommt jetzt: »Du mußt von Gott nichts Arges denken«. Beide Strophen stehen unter einem heilsgeschichtlichen »muß«. Das Herz »muß . . . weit und offen sein«. Der Grund aber soll gottebenbildlich werden: »So muß dein Grund auch werden so«.

Der Anschluß an die erste Strophe wird auch durch die Vokabel »Schwermut« vollzogen, wobei die erste Strophe des Freundes zu Gesicht kommt: Dem »das ich scheu zu entdecken frei« korrespondiert nun in der vierten Zeile »und ihm bleiben scheu«. Mit der Abwehr in der sechsten Strophe »Und forsch nicht, wo die Milch kommt her«, korrespondiert nun in progressiver Überwindung der Regression: »Denk, Gott will in dein Herz hinein . . .«. In der siebten und achten Strophe erfährt der Merkspruch des Anfangs eine theologische Begründung. Weil Gott so ist, wie ihn Tersteegen besingt, darum wird »ein schwerer Mut . . . öfters leicht, wenn man die Schwermut andern zeigt«. Das Reden über den eigenen Zustand entspricht dem Willen Gottes, der ins Herz hinein dringen will.

Der Gott Tersteegens ist nicht so sehr der Gott Abrahams, Jakobs und Isaaks, als der Gott des Neuplatonismus, den er mit dem Namen Jesu verbindet: »Gott ist ein wonnesames Wesen«. bei Jakob Böhme heißt es: »alle Kräfte Gottes, des Vaters, des Sohnes und des h. Geistes, die sind lieblich, wonnesam und mancherlei«. Christian Hoburg fragt in seiner Theologia mystica 1730: »ist das nicht ein wonnesahm Ding, ein hochzeitliches fröhliches Leben, so wir in Gott und Gott in uns?« Auch Tersteegen kann an einer anderen Stelle Gott schildern als ein »geistliches, ewiges, uneingeschränktes, einfältiges, sanftes, stilles und wonnesames Wesen«.

Die Möglichkeit der Heilung sieht Tersteegen in der Möglichkeit des Menschen Gott zu entsprechen:

»Gott ist ein wonnesames Wesen,
Ganz freundlich, stille, sanft und froh;

Soll deine Krankheit recht genesen,
So muß dein Grund auch werden so«.

Der Grund ist und soll sein ein Spiegel, in dem Gott anschaulich wird:

»Von Jesus strahlt dein Widerschein
So lieblich sanft ins Herz hinein:
Bleib' ich nun stille zugekehret,
So macht diß Licht dem Licht mich gleich«.

Es wird deutlich: In der Angleichung des Seelengrundes an Gottes Wesen wird das Dunkel Licht. Und der »Abgrund von Melancholei« wird mit Freude ausgefüllt.

Die neunte und zehnte Strophe bringen nun eine therapeutische Anweisung, indem sie die Sentenz der achten Strophe auslegen:

»Ei diene Gott mit Freuden doch,
Zeig, daß sein Dienst ein sanftes Joch«.

Hier kommt nun eine Art Grundmuster pietistischer Seelsorge:

»Mit vielem Forschen durchzudringen,
Bringt größern Schaden, als man glaubt,
Gott läßt sich mit Gewalt nicht zwingen,
Brich deinen Willen, nicht das Haupt«.

Die Mahnung, den Willen zu brechen und nicht das Haupt, kehrt immer wieder und entspricht der Mahnung zu blindem Glauben. Das Zerbrechen des Willens ist die Voraussetzung für das Wirken Jesu an der Seele. Ich vermute, daß wir heute die pietistische Anthropologie nicht mehr verstehen. Nach unserem heutigen Verständnis ist der Wille eine positive Kraft. Sagen wir »ein Willensmensch«, so meinen wir neben einem kleinen Vorbehalt eine Auszeichnung, da wir heute den Willen von Cartesius her verstehen, der den menschlichen Willen ebenso unbegrenzt sieht wie den Willen Gottes. Er gleicht Gott vor allem in seinem Willen. Dagegen eine Sentenz von Tersteegen:

»Wer gerne Frieden hätt, der breche seinen Willen,
Sonst kann dich weder Gott noch alle Himmel stillen«.

In unserem Lied wird eine letzte Aussage über den Grund gemacht – in Aufnahme der Klage, daß der Schwermütige im Abgrund die Tage zubringe und »nirgends Rast und Ruh« finde. Nun lautet die Anweisung:

»Erwart nur in gelassnem Grund
Der ewgen Weisheit Zeit und Stund«.

Therapeutische Weisheit verbirgt die zehnte Strophe, die dem offenbar intellektuellen Freund ein »Handgeschäfte« empfiehlt:

»Viel besser ist ein Handgeschäfte,
Als traurig sein beim Müßiggang«.

In der »Alten Lebensbeschreibung« wird die Herstellung von Arzneimitteln als ›Handgeschäfte‹ dargestellt. Wenn er in der zweiten Strophe hofft, daß seine ›Poesie‹ den Schwermütigen aus dem Trauerhaus locke, so soll er jetzt aktiv das Trauerhaus verlassen:

»Erquicke dann und wann die Kräfte
Durch einen guten Lobgesang;
Vergiß dein Elend und dich freu
In Gottes Herrlichkeit und Treu«.

Es ist beachtens- und bemerkenswert, daß Tersteegen eine Art Arbeitstherapie verordnet und nicht eine besondere geistliche Übung. Der »leiblichen Schwermütigkeit« setzt er körperliche Arbeit entgegen. Nicht unablässiges Gebet, nicht eine Meditation ordnet er an. Nur »dann und wann« soll das »Handgeschäfte« durch einen Lobgesang unterbrochen werden.

In solcher Nüchternheit zeigt sich ein Meister der Seelsorge. Was er anordnet ist praktikabel. Auch daß er um die lösende Macht des Gesanges weiß, beruht wahrscheinlich auf Erfahrung. Nachdem er darauf vertraut, daß seine Poesie den Depressiven aus dem Trauerhaus lockt, sorgt nun der zur »Schwermütigkeit« neigende selbst fürs Wohlbefinden »durch einen guten Lobgesang«. ». . . schließlich hab ich allein ein paar Choräle gesungen, die den Ärger gründlicher besiegen als Bier und Zigarren«, schrieb Paul Schempp als Soldat am 28. Januar 1941.

Die beiden letzten Strophen umschreiben den Kreuzweg des Kranken in der Nachfolge, wobei die Schwermut als »dies Kreuz« überhöht wird:

»Nimm auf dies Kreuz und alle Leiden
Und trag es Jesu willig nach!
Es folgen wesentliche Freuden
Nach langem, bangem O und Ach;
Der Glaube muß durch Proben gehn
Und glauben lernen ohne Sehn«.

Tersteegen versucht nicht, dem Freund die Schwermut auszureden. Dies Kreuz ist noch da. Das »Weh und Ach« dauert lange. Da hilft nur der Ausblick auf die Ewigkeit. Schwermut ist ein Durchgang. »Es folgen wesentliche Freuden«.

Die letzte Strophe beginnt mit einer Seligpreisung:

»Wohl dem, der ganz in Gott kann sterben
Der Creatur und Eigenheit!«

Sie bringt seine Verheißung:

»Der wird ein göttlichs Leben erben,
Von Kummer, Angst und Weh befreit;«

und setzt mit einer Schlußsentenz das Sterben mit Christus dem Todeswunsch entgegen. Hat der Freund gereimt:

»Doch, endlich wird der kalte Tod
Zerbrechen diese Zentnernot«,

heißt es jetzt:

»Es kann fürwahr nur dieser Tod
Zerbrechen deine Zentnernot«.

Wenn der Freund gegen Neumark klagte, überholen die drei letzten Strophen Tersteegens die letzte von Neumark:

»Sing, bet und geh auf Gottes Wegen, verricht das Deine nur getreu, und trau des Himmels reichem Segen, so wird er bei dir werden neu. Denn welcher seine Zuversicht auf Gott setzt, den verläßt er nicht« (EKG 298,7). Demgegenüber kommt bei Tersteegen der absolute Christ zum Vorschein, der »ganz in Gott kann sterben«. Auch die Schlußzeilen werden bestimmt durch das ausschließliche »nur«: »Es kann fürwahr nur dieser Tod / Zerbrechen deine Zentnernot«. Man braucht lediglich die beiden Schlußstrophen zu vergleichen, um die Verengung zu sehen, die bei Tersteegen eingetreten ist. Neumark stellt den, der seine Verse nachspricht und mitsingt ins Offene, in die Verheißung. Tersteegen stellt den Melancholiker unter eine Bedingung. Daß er das tut, gehört zur Beschränkung seiner Seelsorge. Wie er das tut, zeigt die Größe seiner Seelsorge. Der Suizid aber wird abgewehrt:

»Wohl dem, der ganz in Gott kann sterben
Der Creatur und Eigenheit!
Es kann fürwahr nur dieser Tod
Zerbrechen diese Zentnernot«.

Das Leiden in neuer Dimension

Nachwort zu Tersteegen:

»Wohl dem, der ganz in Gott kann sterben
Der Kreatur und Eigenheit«,

reimt ein Mönch und Eremit, der selbst während fünf Jahren durch eine Zeit der Verdunkelung ging, bis er sich am Gründonnerstag 1724 mit eigenem Blute seinem Heiland und Bräutigam zu völligem und ewigem Eigentum verschrieb. Von da an weiß er:

»Wie bist du mir so innig gut,
Mein Hohepriester du.«

Der in Gott kann sterben, stirbt auch dem ab, was ihn beschwert und bekommt eine neue Blickrichtung:

»Ich hab vergessen meine Sünd'
als wär sie nie geschehn;
Du sprichst: Sei still zu mir, mein Kind!
Du mußt auf mich nur sehn!«

Aus einer anderen Welt und Zeit stammt Siegmund von Birken; schon mit drei Jahren mußte er aus dem Egerland nach Nürnberg fliehen. Nach seinem Studium – zuerst der Rechte, dann der Theologie – wurde er Prinzenerzieher. Seit 1649 privatisierte er als Dichter und Privatlehrer junger Patriziersöhne in Nürnberg, wo er 1653 das Lied schrieb »Lasset uns mit Jesus ziehn«. Später hat ihn der Kaiser geadelt und in den Markgrafenstand erhoben; auch wurde er zum Dichter gekrönt.

Siegmund von Birken stelle ich mir eher als Weltkind vor denn als Mönch: In Albert Knapps »Evangelischem Liederschatz« wird er wegen seiner »von ihm mit Vorliebe gepflegten geschmacklosen und tändelnden Schäferpoesie getadelt« – geadelt und getadelt: Wichtig scheint mir, daß man von je anderen Voraussetzungen her ähnlich singen kann und daß schon eine Strophe nur einen Zugewinn bringt. Das ganze Lied ist ja leicht greifbar:

»Lasset uns mit Jesu leiden,
seinem Vorbild werden gleich!
Nach dem Leide folgen Freuden

Armut hier macht dorten reich.
Tränensaat, die erntet Lachen;
Hoffnung tröstet die Geduld:
es kann leichtlich Gottes Huld
aus dem Regen Sonne machen.
Jesus, hier leid ich mit dir,
dort teil deine Freud mit mir« (EKG 252,2).

Siegmund von Birken redet sehr freundlich mit denen, die sein Lied nachsprechen oder -singen. Er schließt den einzelnen – mich, der ich schreibe, dich, der du liesest – zusammen mit allen Heiligen und Märtyrern dieser Erde ein. Er deckt uns eine neue Wirklichkeit auf. Das Leiden isoliert, es wirft den Leidenden auf sich selbst. Er ist mit sich und in dem, was er leidet, allein. Es gibt wohl Pflege; aber Mitleid schmerzt eher, als daß es hilft. Und nun spricht Birken von einer Mehrzahl, von einer Mehrzahl der Wenigen, die ihr Leiden mit dem Leiden des einen zusammenbringen. Wurde in der ersten Strophe zum Aufbruch gemahnt: »Lasset uns mit Jesu ziehen, seinem Vorbild folgen nach«, so kommt anstelle der Aufforderung zum Mitziehen die zum Mitleiden. Dem Ruf in die Nachfolge entspricht der Befehl zum Gleichwerden, und dieser Befehl wäre absurd, wenn er nicht eine neue, eine ungeahnte Möglichkeit eröffnen würde: das Leiden mit Jesus gewährt die Teilhabe an der Frucht des Leidens Jesu.

Bevor wir uns gegen das Lied wehren, gilt es zu bedenken, welche Möglichkeit es eröffnet, die Möglichkeit, eine neue Dimension des Leidens zu entdecken: mit dem Jesus, der aus der tiefstliegenden Stadt der Erde, aus Jericho, nach Jerusalem hinaufzieht. »Siehe, wir ziehen hinauf nach Jerusalem, und alles wird vollendet werden . . .«. Dieser Jesus leidet wohl allein, aber nicht für sich allein; er leidet, damit die Welt gerettet werde, damit Gerechtigkeit auf Erden herrsche. Mit Jesus und durch Jesus verändert sich die Qualität des Leidens.

Und jetzt kommt es zu einem Kampf zwischen meinen Einreden und dem Lied. Ich leide ja nicht nur an dem, was mir weh tut, sondern an mir selbst. Ja, ich bin selbst mein schlimmstes Leiden und sage darum wie ein trotziges Kind: »Ich will mit mir selbst leiden«; oder noch schlimmer: »ich kann das nicht – mit Jesus leiden.«

Angesichts solcher oder ähnlicher Einreden gibt es nur eins: wiederholen, »Lasset uns mit Jesus leiden . . .«, solange repetieren, bis meine Einreden schwächer werden und – wer weiß –

verstummen; das Lied ist stärker als mein Trotz und meine Mediokrität. Ich muß es nur gelten lassen; dann hilft es zu einer Umwertung des Leidens.

Allerdings hat das Lied es nicht leicht, weil es so sehr einer populären Haltung ähnelt, die das Leiden glorifiziert, indem sie das »mit Jesus« übersieht. »Es wird schon für etwas gut sein«, sagten mir die Kranken, die ich als Pfarrer besuchte, wobei das »für etwas« im Novembernebel des Aaretales keine Konturen annahm. Wir halten in der Regel für christlich, was als Erbe der Stoa in unseren Köpfen lebt und um Einverständnis mit Krankheit und Tod wirbt.

»Lasset uns mit Jesus leiden« aber weist auf den Jesus, der die Krankheit nicht als etwas Positives erklärte. Er sagte nicht zum Gichtkranken, daß sein Leiden schon für etwas gut sei; vielmehr hob er mit einem Machtwort das Leiden auf: »Stehe auf und wandle«. Ähnlich tönt es hier: »lasset uns mit Jesu ziehen . . ., lasset uns mit Jesu leiden . . .«, mit dem Jesus, der jetzt bei uns ist, wenn wir das Lied singen, der auch in deiner Einsamkeit der unsichtbare, ungefühlte Zweite ist. Erfahren wir das Leiden primär als Raub, haben wir die Gesundheit verloren, ist die Heiterkeit weg, sind wir in der Depression von allen guten Geistern verlassen, fordert uns Siegmund von Birken auf, mit dem zu leiden, der Herr ist über den Leib und dem alle guten Geister gehören: »Lasset uns mit Jesu leiden . . .«. Das Lied weist auf eine neue Qualität und Zeit des Leidens. Während das Leiden den Menschen auf sich selbst wirft, wird es jetzt umdirigiert, wird es zum Mitleiden mit dem Überwinder des Leidens. Siegmund von Birken singt gegen das stoische Erbe in unserem Bewußtsein. Nicht zu einer Ergebung ins Leiden fordert er dich auf, sondern zu dessen Verwandlung, und diese beginnt mit einer neuen Optik.

Jesus hat an Gottes Abwesenheit gelitten: »Mein Gott, mein Gott, warum hast du mich verlassen?« Mit Jesus leiden heißt, an dieser Frage leiden. Ist der von allen guten Geistern Verlassene nicht ein Gottverlassener? Gewiß, aber nun wendet sich Jesus gerade an den Gott, der ihn verlassen. Und Gott läßt ihn hängen. Erst nach drei Tagen greift er ein. Die neue Optik entdeckt das Leiden im Zusammenhang des großen Dramas, das mit dem Karfreitag begann, an Ostern sich fortsetzte und uns an Pfingsten zu Mitspielern machte.

Und wer jetzt gequält wird mit der Qual der Gottesferne, wer jetzt Gott suchen möchte und nur ins unendliche Leere stößt, findet sich wieder im Schrei des Gekreuzigten: Lasset uns mit Jesu leiden. Lasset uns mit Jesu ziehen. Stehe auf und wandle.

Zwei Flußübergänge

Friedrich Dürrenmatt war ins Pfarrhaus nach Holderbank gekommen und saß im Studierzimmer mit seinen zwei Ausgängen zum Wohn- und Eßzimmer hin. Wir sprachen über Gott und den Glauben. Die Gegenwart Gottes, so höre ich ihn sagen, ist wie das andere Zimmer. Ich öffne die Tür und trete ein. Ich trete aus mir heraus und bin erwartet, bin im neuen Raum. Und dann erzählt er mir von Martin Bubers »Erzählungen der Chassidim«, erzählt vom Baalschem, der einmal den Gürtel auf den Dnjestr warf und kraft des Namens über den Dnjestr ging, der fortan Buße tat, bis er nach Jahr und Tag, die Verfolger hintan, wieder an den Fluß kam. Da warf er wieder den Gürtel auf den Fluß und ging über die Wellen allein aus Glauben.

Später stieß ich dann auf die Stelle:

> »Ein Zaddik erzählte: ›Schon als der Meister ein Knabe war, kam Ahia von Silo, der Prophet, zu ihm und lehrte ihn die Weisheit der göttlichen Namen. Und weil er noch so klein war, begehrte es ihn, zu erfahren, was zu wirken in seinem Vermögen stünde. Eines Tages warf er seinen Gurt in den Fluß Dnjestr, der reißend ging, sprach einen Namen und ging über das Wasser. Um diese Handlung hat er dann all seine Tage Buße getan, daß er den Makel wieder zurechtschaffe, und es geriet. Denn einmal mußte er den auch diesmal reißend gehenden Fluß überqueren, weil etliche Hasser der Juden ihm nachsetzten und ihm ans Leben wollten, so warf er seinen Gurt ins Wasser und ging darüber, ohne einen Namen zu sprechen, mit nichts gerüstet als mit dem großen Glauben an den Gott Israels.‹«

Die Weisheit der göttlichen Namen, wer die hat, weiß Bescheid und wird Gottes mächtig. In den göttlichen Namen hat der Baalschem Gott »pur«, hat ihn real, unmittelbar, brauchbar. Wer die Weisheit der göttlichen Namen kennt, weiß, was gilt. Der junge Baalschem will nun mit Gott experimentieren. »*Es*« begehrte ihn zu erfahren, was zu wirken in seinem Vermögen stünde. Er will wissen, was er an Gott hat, was er in und mit der Weisheit der göttlichen Namen vermag. Er bemächtigt sich Gottes. Die chassidische Geschichte erinnert an die beiden Söhne Aarons, die ein unerlaubtes Feuer vor den Herrn brachten und von Gottes Feuer verzehrt wurden. Der Baalschem aber verzehrte sich selbst. Er hat »all seine Tage Buße getan«. Sie wird angenommen. Er kommt nicht um. In der Verfolgung trägt ihn der Glaube über den Fluß.

Die Kraft und Wirkung des Namens und die des Glaubens sind gleich; der Unterschied – so meine ich – ist der zwischen Bemächtigung, Usurpation, Gottesraub und Empfangen, zwischen Vereinnahmung und Verehrung Gottes, zwischen Zauber und Wunder, zwischen Mißbrauch und – Genuß.

Und nun geschieht das rettende Wunder an einem Fluß: Schon bei den alten Griechen wird der Fluß zum Bildwort, um eine gewaltige, mitreißende Kraft anschaulich zu machen. Dem Fluß ist nur schwer oder gar nicht zu widerstehen. Am Schluß der Bergpredigt werden die Hörer und Täter von Jesu Rede einem Haus verglichen, das auf Felsen gebaut den Wasserströmen trotzt. Dem stabil fundamentierten aber stellt der Bergprediger das auf Sand gebaute gegenüber. Der Fluß ist die wilde Kraft, die das Haus bedroht (vgl. Mt 7,24-27). Paulus sah sich oftmals »in Gefahren durch Flüsse«. Das Bedrohliche der Flüsse steigert sich in apokalyptischer Zukunft. Der Seher von Patmos sieht beim Schall des dritten Engels einen bitteren Stern vom Himmel fallen, der den dritten Teil der Flüsse ins Bittere, ins Tödliche und Tötende verwandelt. Die dritte Zornesschale aber wird auf die Flüsse ausgegossen, die zu Blut verwandelt werden. Der Baalschem erfährt den Dnjestr als tödlichen, das Leben gefährdenden Strom. Aber nun kennt die Schrift vom Anfang bis zum Ende auch den Strom als den Leben bringenden. So sieht der Apokalyptiker im Gegenbild zum dritten Siegel und der dritten Zornesschale am Schluß »einen Strom des Wassers des Lebens«; der Paradiesesstrom fließt wieder und wer an Jesus glaubt wird selbst zu einem Teil des Paradieses, aus dem »Ströme lebendigen Wassers fließen«.

Bleiben wir bei der Anschauung vom Fluß, die unsere Geschichte vermittelt: Der Fluß ist das Reißende, über das wir nicht hinwegkommen. Im Fluß kann man ertrinken. Der Fluß ist das Nichtbegehbare; bezeichnenderweise schenkt die heidnische Antike dem Flußgott Sandalen – vermutlich gegen das Ertrinken – und noch Aristides, ein christlicher Apologet, meinte, »den Dämonen dient das Wasser«. Der Fluß, das, was fließt, erinnert an das Nichtige. Der Fluß ist da, indem das, was ihn ausmacht, das Wasser, wegrinnt. Die Dimension des Unheimlichen ist ihm nicht fremd. Alles, was in die Tiefe reißt, ist dein Dnjestr. Da aber brauchst du Gott nicht »pur«; der Glaube genügt. Nach Ignatius und Clemens Alexandrinus hat Jesus in seiner Taufe das Wasser geheiligt und gereinigt und ihm damit das Unheimliche genommen. Dennoch: die Flüsse fließen weiter und das Unheimliche und Übermächtige bleibt auch den Christen nicht fremd.

Bei Robert Musil las ich den Satz: »Weil sie beständig im Fluß sind, lassen sich Gefühle nicht anhalten«. Es kann sein, daß Gefühle zum Dnjestr werden. Kränkungen, Verletzungen, Enttäuschungen können so stark im Fluß sein, daß ich nicht über sie hinwegkomme. Dagegen ist ein Glaube zu lernen, der über den Fluß trägt. Ihn hatte der Baalschem gelernt, als er all seine Tage die Umkehr vollzog. Der tragende Glaube ist nur in der Buße zu lernen. Ja man kann sagen, das sei »Metanoia«, Sinnesänderung, im biblischen Sinn, daß man den Glauben lernt, der trägt. Aber wie ist er zu lernen?

Dazu ein Text von Zedněk Svoboda, einem Pfarrer der Tschechoslowakischen Hussitischen Kirche. Auch dieser Text lebt für mich im Kontext einer Beziehung. Ein Jugendfreund stürzte im winterlichen Engadin auf vereistem Weg, wurde ins Spital geflogen und dort fünf Stunden lang operiert; dann schwebte er wochenlang zwischen Leben und Tod. Da kam ein Gedichtband meines tschechischen Freundes auf meinen Tisch, Joachim Dachsel hatte ihn übersetzt, »Gelandet am verlassenem Ufer« (Ev. Verlagsanstalt Berlin, DDR); ich blätterte, las und blätterte, und blieb an einem Text hängen, den ich sofort für die Frau meines Freundes abschrieb:

»Was Glaube ist

Als Jiří Izrael
einer der Stillen im Getümmel der Welt
vor Ostern im Jahre fünfzehnhunderteinundfünzig
bei Torun über die gefrorene Weichsel ging
begann vor seinen Füßen
plötzlich das Eis zu brechen

Und Jiří Izrael sprang
von Scholle zu Scholle
und sang dabei den Psalm

Lobet im Himmel den Herrn
lobet ihn in der Höhe
Von Scholle zu Scholle
lobet ihn alle seine Engel
lobet ihn all sein Heer
Von Scholle zu Scholle
Lobet ihn Sonne und Mond
lobet ihn alle leuchtenden Sterne
Von Scholle zu Scholle

Lobet ihn ihr Himmel aller Himmel
und ihr Wasser über dem Himmel
Von Scholle zu Scholle
Lobet den Namen des Herrn alle Dinge
denn er gebot da wurden sie geschaffen
Von Scholle zu Scholle
Lobet den Herrn auf Erden
ihr großen Fische und alle Tiefen des Meeres
Von Scholle zu Scholle
Lobet den Namen des Herrn
denn sein Name allein ist hoch
seine Herrlichkeit reicht
so weit Himmel und Erde ist

Und so gelangte Jiří Izrael
aus der Strömung des Flusses
glücklich ans Ufer.«

Eine Fußnote gibt einen Hinweis:
Jiří Izrael: geb. 1500 oder 1505 in Herský Brod,
gest. 1588 in Mähren.
Priester, Missionar und Senior der Brüder-Unität in Polen.

Vielleicht sagt man immer zu viel – oder zu wenig? – wenn man eine Glaubenserfahrung erzählt; aber mir war, als ob in den kommenden Wochen, da seine Frau den Freund ins Sterben begleitete, der Text von Zedněk Svoboda den Ton angab. Ich stellte mir vor: von Tag zu Tag gings von Scholle zu Scholle; als das Ende kam, konnte die Freundin mit ihren Söhnen im Sterbezimmer das Unser Vater beten und den Sterbenden zum letzten Gang segnen. Von Scholle zu Scholle. Bei der Trauerfeier las ich den Text nochmals und hatte den Eindruck: Wir stehen auf der gleichen Scholle; das war schön. Als ich die Freundin wiedersah nach Wochen, begegnete ich einer Getrösteten. Von Scholle zu Scholle.

Eine »Scholle« ist nach dem Wörterbuch der Gebrüder Grimm ein »klumpen von erde oder eis«, und eine Eisscholle lädt nicht zum Bleiben ein sondern zum Weiterspringen; sie selbst hat keine Bleibe, keine Konstanz; sie schmilzt:

»Schwimme du mächtige Scholle, nur hin!
Und kommst du als Scholle
Nicht hinunter, du kommst doch wohl als Tropfen ins Meer.«

Auf einer Scholle steht einer sozusagen im »Nebnet«, die Schreie aber gehen nun nicht »nach innen und unten«, vielmehr nach drüben.

Der Psalm, den Jiří Izrael singt, verweist von Scholle zu Scholle auf das All. Der über den Fluß geht, hat den Blick nicht auf sich gerichtet, nicht auf sein Inneres, auf seine Fähigkeit oder Unfähigkeit zu loben – auch nicht auf die Tiefe, in der er versinken könnte –, vielmehr schaut er auf zum Himmel, in die Höhe, zur unsichtbaren und sichtbaren Kreatur der oberen Welt, auf alle Dinge, die auf Geheiß des Höchsten ins Dasein gerufen wurden. Über die Erde hin und übers Meer geht der Blick, und überall ist das Geschaffene zum Lob bestimmt. Indem er zum Lob ruft, wächst ihm Rettung zu. Er würde wohl auch im »Nebnet«, im Bodenlosen versinken, wenn er nicht mit der Botschaft von Scholle zu Scholle springen würde: »Lobet«.

Im Sterbezimmer, am Grab und überall, wo man Eis unter seinen Füßen spürt, wo keine Brücke mehr ist und kein Weg, von Scholle zu Scholle: »Lobet den Namen des Herrn«. Denn der ist drüben, am andern Ufer und – zieht:

> »Ich hang und bleib auch hangen an Christo als ein Glied;
> wo mein Haupt durch ist gangen, da nimmt er mich auch mit.
> Er reißet durch den Tod, durch Welt, durch Sünd, durch Not,
> er reißet durch die Höll, ich bin stets sein Gesell.«

Am 7. Februar 1947 schrieb Max Beckmann in sein Tagebuch: »Tja, man muß sich eben Emotionen verschaffen. Das ist der Sinn der Welt – wenn man da nachläßt, ist man verloren.« Wer da mitgenommen und durch den Tod gerissen wird, muß sich um Emotionen nicht sorgen, und wer das All zum Lob ruft, verschafft sich Emotionen, Emotionen des Himmels und des Ufers; loben heißt mitgerissen werden:

> »Und so gelangte Jiří Izrael
> aus der Strömung des Flusses
> glücklich ans Ufer.«

Sportliche Spiritualität

Aus- und inwendig

Als Schulbub holte ich jeweils die Gäste beim Bahnhof ab und zog ihr Gepäck in einem kleinen Leiterwagen die zweihundert Meter zur »Villa Flora« bergan. Eines Tages kam ein deutsches Ehepaar: der Mann, mit rosigem Gesicht und einem Gamsbart auf dem Hut, wollte seinen Rucksack selber tragen, die Gepäckstücke überließ er mir. Er war gekommen, um das Wetterhorn zu besteigen, und am vierten Tag bestellte er Proviant. Zunächst gehe es aufs Faulhorn – auf den beinahe dreitausend Meter hohen Aussichtsberg – und auf die nächste Woche habe er sich den Führer schon bestellt.

Ich sehe ihn noch vor mir – in den Krachledernen; er ließ mich den Rucksack hochheben, das ging nicht: Er hatte seinen »Kinematographen« – so hieß damals der Filmapparat, ein Möbel, das man sich in seiner Größe und Gewichtigkeit heute kaum noch vorstellen kann – eingepackt, den wollte er zum Training aufs Faulhorn tragen; er zog los, begleitet und offensichtlich bewundert von seiner Frau – sehr zur Erheiterung von uns, dem Personal von Mutters Pension, das in der Küche jeweils registrierte und kommentierte, wer als Gast kam, und wie er sich benahm. Als er abends zurückkehrte, glühte sein rosiges Gesicht wie eine Tomate; es strahlte Zufriedenheit, Stolz und Glück aus, so daß wir in der Küche der Energie unseres Gastes einen gewissen Respekt nicht versagen konnten, auch wenn wir sein Unternehmen immer noch belachten.

Was ich im folgenden vorschlage, ist eine Art Bergsport, eine Art Konditionstraining; es erfordert einerseits Anstrengung, das gebe ich zu; andererseits scheint ihm ein Moment des Lächerlichen auch nicht fremd zu sein; beides ist in Kauf zu nehmen, um einen Aufstieg zu bewältigen, um einen Weg aus der Tiefe in die Höhe zu finden: Das Ziel ist ein Gipfel. Der Bergprediger spricht vom schmalen Weg, der einzuschlagen ist: »Gehet ein durch die enge Pforte; denn die Pforte ist eng und der Weg ist schmal, der zum Leben hinführt, und wenige sind es, die ihn finden«. Kann und darf man Jesu Wort mit einem sportlichen Verhalten eines lächerlichen Menschen zusammenbringen?

Der Sport gehört in die Kategorie des Spiels; ein Spiel ist nicht Arbeit, erfordert aber trotzdem Anstrengung; ein Spiel produziert keine Güter, trotzdem bereichert es das Leben; Spiel muß nicht sein, ist aber schön. Die Möglichkeit zu spielen gehört zur Freiheit des Menschen. Die Rede von sportlicher Spiritualität meint ein Frommsein im Reich der Freiheit, ein Frommsein als heiliges Spiel – schon ein Kinderspiel kann nie mit halbem, kann immer nur mit ganzem Ernst gespielt werden; und was vom Kinderspiel gilt, gilt erst recht vom heiligen Spiel: Der Weg zum Gipfel – und das Leben ist paradoxerweise schon unterwegs ein Gipfel! – zeigt sich als Weg zum Spiel, als Spielstraße, denn das Spiel gehört zum Leben. Der schmale Weg kann nur spielerisch gefunden und begangen werden. Wer mit dem Alpinismus nichts im Sinn hat, mag sich diesen Sachverhalt am Seiltänzer klar machen: Der geht den schmalsten aller Wege und er kann ihn nur tänzerisch – eben spielerisch – gehen!

Die Gefahr jeder Spiritualität: Weil Weg und Ziel ineinander übergehen, verwechselt man den Weg mit dem Ziel, und macht den Weg zum Gesetz. Darum kann nicht stark genug betont werden: Es geht im folgenden um ein Angebot zur Freiheit, nicht um einen Leistungszwang. Nicht jeder, der aufs Wetterhorn will, muß vorher aufs Faulhorn. Sportliche Spiritualität ist zu verstehen als eine Übung zum Leben hin, als ein Versuch, auf die Höhe zu kommen, im Zusammenspiel von Göttlichem und Menschlichem (theonome Reziprozität!), wobei das Menschliche ständig in Versuchung steht, selbst göttlich sein zu wollen. Unterliegt das Menschliche der Versuchung, zu werden wie Gott, macht es sich Gesetze, die es als göttlich qualifiziert. Die Kategorie des Sportes – beziehungsweise des Spieles – soll vor Gesetzlichkeit, soll vor Verabsolutierung bewahren und Freiheit besorgen. Das ist das eine.

Auf der anderen Seite spreche ich von sportlicher Spiritualität im Widerspruch gegen ein religiöses Konsumverhalten, dem sich unsere Kirchen nur allzu sehr angepaßt haben, setze sie in Gegensatz zu einer geistlichen Bequemlichkeit, der das Christentum zum Billigtarif der Kirchensteuer genügt; solche Genügsamkeit führt kaum in die Freude, eher in Minderwertigkeitsgefühle gegenüber fremden Religionen. Sportliche Spiritualität meint angesichts eines landläufigen religiösen Schlendrians eine Kultur der Umkehr, die sich von Jesu zentraler Botschaft leiten läßt: »Die Zeit ist erfüllt und das Reich Gottes ist genaht; tut Buße und glaubet an das Evangelium!« Was ich meine, ist als menschliche Hilfe zur Umkehr, als Stimulans und Stärkung zum Glauben zu verstehen, das keinen Absolutheitsanspruch erhebt, das kein Universalheilmittel darstellt, aber vielleicht nützlich sein wird.

Im Grunde war schon von sportlicher Spiritualität die Rede, als vom Essen und Singen die Rede war. Nun aber spreche ich von etwas vielleicht Anstrengendem, aber zugleich sehr Simplem, das in den Schulen – soviel ich weiß – aus der Übung gekommen ist und das Menschen, die in einer Medienlandschaft wohnen, besonders schwer fallen muß: das Auswendiglernen – zu verstehen als *ein* Mittel – nicht *das* Mittel – den Glauben zu lernen, an das Evangelium zu glauben, denn das Evangelium begegnet uns zunächst in Texten, und der Glaube kommt aus dem Hören; darum schlage ich vor, sich Texte vorzunehmen, die dem Evangelium – der frohen Botschaft – Ausdruck geben, Texte, die vielleicht in Vergessenheit geraten sind, in diesem Fall als Schulbeispiel: Texte des Katechismus. Das heißt, die Übung, zu der im folgenden eingeladen und angeleitet werden soll, kann man auch mit anderen Texten der Bibel oder der christlichen Tradition – nicht zuletzt mit Kirchenliedern – vornehmen.

Gerade von so elementaren Dingen wie Lesen, Singen und Auswendiglernen wissen wir das Einfachste nicht; darum bin ich jetzt genötigt, einen kleinen Bilderbogen zu verfertigen, der andeuten mag, daß auch das Einfachste so einfach nicht ist, wie die Oberflächlichkeit meint. Auswendig lernen heißt, einen Text so lange lesen, bis man nicht mehr ins Buch gucken muß. Einen Text auswendig können heißt, frei sein vom Gedruckten. Das wird möglicherweise ein langer Weg: der Text muß gelesen und gelesen und nochmals gelesen und oft wiederholt werden, bis er nicht mehr ein fremder Text in einem Buch, sondern mein eigener Text geworden ist. Was ich auswendig lerne, präge ich mir ein. »Einprägen« ist ein schönes Bild. Der Text gleicht dem Prägestock und ich dem Metall oder Holz, das die Prägung erfährt. Ein Text, dem ich meine Stimme gebe, verändert mich, bestimmt mich auf Dauer, und ich werde sozusagen zum »Buchstaben«, zum Eigentum des Textes.

Mein Vater besaß einen Prägestock – ein Stück Eisen mit einem Kleeblatt und den Anfangsbuchstaben seines Namens –, den hielt er ins Feuer, bis er glühte; dann brannte er dem Schaft eines Werkzeugs sein Zeichen ein, und man wußte, wem die Schaufel, der Hammer oder die Axt gehörte, wenn man sie etwa liegen gelassen hatte, oder wenn man im Gemeinwerk arbeitete. Beim Auswendiglernen präge ich mir den Text ein, er gräbt sich in mich ein, geht unter die Haut, gehört nun mir und ich ihm. Das vor allem: ich werde Werkzeug, hoffentlich – und gehe nicht verloren, auch wenn ich mir einmal vorkomme wie liegengelassen.

»Einprägen« ist ein starkes Bild, aber es sagt nicht alles; darum ergänze ich es mit dem schwächeren »Einbilden«: Sorgen, die wir uns machen, nehmen unwillkürlich den Charakter der Einbildung an; man stellt sich vor, daß man dies und das nicht kann, und schon bildet man sich ein, man könne es nicht. Man malt sich ein Unglück aus, und schon ist man unglücklich. Schwermut hat auch den Aspekt von eingebildetem Unglück. So kann man sich Minderwertigkeit, Unfähigkeit, Sünde, und ich weiß nicht was einbilden und sich selbst belügen und quälen; die Lüge ist ein Quälgeist. Den Katechismus auswendig lernen aber heißt, sich die Wahrheit Gottes einbilden.

Nehmen wir das Wort »Auswendiglernen« wörtlich: Ich wende mich lernend nach außen, bleibe nicht einsam, bekomme einen Partner, der zunächst stumm ist, dann aber spricht und sich mitteilt in dem Maß, als ich ihm meine Stimme leihe. Die Partnerschaft mit dem Text vermittelt mir ein Stück Freiheit, zunächst wie die vom Buch, dann die zum Text selbst. Ich erfahre Freiheit als Sprache durch Sprache – zuletzt die von mir selbst. Ich bleibe nicht mehr in mir gefangen, ich werde zum Hörigen des Textes. Da kommt es denn darauf an, zu welchem Text ich gehe, welche Art von Hörigkeit und Freiheit er mir vermittelt, wessen Werkzeug ich werde.

Kuroda Saburo, ein japanischer Lyriker, schrieb am 17. September 1948 in sein Tagebuch: »Ein Gedicht ist wohl nichts anderes als das Produkt einer letzten Anstrengung, die ein Mensch, der sich selber nicht mehr erträgt, unter dem Vorwand eben dieser Unerträglichkeit unternimmt, etwas Erträgliches außerhalb seiner selbst zu entdecken.« Wie aber soll ein Mensch, der nicht Lyriker ist – und der auch als Lyriker möglicherweise nicht genügend gegen die eigene Unerträglichkeit andichten kann – mit dem umgehen, was er an sich und in sich nicht zu ertragen vermag? Das Auswendiglernen bietet die

Möglichkeit, »etwas Erträgliches außerhalb seiner selbst zu entdecken« – und bedeutet für viele Menschen »eine letzte Anstrengung«.

Auswendiglernen heißt, einen Text in sich hineinnehmen, apprendre par coeur, sagt der Franzose, learning by heart der Engländer; auswendig lernen, sagen uns die Nachbarn, ist eine Sache des Herzens, ein Lernen mit dem Herzen. Ich drücke den Text gleichsam an mein Herz. Ich präge ihn mir ein! – Man kann freilich das Auswendiglernen als reines Gedächtnistraining verstehen. Das hat sein Recht und seinen Nutzen. Hier aber geht es nicht um ein Leiern, sondern um ein Lernen, das die Affekte in Anspruch nimmt und alle Sinne in die Übung einbezieht. Ein Lernen, das nicht vergißt, eignet sich das Gelernte an, ein alter Text wird neu, ein fremder zum eigenen, eingebrannt. Was anfänglich auf dem Papier stand, wird zur Stimme des Herzens. Der Text wird ein Stück von mir, und ich setze den Text fort. Meine Existenz schreibt ihn weiter.

Das Auswendiglernen ist *eine* – nicht *die*, aber *eine*! – Form praktizierter Gottesliebe; ich präge mir die Worte dessen ein, der mich liebt, den ich liebe; das »Schma Jisrael« verbindet das Liebesgebot mit dem des Rezitierens; die Liebe wird poetisch: »Höre Israel: der Herr, unser Gott, ist *ein* Herr. Und du sollst den Herrn, deinen Gott lieben von ganzem Herzen, von ganzer Seele und mit aller deiner Kraft. Und diese Worte, die ich dir heute gebiete, sollen in dein Herz geschrieben sein« – im »apprendre par coeur«, im »learning by heart« wird die Liebe zu Gott konkret, ich schreibe mir seine Worte ins Herz – »und du sollst sie deinen Kindern einschärfen und sollst davon reden, wenn du in deinem Hause sitzest und wenn du auf dem Wege gehst, wenn du dich niederlegst und wenn du aufstehst«. Das Auswendiglernen soll die Allgegenwart des Gelernten zur Folge haben und damit das Tun und Lassen, das Denken, kurz, den Lebenswandel bestimmen: »Du sollst sie zum Denkzeichen auf deine Hand binden und sie als Merkzeichen auf der Stirne tragen und du sollst sie auf die Türpfosten deines Hauses schreiben und an deine Tore« (5 Mose 6,4-9).

Was ich auswendig lerne, habe ich vor Augen wie das »Denkzeichen auf deiner Hand«, wie das »Merkzeichen auf der Stirne«, wie die Inschrift auf dem Türpfosten. Wo ich gehe und stehe, geht und steht das Wort mit mir. Ich bin nicht allein, ich bin begleitet, werde unterhalten, indem ich mich unterhalte. Ich lasse das Wort gelten und lerne, was gilt. Am Geltenden richte ich mich auf, stehe auf – gegen die Schwermut.

Paul Celan hat uns einen Text hinterlassen, der einen Dialog mit Nelly Sachs verdichtet:

»Vom Zuviel war die Rede, vom
zuwenig ...
.. von
deinem Gott.«

Zuletzt heißt es, und es ist offensichtlich Nelly Sachs, die spricht:

»Wir
wissen ja nicht, weißt du,
wir
wissen ja nicht,
was
gilt.«

Das ist die Theologie der Schwermut und ist – einzigartig formuliert – die Theologie eines zeitgenössischen Common sense.

Max Beckmann, ein völlig anders strukturierter Zeitgenosse als Celan, notiert am 15. November 1945: »Man weiß nicht mehr, was man glauben soll. Schwarz ist weiß und weiß ist schwarz. Wie es Euch beliebt – leer ist schön und schön ist voll, alles zerrinnt und ist nicht einmal toll«. Auch er weiß nicht, was gilt.

Auswendiglernen aber setzt voraus, daß ich – gerade wenn man »nicht mehr weiß, was man glauben soll« – das zu wissen bekomme, was ich von mir aus nicht weiß, und das zu glauben lerne, was ich von mir aus nicht glaube. Die alten Texte sind solider als neuzeitliche Zweifel, und die Texte aus der Vergangenheit verdienen mehr Zutrauen als die von Bestsellern. Wer einen Text auswendig lernt, lernt gegen das Zerrinnen und erteilt dem Wissen ums Nichtwissen eine Absage. Er orientiert sich an dem, was gilt, und das eben setzt sich im Lernenden durch und in Geltung! Er ist unterwegs, er ist als Lernender – als einer, der immer wieder vergißt – noch nicht am Ziel; er ist noch fern. Er hat Gott nicht direkt.

»Ich will Gott pur.« Was Gerhard Tersteegen will, das wollen heute viele Zeitgenossen, ein direktes Gotterleben. Der Gott Israels aber ist so nicht zu haben: Beim Bundesschluß am Sinai wird Mose mit Aaron, Nadab, Abihu und siebzig Ältesten der Aufstieg befohlen; das Volk bleibt unten. Aber nur Mose darf auf die Spitze des Berges, für die dreiundsiebzig heißt es: »betet von ferne« (2 Mose 24,1-2).

Wer auswendig lernt, hält sich ans Wort, behält das Wort, damit es ihm zum Halt werde: Er neigt sich, er betet »von ferne«. Er weiß, daß er Gott nicht »pur« haben kann; da hätte er das Lernen nicht mehr nötig. Auch wenn die letzte Strecke zum Sinai dem Mose vorbehalten bleibt, resigniert er nicht, verzichtet nicht auf den Aufstieg. Bei aller Distanz sucht er die Nähe. Es gibt verschiedene Grade der Gottesnähe, wenn man nur zum Wahren unterwegs ist. Indem ich mich an den bewährten Text des Katechismus halte, folge ich den Wegweisern zur Wahrheit, bilde ich mir die Wahrheit ein.

Später wird noch einmal differenziert in der Gottesbegegnung. Wenn Mirjam und Aaron »um des kuschitischen Weibes willen« gegen Mose aufmucken und die Exklusivität seiner Gottesbeziehung in Zweifel ziehen, erscheint Gott in einer Wolkensäule am Eingang des heiligen Zeltes und trifft eine wesentliche Unterscheidung zwischen Offenbarung und Offenbarung:

> »Wenn unter euch ein Prophet des Herrn ist,
> so offenbare ich mich in Gesichten
> und rede in Träumen mit ihm.«

Die Offenbarung, die Mose zuteil wird, ist unmittelbar. Er hat – was die Prohpeten so nicht haben – er hat Gott »pur«:

> »Nicht so mit meinem Knecht Mose
> er ist mit meinem ganzen Hause betraut.
> Von Mund zu Mund rede ich mit ihm
> nicht in Gesichten und nicht in Rätseln,
> und die Gestalt des Herrn schaut er.
> Warum habt ihr euch nicht gescheut
> wider meinen Knecht Mose zu reden?«

Mirjam wird aussätzig und erst auf des Mose Fürbitte hin wieder rein (4 Mose 12,1-8).

Dem religiösen Menschen bleibt es ein Ärgernis, daß er kein Mose ist. Er möchte Unmittelbarkeit, und dieser Wunsch wird zur Quelle von religiösem Selbstbetrug, zur Ursache für Reisen in den fernen Osten, von denen man sich beim Zenmeister oder beim Guru den unmittelbaren Zugang zur Gotteserfahrung verspricht. So berichtet Helmut Tacke von der Begegnung mit einer

Theologin, die ihm vorwirft, einen Second-hand-Gott zu haben, und behauptet, im buddhistischen Kloster in Japan habe sie den unmittelbaren Zugang zu Gott gefunden und brauche keine biblische Geschichte, keinen Jesus und keinen Paulus mehr. – In Japan klagte mir ein Christ über die westlichen Theologen, die von den bedrängten Christen dort nichts wissen wollen. Das religiöse Insistieren auf Unmittelbarkeit, das nach Osten fährt, verkennt, daß Gott die Liebe ist und uns darum primär an Väter und Brüder, an Mütter und Schwestern weist und nicht an spirituelle Meister. Als Glied des Gottesvolkes existiere ich im Noch-Nicht mein Leben lang. Sportliche Spiritualität bewahrt mich davor, aus dem Noch-Nicht eine Ideologie zu machen und zu resignieren. Im Gegenteil:

Ein erstes und letztes Ziel des Auswendiglernens ist Vereinigung, ein Sein in Verbundenheit: Ich bin nicht länger in mir selber gefangen und isoliert, ich lebe mit dem, was ich nachsage, orientiere mich an ihm. Ich lebe nicht länger sinnlos und verschwommen, ich lebe wörtlich und genau. Ich bleibe nicht länger in mir selber stecken, bleibe nicht in mir sitzen. Im Nachsagen gerät mein Leben in Bewegung. Ich spreche von etwas, das ich erfahren habe und erfahre: Wenn Jesus verspricht, daß er nach seiner Erhöhung »alle zu sich ziehen« werde, dann hat mein Wiederholen – etwa mit einem Spruch des Katechismus – mit diesem Ziehen zu tun. Ich wiederhole das Wort, damit der, der im Anfang das Wort war, mich zu sich zieht. Ich will mich nicht gegen sein Ziehen sperren. Ich lasse mich mitreißen: »sursum corda«, »erhebet eure Herzen«, das ist der Sinn dieser Übung. »Wir erheben sie zum Herrn.« Es ist wohl kein Zufall, wenn ich hier die Abendmahlsliturgie zitiere. Das Auswendiglernen, das Lernen par coeur und by heart meint, daß der, den ich nenne, real präsent ist; das Auswendiglernen hat wie das Abendmahl mit dem Mysterium zu tun, mit dem Geheimnis der Gegenwart des Heiligen. Auswendiglernen als spirituelle Praxis ist deshalb schwierig, weil es auf seine Gegenwart angewiesen ist, die es nie meistert, von der es sich meistern lassen muß, was möglicherweise zunächst nicht als ein Ruck in die Freiheit, vielmehr als Übermacht, als drückende Last empfunden wird. »Schrecklich ist es in die Hände des lebendigen Gottes zu fallen«, heißt es in einem Seelsorgebrief des Neuen Testaments (Hebr 10,31).

Schon der erste Mensch hat sich versteckt, und der alte Adam bleibt darin ein unverbesserlicher Sünder, daß er die Gegenwart nicht aushält, daß er flüchtig wird. In diesem Betracht stemmt sich das Auswendiglernen gegen die Flucht, gegen das Verdrängen Gottes, gegen das Zudecken seines Wortes, es öffnet gleichsam die Tür ins andere Zimmer. Es duldet nicht, daß das Evangelium Fremdsprache bleibt.

Ein Brillenträger, der einen Text auswendig gelernt hat, braucht seine Brille nicht mehr. Als Rabbi Menachem Mendel von Kozk im Alter an Augenschmerzen litt, riet man ihm eine Brille zu tragen, aber er wehrte ab: »Ich will nicht zwischen meine Augen und die heilige Thora (die heilige Schrift) eine Scheidewand setzen«. Und es könnte sein, daß auch da eine Scheidewand zwischen mir und der heiligen Thora bestehen bleibt, wo meine Augen schmerzen. Das soll mich nicht hindern, den Text zu wiederholen, ihn trotz meiner Augen stehen und gelten zu lassen, bis ich keine Brille mehr brauche. Ist das Ziel des Auswendiglernens Wörtlichkeit, ein Leben in und mit Christus, der das Wort ist: unio mystica, so bedeutet dies, daß ich immer schon dort bin, wo ich hin will, weil er ja bei mir ist, der mich zu sich zieht, und es bedeutet zugleich, daß ich immer noch hier bin und unterwegs. Der Aspekt des Sportlichen wird noch einmal wichtig. Wer anfängt auswendig zu lernen, fängt einen Kampf an gegen die Vergeßlichkeit. »Leute, es möcht der Holunder / sterben / an eurer Vergeßlichkeit«, der Vers von Johannes Bobrowski deutet an, daß Vergeßlichkeit das Leben bedroht. Was ich vergesse, wird nur allzu leicht zur Schuld. Vergeßlichkeit leugnet ein Stück Leben, statt es zu loben; damit wird auch der vergessen, der das Leben erhält: ». . . und vergiß nicht, was er dir Gutes getan hat«!

Wer anfängt auswendig zu lernen, wird alsbald die Erfahrung machen, daß er das, was er heute auswendig kann, morgen schon wieder vergessen hat. Der Rucksack scheint zu schwer. Die Versuchung ist groß, ihn abzuwerfen. Das wäre freilich bequem, aber mit Bequemlichkeit kommt kein Fußgänger aufs Faulhorn. Wer zu Selbstzweifeln neigt, muß wissen, daß das Scheitern zum Auswendiglernen gehört. Niemand lernt schwimmen, ohne naß zu werden. Und wenn du den Text auswendig kannst, und plötzlich ist er dir entfallen, hebe ihn wieder auf, laß ihn nicht liegen, lies ihn neu; es kann ja sein, daß die Vergeßlichkeit auch einen heilsamen Aspekt hat, dich in einem heiligen Trotz gegen dich selbst zu bestärken. Nur jetzt nicht nachgeben. Nur jetzt nicht den Sack hinwerfen. Auswendiglernen heißt standhalten, heißt einen Weg gehen – gegen das Vergessen. Da gilt: »Der Herr leitet die Schritte des Mannes, er stürzt nicht hin; er hält den, dessen Weg ihm gefällt. Wenn er schon strauchelt, er stürzt nicht hin«. Daß ich mit Mühe lerne und wieder vergesse, gehört zum Straucheln; das ist normal und noch kein Sturz. Ich fange wieder von vorne an. Wer auswendig lernt, wird zum Stehaufmann, zur Stehauffrau. Stehe auf und wandle.

Der Erfahrung immer neuen Scheiterns ist – im Vertrauen auf das göttliche Begleiten – der Unglaube an das Scheitern, der Wille zum Gelingen entgegenzusetzen. »Wenn ich schon strauchle, ich stürze nicht hin, und sollte ich stürzen, würde ich nicht liegen bleiben. Einer wird mir aufhelfen. Noch bin ich nicht am Ziel, aber ich werde es schaffen.« Jede Art von Spiritualität hat ihre Rückwirkung auf die Psyche: Die Mischung von gesetzlicher Enge und bequemer Schlamperei, die unser landläufiges Christentum kennzeichnet, produziert eine mißliche Stimmung; da glühen die Gesichter nicht wie Tomaten, wie sollten sie auch, da sagt eine Jugend »Nullbock« und sagt damit den Älteren, was sie nicht wahrhaben wollen, daß das, was sie tun, eitel ist.

Nun mag einleuchten, daß solches Auswendiglernen eine Prophylaxe, eine vorbeugende Maßnahme und gute Übung ist für Menschen, die zur Schwermut neigen: Ein Ausbrechen aus der Enge hin zu einem Text, der tröstet. Wer sich selbst nicht mehr traut, wem die Traute fehlt, erhält etwas Vertrautes, das er sich vorsagen kann: Wer niedergedrückt ist, lerne einen Text, der erhebt! Wer beengt sich fühlt, lerne einen Text, der ins Weite führt! Er gehe mit ihm um, gehe mit ihm spazieren. Es muß nicht gerade das Faulhorn sein. Schön ist es, mit einem lieben Menschen ins Freie zu gehen. Ein Gang ins Freie befreit, führt aus der Enge ins Weite. Auch ein Hund wird ein guter Begleiter sein. Mit beiden kann man ein Gespräch führen. Erst recht mit einem Text; da bewege ich meinen Körper, und der Geist geht nicht müßig; da bin ich als ganzer Mensch unterwegs. Zu solcher Bewegung und Beweglichkeit möchte mein Vorschlag einladen. Es ist die Bewegung und Beweglichkeit des 119. Psalms, der mit dem Glückwunsch anhebt:

> »Wohl denen, die unsträflich wandeln,
> die das Gesetz des Herrn befolgen«

und mit einem Geständnis, einer Bitte und Beteuerung endet:

»Ich bin verirrt wie ein verlorenes Schaf.
Suche deinen Knecht,
denn deiner habe ich nicht vergessen.«

Ein Angefochtener hält sich ans Wort, denn das »Gesetz«, das der Psalmist durch das ganze Alphabet hindurch lobt, ist das offenbarte Gotteswort. Die Besinnung auf das Offenbarte reißt ihn aus dem Loch:

»Ich gedenke deiner Ordnungen aus der Urzeit,
o Herr, und so werde ich getrost«.

Weder das Wetterhorn noch das Faulhorn sind Berge für Fußkranke, und wer in ein Loch gefallen ist und keinen Ausweg sieht, dem mute ich das Auswendiglernen nicht zu. Möglicherweise wird es hilfreich sein, für den, der wieder Licht sieht, den aber immer noch ein dunkler Horizont bedrückt: In Krelingen traf ich einen Alkoholiker, der am Morgen früh kam und einer Praktikantin die Losung rezitierte. Er lerne jeden Tag die Losung auswendig, meinte er, da braucht er den Trost aus der Flasche nicht mehr. Was einem Alkoholiker recht ist, mag einem Melancholiker billig sein.

Da heutzutage jeder Zeitgenosse einen potentiellen Melancholiker darstellt, beschränkt sich der Vorschlag, den ich im folgenden ausführlich darstelle, nicht auf den gerade Leidenden, er meint auch nicht einen einzelnen sondern eine Gemeinschaft. Wer weiß, ob der Mann in der Krachledernen das Faulhorn mit seiner schweren Last geschafft hätte ohne die bewundernden Blicke seiner Frau? Wer sich mit zunehmendem Alter schwer tut mit Auswendiglernen, wird es leichter haben im Chor von zweien oder dreien, und wer im Straucheln schon einen Fall in den Abgrund sieht, der braucht Lerngenossen, Mitgehende. Wozu hast du eigentlich geheiratet? Wozu hast du Bekannte, falls du allein bist? Sicher werden sich Menschen finden, die mit dir gehen. Solche Menschen zu suchen und zu finden gehört mit zu dem Suchen und Finden des Weges, von dem der Bergprediger sprach, daß er sehr schmal sei.

Glaube ist lernbar

Den Glauben kann ich nicht selber machen; er kommt von außen. Ich werde angeredet, angerufen, ich höre. Was von außen kommt, findet in meinem Innern ein Echo. Was ich höre, nehme ich auf. Was mich anruft, lasse ich in mir tönen – und indem ich ihm Gehör schenke, begreife ich. Wahrer Glaube wird von Gott gewirkt, aber indem *ich* glaube, wird der Glaube zu meiner Sache, zu meinem Werk. Ich glaube, heißt dann: Ich bin ein Echo, ich töne wieder und – lerne. Glaube ist lernbar.

An der ersten Europäerin, die zum Glauben kommt, läßt sich das Paradox deutlich machen, daß der Glaube nicht machbar und doch mein Werk ist. Die Frauen, die dem Apostel zuhören, bleiben namenlos. Eine aber hat einen Namen, Lydia: Alle sind aktiv im Hören, Lydia macht eine Hörerfahrung, bei der sie völlig passiv bleibt; diese aber bewirkt offenbar eine gesteigerte Hörfähigkeit: »Und der Herr tat ihr das Herz auf, auf daß sie acht hatte auf das, was Paulus redete.« Schlatter hatte übersetzt: »so daß sie auf das aufmerkte, was von Paulus gesagt wurde«. Die Einheitsübersetzung formuliert: »daß sie den Worten des Paulus aufmerksam lauschte«. Die Aufmerksamkeit der Lydia ist ein Gotteswerk. Sie läßt sich taufen und lädt die Glaubensboten in ihr Haus ein: »Und sie nötigte uns« (Apg 16,14f). Sie läßt sich nicht begnügen mit dem, was sie gehört, sie will offenbar mehr hören. Sie strengt sich an. Ihre Gastfreundschaft signalisiert Lerneifer.

Der Katechismus aber spiegelt in seiner Existenz die Möglichkeit, daß sich die Lydiageschichte wiederholt. Als Zeichen für die Lernbarkeit des Glaubens setzt er die Gottestat, die an der Lydia geschah, voraus; er wird dem Getauften in die Hand gelegt, also dem Menschen, für den und an dem Gott schon etwas getan hat – und dies ist für den Zeitgenossen schwer zu verstehen, da er wohl getauft ist, das Bewußtsein der Taufe aber verloren hat. Die Taufe ist ein Unbewußtes. Darum unterscheidet sich der Getaufte in seiner Seelenlage nicht vom Ungetauften.

> Wir
> wissen ja nicht, weißt du
> wir
> wissen ja nicht
> was
> gilt.

Einer Zeit gegenüber, in der man nicht mehr weiß, was man glauben soll, was gilt, behauptet der Katechismus, was zu glauben ist – auch und gerade die Taufe als ein Geschehen, in dem ich mich neu entdecke. Darum, liebe Seele, werde nicht neidisch auf Lydia, glaube nicht an das verschlossene, glaube wider alle Vernunft an dein geöffnetes Herz. Lerne. Indem der Glaube lernbar wird, bringt er Trost mit sich. Lernen ist allemal tröstlich und das Gegenteil von Müßiggang.

Abschweifung über den Müßiggang

Muße braucht der Mensch; den Sabbat feiern ist das erste, was er nach seiner Erschaffung zu tun hat. Muße bedeutet »freie Zeit und (innere) Ruhe, um etwas zu tun, was den eigenen Interessen entspricht.« So der Große Duden. Muße ist schön, gewonnene Zeit. Wer aber müßig geht, verliert Zeit, er tut nichts Sinnvolles. »Müßig« hat auch die Bedeutung »überflüssig«, »unnütz«, »zwecklos«. *Müßiggang* ist unterwegs ins Leere, unterwegs ins Nebnet und – aller Laster Anfang. Muße ist tröstlich, Müßiggang trostlos – und keineswegs das Gegenteil einer Hektik, die zu Zeiten der Schwermut vorauseilt. Hier sind profane Beispiele lehrreich, denn geistliche Tröstung hat eine ähnliche Struktur wie weltliche Tröstung. Sie beleuchten die menschliche Seite des unergründlichen Miteinander von Gott und Mensch im Geheimnis des Glaubens:

Gottfried von Straßburg benennt zu Beginn seines »Tristan«, für wen er schreibt, und was er schreibt, ist die Geschichte eines Sohnes sterbender Eltern, ein Tristan eben, ein Trauriger, ein »trister« dem Namen nach:

> »Ich spreche nicht von den gewöhnlichen Menschen –
> wie etwa jenen, von denen ich höre, daß sie
> kein Leid ertragen können
> und immer nur in Freude leben wollen.
> Gott möge ihnen das doch gewähren!«

Er setzt diesen Eindimensionalen, den »Gewöhnlichen«, die Differenzierten gegenüber:

> »Von ganz anderen Menschen spreche ich,
> die gleichzeitig in ihrem Herzen tragen:
> Ihre süße Bitterkeit, ihr liebes Leid
> ihre Herzensfreude und ihre Sehnsuchtsqual,
> ihr glückliches Leben, ihren traurigen Tod,
> ihren glücklichen Tod, ihr trauriges Leben.
> Dieses Leben will auch ich leben,
> unter solchen Menschen will auch ich Mensch sein,
> mit ihnen zugrunde gehen oder aber selig werden.«

Ihnen hat er sein Werk

»zur Unterhaltung vorgelegt,
damit sie mit meiner Erzählung
ihren Kummer, der ihnen nahegeht,
wenigstens halbwegs lindern,
und so ihre Qual mindern mögen.«

Gottfried von Straßburg reflektiert hier nicht auf den Parakleten, den Tröster, der auch ein weltliches Gedicht zu seinem Werk brauchen kann. Er argumentiert im menschlichen Vollzug und meint, Dichtung erweitere die Optik. Sie sprengt die Enge der Zisterne auf zur Weite des Himmels. Die Unterhaltung hilft denen, die »ihre süße Bitterkeit, ihr liebes Leid, ihre Herzensfreude und ihre Sehnsuchtsqual« in ihrem Herzen tragen:

»Denn wer etwas vor Augen hat,
womit seine Phantasie sich beschäftigt,
der erleichtert so sein sorgenschweres Gemüt.
Das hilft gut gegen Kummer, der aus dem Herzen kommt.«

Wem Gott das Herz auftut, der hat »etwas vor Augen«:

»Das hörende Ohr und das sehende Auge,
alle beide hat sie der Herr gemacht« (Spr 20,12).

Lesen und Auswendiglernen heißt, etwas vor Augen haben, heißt, seine Phantasie – die Projektion von Ohr und Auge in der inneren Bildwelt – betätigen, Gastfreundschaft üben denen gegenüber, die übers Meer kamen. Gottfried hat nun nicht den Schwermütigen vor Augen, sondern den an Liebe Erkrankten. Was aber vom Liebeskummer gilt, mag von jedem anderen Kummer gelten. Ein Schwermütiger sagt mir: »Ich kann mich und die Menschen nicht lieben.« Seine Schwermut ist – im Wortsinn – auch ein Liebeskummer:

»Alle stimmen darin überein:
Wenn ein Müßiggänger von Liebeskummer überwältigt wird,
dann vertieft die Muße diesen Kummer noch.
Trifft Liebesnot auf Müßiggang,
so verschlimmert sie sich.
Darum ist es gut, wenn jeder, der Liebesqual
und Sehnsuchtsweh im Herzen fühlt,
mit Bedacht
für sich nach Ablenkung sucht.
Damit befreit er sein Herz
und es tut ihm sehr wohl.«

Der Katechismus bringt – wir werden das noch sehen – eine Ablenkung von etlichem Kummer.

Robert Burton schreibt über die Kunst die Schwermut auszuhalten: »Ich habe über Melancholie geschrieben, um sie mir mit dieser Unternehmung vom Leibe zu halten. Es gibt nämlich keine gewichtigere Ursache der Schwermut als den Müßiggang und kein besseres Heilmittel als sich zu beschäftigen.«

Burton lernt nicht auswendig, er schreibt zur Selbstheilung, weil er weiß, daß Schwermut im Laster der Trägheit eine Ziehmutter hat. Er beschreibt das Schreiben als operativen Eingriff im Kopf, um sich vom quälenden Abszeß zu befreien. Wer schreibt, schreibt sich etwas von der Seele. Burton wäre kein Melancholiker, wenn er nicht sogleich eine lange Einrede über die Nutzlosigkeit von Büchern im allgemeinen und über die Mängel seines eigenen Werkes im besonderen anschlösse. Wichtig bleibt und vorbildlich: Er begegnet seiner Melancholie sportlich, versucht mit Kopfarbeit sich von seinem »Abszeß im Kopf« zu befreien und die quakenden Frösche in seinem Bauch los zu werden, indem er medizinische Werke studiert. Das Schreiben ist für ihn eine sportliche Übung – auch Hermann Burger schreibt als »Leseloser« paradoxerweise sieben Briefe – und Eduard Thurneysen lädt die Depressive ein, ihm zu schreiben: »Suchen Sie doch dieser Gefahr zu begegnen, indem Sie Ihre Freundin häufig aufsuchen, auch an uns . . . und mich, wenn es geht, reichlich (in aller Kürze kann das geschehen) schreiben und viel hinausgehen oder im Freien liegen und See, Wiesen, Blumen, Berge zu sich reden lassen, sich erquicken. Wenn Sie lesen, lesen Sie gesunde, innerlich stärkende Bücher, also etwa Jeremias Gotthelf«.

Es dürfte kein Zufall sein, daß Jean Paul im »Leben des vergnügten Schulmeisterlein Maria Wutz in Auenthal« doppelbödig ein Gegenbild eines Schwermütigen zeichnet: Der Vergnügte ist arm, hat kein Geld zum Bücherkaufen und schreibt sich eine ganze Bibliothek eigenhändig und nach eigenem Gusto zusammen, was ihm zwar – »Verstopfung zu halben Wochen und Schnupfen auf der andern Seite« einträgt, aber dennoch das Beiwort »vergnügt« sichert. Das Schulmeisterlein Wutz ist ein königlicher Mensch, ein Souverän des Geistes und Neuschöpfer der Literatur: »Nur ein Buch ließ er in sein Haus, den Meßkatalog« – mit den neuen Buchtiteln. Der Biograph des Dichters,

Hanns-Martin Ortheil, meint, daß »die Wutz-Erzählung für Jean Paul die Geschichte einer tröstenden Heilung, einer Art Reinigung von den Quälereien und Schrecken seiner Vergangenheit war.«

> »Darum ist es gut, wenn jeder, der Liebesqual
> und Sehnsucht im Herzen fühlt
> mit Bedacht
> für sich nach Ablenkung sucht.«

Nun gibt es ein anspruchsloseres Schreiben als das Briefe- und Bücherschreiben, das simple Abschreiben – eine Ablenkung auch das und gleichzeitig eine Konzentration, ein Akt der Umkehr also. Ich wende mich von mir selbst weg, dem Worte zu – im Herausschreiben von Bibelstellen oder Katechismusfragen zum Beispiel. Man hält fest, gegen seine Vergeßlichkeit, was überlebt, das königliche Wort. Man verläßt sich und sein Elend und findet sich wieder, neu, im Wort.

Schon der fromme Heide Seneca hat gelehrt: scribere, ut dum scribis legas – schreibe, damit du, während du schreibst, liesest. Schon die alten Rhetoren haben das Schreiben als Akt der Selbstheilung empfohlen (vgl. Paul Rabbow, Seelenführung. Methodik der Exercitien in der Antike, 1954; auch Christian Scrivers Rat zu einem »eigen Spruchbüchlein«, unten: »Barocke Therapie«). In diesem Betracht wäre das Ab- und Herausschreiben eine Leseübung, eine Maßnahme auch gegen eine drohende Leselosigkeit – wie das Auswendiglernen auch.

Hermann Burger meint im »Brenner«: ». . . das Bild, daß man im endogenen Tief nur noch kotzt, ist zutreffend, das Innerste stülpt sich nach außen, der Magen dreht sich wie eine Vestontasche«. In diesem Betracht wäre das Schreiben prophylaktisch ein Kotzen, heilsam, mit Anstand und das Papier eine geduldige Schüssel. Wer schreibt – und wenn es nur die Rechnung einer Kellnerin ist –, schreibt es sich von der Seele. Was man dem Papier anvertraut, gibt man weiter – an andere und vielleicht auch an sich. Was man liest und wieder liest und auswendig lernt, nimmt man auf; im Atemholen sind zweierlei Gnaden, die Luft einziehen, sich ihrer entladen.

Im Lesen, im Auswendiglernen, in vielfältiger Art des Schreibens und Abschreibens sucht der Mensch mit Bedacht nach Ablenkung. Er lenkt sich ab, lenkt aufs Wort hin, befreit sich: Er lernt. Schreiben als Akt der Selbstheilung, als Ablenkung von dem, was deprimiert und Hinwendung zu dem, was erheitert: da kommt es wiederum darauf an, *was* man schreibt, und Wutz schreibt bezeichnenderweise nicht »Werthers Leiden« sondern »Werthers Freuden«. In der Hinwendung zu geistlichen Texten aber bezeugt der Schreibende, daß er sich nicht selbst zu heilen vermag, daß er Heilung nur findet in und durch Gottes Geist.

Medikamente der Renaissance

Der Katechismus

Er stellt ein Kulturgut dar, das wir verloren haben und dessen Verlust die Ausbreitung der Melancholie in unserer Gesellschaft befördert. Mit dem Verlust des Katechismus ging die Konfession verloren und zurück blieb ein Religionsbrei, den das Fernsehen regelmäßig im Wort zum Sonntag aufrührt. Mit dem Katechismus war die Seele nicht allein, sie hatte einen Gesprächspartner; als er verloren ging, war die Zeit gekommen für eine grassierende »Leselosigkeit«. Die Bahn war frei für das innerliche Verstummen, das Zeitalter der Glaubenslosigkeit konnte beginnen, und die Schwermut bekam Gewalt über Gläubige und Ungläubige.

Was haben wir mit dem Katechismus verloren? Luther definiert ihn als »der ganzen heiligen Schrift kurzer Auszug und Abschrift«. Der Katechismus ein Gedicht! Er verdichtet das Buch der Bücher. Seinem Verlust folgt darum eine gesellschaftlich verbreitete »Leselosigkeit«. Daß wir den Verlust im allgemeinen gar nicht empfinden, mag mit der Sünde der Väter zusammenhängen, die sich als Patina über diese Texte gelegt hat, die Sünde liebloser Katecheten, die Sünde einer Kirche, die den Katechismus zu einem Medium ihrer Herrschaft machte. Was als Charta der Freiheit ihr Wesen hatte, wurde Zwang. Was der Mündigkeit dienen sollte, stabilisierte die Unmündigkeit. Die Katechismen gehören gewissermaßen zum ancien régime der Kirchen. Abgesehen von ihrer historischen Bedingtheit und vom Verschleiß, den sie durch Mißbrauch und Verachtung erlitten haben, bleiben sie Dokumente der Gottesherrschaft, und wir tun gut, sie als zum schmalen Weg gehörig zu sichten und unter ihrer Patina neu zu entdecken. Das ist nicht leicht.

Der Katechismus beleidigt in gewisser Weise das religiöse Empfinden der Zeitgenossen, das am Glauben das Unbestimmte, das Freischwebende liebt. Der Katechismus als Ärgernis: Er besagt, daß der Glaube lernbar ist, nicht mehr und nicht weniger, lernbar wie eine Fremdsprache, die man vorgesagt bekommt und im Nachsprechen lernt. Wenn der Glaube lernbar ist, dann ist der, der noch nicht glaubt, ein Ungelernter, und wer möchte das schon gerne sein? Daß der Glaube lernbar ist und im Nachsprechen wächst, macht den Katechismus zur Zumutung. Als »der ganzen heiligen Schrift kurzer Auszug und Abschrift« sagt er mir, was ich noch nicht weiß, und sagt mir, daß ich mich täusche, wenn ich meine, ich würde ihn kennen, ich hätte ihn ausgelernt. Er macht den klein, der gerne groß sein möchte.

Der Katechismus, ein Ärgernis für alle »Do-it- yourself«-Ideologie. Der Mensch in der Revolte möchte sich den Glauben nicht vorsagen lassen, möchte ihn vielmehr selbst erzeugen und selbst ernähren. Solches Wollen zwingt ihn dazu, sich selbst einen Gott zu machen; aber das ist ein Gott, mit dem der Mensch sich selbst betrügt.

Wer auf einen Berg will, darf im Anfang nicht zu stolz sein, und es unter seiner Würde halten, einen Rucksack zu schultern. Und wer den lebendigen Gott – und mit ihm das Leben – suchen und finden will, wird das Beschwerliche am Katechismus nicht liegen lassen dürfen.

Der Glaube ist lernbar im Nachsagen, für die Fremdsprache gibt es einen Kurs. Luther zeigt sich in diesem Punkt unerbittlich: »Wer den Katechismus nicht kann, soll nicht ein Christ heißen . . .«. Darum keine faulen Ausreden, nur ein wenig Eifer, Lerneifer, sportliche Spiritualität, nicht Begabung ist zunächst einmal gefordert. Sicherlich gibt es auch hier Begabungen verschiedener Art, solche, die leicht lernen und solche, die sich schwer tun. Nur soll sich niemand wegen mangelnder Begabung herausreden. Den im Glauben Unbegabten gilt die Verheißung des Erlösers, das Letzte Erste sein werden! Ich denke, der Reformator hielt seine Zeitgenossen nicht für religiös begabt, wenn er schreibt – und es liest sich wie eine prophetische Vorausnahme für die Zeit nach Auschwitz: »Denn wir Deutschen sind ein wild, roh, tobend Volk, mit dem nicht leichtlich etwas anzufangen ist, es treibe denn höchste Not. Wohlan, in Gottes Namen. Ist aufs erste im deutschen Gottesdienst ein grober, schlichter, einfältiger, guter Katechismus vonnöten. Katechismus aber heißt ein Unterricht, damit man die Heiden, so Christen werden wollen, lehret und weiset, was sie glauben, tun, lassen und wissen sollen im Christentum . . .«.

Den Katechismus sieht Luther als Sprachlehre des Glaubens, er soll »den Heiden, so Christen werden wollen«, Orientierung geben; er soll die Kinder schon zu mündigen Christen machen, indem man sie verstehen lehrt. Luther umreißt auch das Ziel des Auswendiglernens: »Nicht alleine also, daß sie die Wort auswendig lernen noch reden, wie bisher geschehen ist, sondern von Stück zu Stück frage und sie antworten lasse, was ein jegliches bedeute und wie sie es verstehen. Kann man auf einmal nicht alles fragen, so nehme man ein Stück vor, des andern Tages ein anderes«. Der Katechismus soll ein Frage- und Antwortspiel und darüber hinaus ein Glaubensgespräch eröffnen, das eben zum Verstehen hilft, ohne das keine Gemeinde wird; dieses Gespräch ist nicht abzubrechen, wie das Lernen des Katechismus nie abzuschließen ist: Der Christ bleibt Schüler des Katechismus, wie er Schüler der Heiligen Schrift bleibt, und die Gemeinde Jesu Christi lebt im Gespräch.

»Und laß sich hie niemand zu klug dünken und verachte solch Kinderspiel«. – Wo Luther vom Katechismus spricht, spricht er vom Auswendiglernen in der Kategorie des Spieles, und er begründet es theologisch: »Christus, da er Menschen ziehen wollte, mußte er Mensch werden. Sollen wir Kinder ziehen, so müssen wir auch Kinder mit ihnen werden. Wollt Gott, daß solch Kinderspiel wohl getrieben würde, man sollt in kurzer Zeit großen Schatz von christlichen Leuten sehen und daß reiche Seelen in der Schrift und Erkenntnis Gottes würden . . .«. Luther weiß, welchen inneren Reichtum das Auswendiglernen bringt, es schafft aus armen – reiche Seelen. Er setzt das Lernen des Katechismus und das Lehrgespräch gegen den Predigtleerlauf, der den Menschen nicht sprachfähig macht: »Also höret mancher Mensch drei, vier Jahr predigen und lernt doch nicht, daß er auf ein Stück des Glaubens könnte antworten; wie ich täglich erfahre. Es steht in Büchern genug geschrieben; ja, es ist aber noch nicht alles in die Herzen getrieben«. Darum also: sportliche Spiritualität, learning by heart, apprendre par coeur!

An anderer Stelle kann er die Bedeutung des Katechismus für die seelische Hygiene unterstreichen, wenn er seine Bedeutung betont, die ihn nicht abhalte, sich täglich am »Kinderspiel« zu beteiligen: »Ich bin auch Theologe und habe in mancherlei Gefahren die heilige Schrift doch so einigermaßen gelesen und verfüge über einige Erfahrung. Doch fühle ich mich solcher Begabung wegen nicht so erhaben, daß ich nicht täglich wie die Kinder den Katechismus, d.h. die Zehn Gebote, das Glaubensbekenntnis (und das Vaterunser) bei mir betete und mit ganzem Herzen betrachtete, daß ich nicht nur die Worte herunterhaspele, sondern daß ich auch darüber nachdenke, was die einzelnen Worte sagen wollen . . . Denn das Wort ist uns von Gott dazu gegeben, daß wir es uns – wie 5. Mose 6,7 sagt – einschärfen sollen und uns darin üben. Ohne diese tägliche Übung setzen unsere Herzen gleichsam Rost an, daß wir uns selbst damit vernichten«.

Das Auswendiglernen des Katechismus setzt sich für Luther fort in täglicher Übung, in der Rezitation sowie der Meditation und Kontemplation des Rezitierten. Solch tägliche Übung hat eine kathartische, eine reinigende Funktion. Ich bin sicher, daß jeder, der hier die Sportlichkeit durchhält, die Erfahrung macht, daß das Herz in, mit und durch solche Übung gleichsam entrostet und frei wird, denn solche Übung soll Umkehr zum nahegekommenen Reich praktizieren; die Fremdsprache des Evangeliums aber mag auf diese Weise zur Sprache des Herzens werden, auch wenn der alte Adam immer noch mit allerlei Unsinn dazwischenquatscht.

Umkehr heißt Abkehr vom Selbst, Hinkehr zu Christus als dem wahren Selbst. In einer Tischrede sagt Luther: »Ich bin nicht fromm, Christus ist aber fromm. In deß Namen bin ich getauft, empfahe das heilige Sacrament, bin ein Schüler des Catechismi, der nimmt sich unser an; allein daß wir ihm vertrauen«. Die Taufe, das Abendmahl, der Katechismus befreien den Reformator vom Zwang, fromm zu sein. Christus wird zu seiner Frommheit und das vermittelt ein neues Lebensgefühl.

Wie schrieb Max Beckmann in sein Tagebuch? – »Tja, man muß sich eben Emotionen verschaffen. Das ist der Sinn der Welt – wenn man da nachläßt, ist man erledigt«. Ich denke, was für den Künstler gilt, gilt erst recht für den Christen, er braucht Emotionen zu Gott hin; das ist der Sinn seines In-der-Welt-Seins. »Tja, man muß sich eben Emotionen verschaffen« – und die Emotionen, die der Katechismus weckt, sind solche der Freiheit. Im Lernen des Katechismus lerne ich Freiheit. Wenn der Maler es als sein schwierigstes Problem ansieht »bis zur letzten Arterienverkalkung weißglühend zu bleiben« (Tagebuch, 22. Nov. 1945), dann gilt dies auch für die Kirche und ihre Glieder, das war schon für die frühe Christenheit *das* Existenzproblem, gegen alle Wohltemperiertheit zu leben: »Ach, daß du kalt oder warm wärest . . .« Eine Kirche, die vor lauter Atembeschwerden nur noch keucht und ihre Verkalkung durch Geschäftigkeit tarnt, nennt »ausgewogen« was nur »lau« ist. Sich »Emotionen verschaffen«, »bis zur letzten Verkalkung weißglühend . . . bleiben«, das ist der Sinn sportlicher Spiritualität. Paul Schempp schrieb am 10. Juni 1941 aus der Öde seines Soldatenlebens in Gedanken an seine Gemeinde: »Man möchte jedem in seinen Alltag hinein den Katechismus mischen können, so daß er zur rechten Zeit immer das rechte Stichwort fände, in seiner Müdigkeit die Kraft des Geistes, bei seinen Lebensmittelkarten die Sorge des Vaters, in seinem Alter das ewige Leben, in seiner Sorge und Angst die Herrschaft Christi, in seiner Politik die Vorsehung Gottes und so weiter bis in alle die wunderlichen Konstellationen von Umwelt und Charakter hinein immer den richtigen Rührlöffel aus Gottes Wort.«

Ich schlage zunächst einen Text vor, den ich selbst gerade lerne, die Frage 53 des »Heidelberger Katechismus«, ein Text, der nach dem Heiligen Geist fragt und also anfängt den dritten Artikel des apostolischen Glaubensbekenntnisses auszulegen. Ich nehme einen Text aus diesem Katechismus, nicht so sehr aus Heidelberger Lokalpatriotismus heraus, sondern vielmehr aus der Einsicht in die seelsorgerlichen Qualitäten dieser Schrift. Es wäre ein Thema für sich darzustellen, wie eng »gesunde Lehre« und seelische Gesundheit zusammenhängen. Hier mögen vier Texte (Frage 53; 1; 127; 21) genügen.

Karl Barth hat darauf verwiesen, daß wir es in dieser Schrift »mit einem Dokument *allgemeiner evangelischer Erkenntnis* zu tun« haben: »Der Heidelberger Katechismus ist bezeichnend für den positiven Sinn der Reformation.« Er hat gemeint, »auch ein vernünftiges Luthertum sollte sich« – von den speziell reformierten Sonderlehren abgesehen – »auf diesen Boden stellen können«. Ich denke, daß sich heute auch ein Katholizismus, der den »*positiven* Sinn der Reformation« bejaht – zum mindesten was die zu zitierenden Fragen betrifft – »sehr wohl auf diesen Boden stellen« kann.

Der Katechismus – ein Gemeinschaftswerk von zwei jungen Theologen, dem damals 26- jährigen Kaspar Olevian und dem 28-jährigen Zacharias Ursinus – wurde am 15. November 1563 vom Kurfürsten Friedrich III. von der Pfalz im Rahmen einer Kirchenordnung veröffentlicht. »Er ist integrierender Bestandteil der *Liturgie*, eingeordnet zwischen die Formulare für die Taufe und das Abendmahl, also sozusagen auf dem Wege zwischen der schon erwiesenen und der noch zu erweisenden Gnade … zwischen Grundlegung und Eschaton …«. Wie für Luther hat der Katechismus eine liturgische Qualität. Gerade wenn wir in der folgenden Deutung die Bedeutung des Katechismus für den einzelnen betonen, darf nicht vergessen werden, daß die individualisierende Zuspitzung eingebunden ist ins Ganze des gottesdienstlichen Geschehens. So sollte an neun Sonntagen der ganze Katechismus verlesen und in den Nachmittagspredigten alljährlich durchgenommen werden. Leider wird das, was ich die liturgische Qualität des Katechismus nenne, überdeckt durch seine pädagogische Absicht: Er sollte einerseits der Unterrichtung der Jugend dienen, andererseits das katechismuslos aufgewachsene Volk schulen. Kann man die autoritäre Form, in der das geschah, kaum gutheißen, so tut es not, auf die heilenden Kräfte zu achten, die heute wieder von diesen Texten ausgehen; hierbei wird man den Katechismus primär als Buch für Erwachsene betrachten und als Signal für die Erlernbarkeit des Glaubens würdigen.

So sieht der Katechismus den Gottesdienst unter einer vierfachen Zielsetzung:

> »das Wort Gottes zu lernen,
> die heiligen Sakramente zu gebrauchen
> den Herrn öffentlich anzurufen
> und das christliche Almosen zu geben« (Frage 103).

Der Gottesdienst primär als Schulung, das Wort Gottes als Lehrstoff: Den Gottesdienstbesuchern wird eine durch und durch aktive Rolle zugeschrieben. Sie kommen als Lernende. Gottesdienst ist seinem Wesen nach zuerst einmal Studium.

Diese Sicht des Gottesdienstes verbindet das Reformiertentum mit der Synagoge und ist – etwa auch im Gespräch mit den Ostkirchen – neu nach seiner positiven Seite hin zu entdecken und zu würdigen. Wir neigen heute dazu, vorschnell Kritik anzumelden und die Verschulung und Verkopfung zu beklagen, die in der Folge der Reformation in unseren Kirchen Einzug hielt. Dabei vergißt man die positive Wirkung des Katechismus, die darin besteht, daß der Gottesdienst nicht als Aktivität des Priesters, sondern als solche der Gemeinde verstanden wird. Die zum Gottesdienst versammelte Gemeinde bildet eine Studiengemeinschaft und die Kirche ein »Lehrhaus«. Mit dem Katechismus hat die Kirche die Lehre verloren, und ein Paul Schempp mußte am 30. Dezember 1930 schreiben: »Der Stumpfsinn als die überall siegreiche Form des Christentums droht mich anzustecken . . .«

In gewisser Weise war der Stumpfsinn vorprogrammiert, denn die Studiengemeinschaft wurde paradoxerweise bereits durch die Existenz des Katechismus selbst in Frage gestellt, dergestalt, daß er die Mündigkeit der Gemeinde verhinderte, insofern die Kirche den Unterricht der Jugend als ein Instrument der Herrschaft nicht aus der Hand geben wollte.

Hier wird noch einmal eine kritische Anmerkung unumgänglich: Das Lernziel der Studiengemeinschaft »Gottesdienst« blieb in sich zwiespältig. Man lernte zu seiner Seelen Seligkeit, blieb aber in der Unmündigkeit dessen, der keinen Mund hatte: So schrieb Luther den Hausvätern vor, daß sie wöchentlich einmal Kinder und Gesinde »umfrage und verhöre«. Damit wurde die Institution des mittelalterlichen Priestertums praktisch nur durch die Aufhebung des Zölibats verändert; die Hausväter blieben Zudiener der »Prediger und Pfarrherren«, während Calvin immerhin den Presbyter neben den Pfarrer stellte. Nehmen wir Luthers Hausväter als Chiffre und Modell für die Gemeinde, also losgelöst vom Patriarchat, dann zeigt sich, daß das Lernziel Gottesdienst – hier ist nicht Mann noch Weib – als Mündigkeit der Gemeindemitglieder und damit als Befähigung zur Unterrichtung der Nachkommen nicht gesehen wurde. Das Schriftprinzip machte vor der Pfarrhaustür halt. Das Verhältnis Eltern – Kinder wird gegenüber dem Alten Testament umgedreht, um nicht zu sagen pervers. »Wenn dich dann künftig dein Sohn fragt . . . so sollst du zu deinem Sohne sagen . . .« (5 Mose 6,20). Da fragen die Kinder und die Eltern antworten, bei Luther werden die Kinder »verhört«. So problematisch solches »Verhör« uns Heutigen auch vorkommen mag, so hat es sein Recht in der Erlernbarkeit des Wortes Gottes.

Weil Gottes Wort nie ausgelernt ist, darum ist auch der Katechismus an der Bibel selbst zu messen, und hier sei nicht verschwiegen, daß Karl Barth eine wichtige Korrektur am Heidelberger Katechismus angebracht hat. Wenn er von Jesus Christus spricht als dem »Inbegriff aller göttlichen *»Wohltat«*, so habe er »die Neigung, diese Wohltat zu beschränken auf die Christenheit bzw. auf die Kirche.« Karl Barth fürchtet: »Ein etwas enges und leise egoistisches Verständnis von Kirche möchte sich hier durchsetzen.« Demgegenüber betont er: »Der Name Gottes, Sein Reich und Sein Wille greifen aber durch die Kirche über die Kirchenmauern hinaus. ›Also hat

Gott die *Welt* geliebt‹ und ›Ihr seid das Licht der Welt‹. Das ist der Ton, der bei echter evangelischer Lehre ertönen muß«.

Es könnte wohl sein, daß der Heidelberger – geistesgeschichtlich betrachtet – auch einen Beitrag zur Seelenlage unserer Zeit geleistet hat, indem er beim Ich einsetzt und die Kirche später als eine Art Zugabe hinzufügt, anstatt den Christen – die Heiden sollen ja Christen werden! – vom Ganzen her, vom Leib Christi her zu begreifen. Wäre der Katechismus ein frühes Zeugnis für einen Sachverhalt, den ich an heutigen Predigten beobachte, daß die Prediger den Plural des Evangeliums in einen Singular ummünzen? Wenn der Engel zu den Hirten sagt: »*euch* ist heute der Heiland geboren«, dann heißt es – falls es überhaupt zur Anrede kommt –: »*dir* ist heute . . .«. Aus dem biblischen »euch« ist ein »du«, aus dem »wir« ein »ich« geworden. Die Frömmigkeit in unseren Breiten trägt weithin privaten Charakter. Der Glaube ist privatisiert worden. Daß der Glaube ein Gemeinschaftswerk ist, haben wir weithin vergessen. Die Depressionen wachsen in unserer Zeit auf dem Boden eines religiösen Bewußtseins, welches das Heil zum Eigentum gemacht hat: Gott ist im besten Fall »mein Gott«, nicht aber »*unser* Vater«.

Wenn ich das Bedenken Karl Barths dem Katechismus gegenüber hier aufnehme und im Horizont des Verhältnisses Gemeinschaft – Einzelner weiterführen möchte, wenn also das Verhältnis Gemeinde – Individuum neu zu durchdenken ist, und wenn hier Akzente und Prioritäten neu zu setzen sind, so kann doch das Ich nicht einfach durch ein Kollektiv ersetzt werden, und der Katechismus leistet in dieser Hinsicht einen Beitrag zur Ichstärkung, der Beachtung verdient.

Geist

Bei einem Text, der nach dem Heiligen Geist fragt, könnte es manch einem gehen wie dem Knaben, der den Rucksack mit dem Kinematographen aufheben soll; er erscheint zu schwer, und der Aspekt des Lächerlichen ist keineswegs von der Hand zu weisen, wenn nun das Auswendiglernen einer Katechismusfrage zur seelischen Hygiene empfohlen werden soll.

Der Text ist – nimmt man ihn als Gedächtnisübung – zwar nicht besonders eingängig, aber auch nicht besonders schwierig. Schwierig ist vielmehr die Frage, die er stellt. Der Philosoph Hegel hat gemeint: »Die Erkenntnis des Geistes ist die konkreteste, darum höchste und schwerste.« Der Satz gilt auch für die Spiritualität: Den Heiligen Geist kann man nicht erkennen ohne den Heiligen Geist! Ich kann den Heiligen Geist nicht besichtigen wie ein Ding, daß ich genau ansehe, bevor ich es kaufe. Der Heilige Geist ist ein Hauch, ein Herr und ein Führer, auf den ich mich schon einlassen muß, den ich eben nur konkret erkennen kann, eben in der Weise, daß er sich mir schenkt, mich ergreift und auf eine Höhe führt, die mit der Höhe des Wetterhorns nicht zu vergleichen ist.

Wer seelisch im Erdloch sitzt, der mute sich den Text nicht zu, der braucht einen leichteren Text, eine dargebotene Hand oder eine kräftigende Medizin. Wer aber geistlich einigermaßen beweglich ist – wer weiß – wird möglicherweise erfahren, daß das Schwerste lohnt und so schwer nicht ist, als daß es nicht mit Erfolg in Angriff genommen werden könnte. Meine Erfahrung im Umgang mit diesem Text, daß er schwermütige Gedanken abweist. Je tiefer man in ihn eindringt, um so mehr erhöht er, um so gewisser kommt man auf die Höhe!

Frage 53:

»Was glaubst du vom Heiligen Geist?

Erstlich
daß er gleich ewiger Gott
mit dem Vater und dem Sohn ist.

Zum andern,
daß er auch mir gegeben ist,
mich durch wahren Glauben
Christi und aller seiner Wohltaten
teilhaftig macht,

mich tröstet
und bei mir bleiben wird bis in Ewigkeit.«

Der Katechismus setzt bei dem, der sein Schüler wird, einen kühnen Glauben voraus; er setzt auch deinen Glauben voraus, wehre dich jetzt nicht für deinen Unglauben, laß dir die Katechismusfrage gefallen, die dir Glauben zumutet in der Weise, daß sie dich zu Gott rechnet: Er begegnet ihm nicht als Untersuchungsrichter, der aus Mißtrauen heraus fragt, sondern als souveräner Seelsorger, der seinem Schüler mehr zutraut als dieser sich selbst. Ihn interessiert nicht, ob einer sich für gläubig hält oder ungläubig. Vielmehr fragt er nach etwas, was noch nicht ist, aber sein wird: »Was glaubst du . . .?« Wehre dich jetzt nicht gegen die Souveränität des Katechismus, daß du nicht glauben kannst; du könntest dich am Ende selbst betrügen. Die Väter des Katechismus glaubten auch für dich und fragen deshalb: »Was glaubst du . . .?« Sie fragen, weil der Glaube lernbar ist, und ihre Frage zeigt schon: »Du bist begabt und bildungsfähig im Blick auf den Glauben. Du kannst ein Christ werden, der auf den Heiligen Geist vertraut.«

Wie aber soll und kann das zugehen? Heiden werden zu Christen, Ungläubige zu Glaubenden, indem sie von sich selber befreit werden: Zum Wesen des Heidentums gehört die Beschäftigung mit sich selbst. Die Inschrift am Apollotempel zu Delphi gibt hierzu das Motto: »gnothi seauton«, »Nosce te ipsum«, »Erkenne dich selbst«. Der Heide – auch der aus christlicher Tradition stammende Heide – ist unterwegs zu sich selbst und nach seinem Bilde stellt er sich seinen Gott vor, macht er sich einen Gott. So ist der homo faber, der Macher – auch der Glaubensmacher – primär am Wie interessiert und darum neugierig, *wie* jemand glaubt. Der Katechismus aber fragt nach dem *Was*. Was ich glaube bestimmt die Art und Weise meines Glaubens. Wenn der Heilige Geist eine Art Nebel sein soll, den ich nicht in Umrissen wahrnehme, weil er kein Profil hat, wird auch die Art und Weise meines Glaubens nebulös und profillos. Wenn man den Heiligen Geist – mit Ernst Troeltsch – mit der »unmittelbaren religiösen Produktivität des Einzelnen« in eins bringt, verliert der Glaube an den Heiligen Geist seine befreiende Kraft, er wird trostlos. Wie soll ich an den Heiligen Geist glauben, wenn ich des religiösen Treibens müde, innerlich dürr und abgestanden bin, daß mir schon ein Stoßgebet zuviel wird, wenn ich mich als religiös unproduktiv erfahre und erst noch entdecken muß, daß ich nicht lernunfähig bin? Muß ich da nicht resignieren? Zum Heiligen Geist komme ich nicht über mein Selbst, wohl aber finde ich mein Selbst im Heiligen Geist.

»Was glaubst du vom Heiligen Geist?« Da der Katechismus mir die Antwort in den Mund legt, ist seine Frage nach dem, was ich glaube, keine Examensfrage, die ein Lehrer stellt, um die Antwort jetzt dem Schüler zu überlassen. Er beantwortet die Frage, die er stellt, selbst. Das mag in der allgemeinen Pädagogik eine miserable Methode sein. In der Pädagogik des Evangeliums aber ist sie die allein angemessene, denn da, wo wir nicht wissen, was gilt, wo der Stumpfsinn als die überall siegreiche Form des Christentums uns angesteckt hat, muß uns die Antwort zu Gehör gebracht, vorgesagt werden. Der Katechismus aber verdichtet das Gehörte zum Gedicht, zu einem Gedicht, das Botschaft und Hörer zusammenbringt.

Verstehen wir den Katechismus als Gedicht, das die Heilige Schrift verdichtet, wird die Bildrede vom Essen zu bedenken sein: bei den Naturvölkern kommt es vor, daß die Mutter dem Kleinkind die Speise vorkaut, um sie ihm durch eine Art Mundkuß zu übermitteln. Im Katechismus begegnet mir die Kirche als eine Art Mutter, die dem Heidenkind die Nahrung vorkaut. – Seinerzeit lachten wir in der Küche über den Touristen mit Gamsbart, weil uns das, was er machte, als unzumutbar erschien. Die Mutter, die dem Kind die Speise vorkaut, erscheint uns Heutigen zwar nicht lächerlich, aber vielleicht unzumutbar, vor allem dann, wenn wir uns wie Kleinkinder verhalten sollten. Aber wie können aus Heiden Christen werden, wenn sie nicht vorn anfangen? Und wie können sie gar den Heiligen Geist erkennen ohne Umkehr? »Wenn ihr nicht umkehrt und werdet wie die Kinder, so werdet ihr nicht ins Reich der Himmel kommen«.

Das Gedicht legt uns in zwei Strophen zwei Antworten in den Mund:»Erstlich . . . zum andern . . .«. Eine Antwort ist nicht ohne die andere, die erste betrifft das Gottsein des Heiligen Geistes, die zweite mein Verhältnis zum Heiligen Geist: »daß er gleich ewiger Gott mit dem Vater und dem Sohn ist . . ., daß er auch mir gegeben ist«. Alles hängt hier an der Reihenfolge: Nicht komme ich zu Gott, indem ich mich selbst finde; wohl aber entdecke ich mich, erkenne ich mich, indem ich Gott erkenne. Nicht in der Selbstschau vor dem Spiegel, nicht im Blick in den Brunnen des Narziß und auch nicht in der Zergliederung auf der

Couch erfahre ich die volle Wahrheit über mich selbst. Indem ich den himmlischen Gott, also den Gott außerhalb von mir selbst erkenne, erfahre ich ihn als mir gegeben. Gotteserkenntnis schließt Selbsterkenntnis in sich; im Glauben an den Heiligen Geist komme ich auch zu mir selbst; aber dieses Selbst ist ein anderes als das, was ich in der Selbstfindung und Selbsterfahrung als mein Selbst zu erkennen meine: ein vom Geist bestimmtes Selbst. Darum ist die Reihenfolge der Antworten unumkehrbar, und wo ich vom Seelischen auf das Göttliche schließe, erdenke und erschaffe ich mir das Göttliche selbst; ein selbstgemachtes, selbstgedachtes Göttliches ist eben ein verkehrtes Wesen. »Die Erkenntnis des Geistes ist die konkreteste, darum höchste und schwerste.«

Die Doppelheit der Antwort ist theologisch – auch psychologisch – bedeutsam. Sie gleicht der Himmelsleiter, steigt auf zu Gott und wieder herab zu mir. Es könnte wohl sein, daß wir im Umgang mit dem eigenen Selbst der Leiter bedürfen, daß es nicht gut tut, wenn wir im direkten Gang mit uns selbst verkehren. Wenn ich mir im inneren Monolog Noten erteile, mich bald rühme, bald beschimpfe, dann mache ich mich zum Gott meiner selbst, und der ist ein Gott ohne Rettung. Die doppelte Antwort des Katechismus eröffnet psychologisch eine Freiheit von mir selbst, ein indirektes, vermitteltes Verhältnis zum eigenen Ich. Dieses wird zu einem Glaubensartikel. Indem ich an den Heiligen Geist glaube, glaube ich auch an mich selbst. Ich bin nicht nichts. Ich bin ein Werdender – mit siebzehn wie mit siebzig Jahren!

Aber gehen wir der Reihe nach: Was der Katechismus seinem Schüler vorkaut und in den Mund legt, ist allerdings erstaunlich: Ich glaube an den Heiligen Geist, der *»gleich«* ist, gleich dem Vater, gleich dem Sohn, und damit eben anders, ganz anders als alles, was sonst Geist heißt in der Welt, anders auch als mein Geist. In diesem »gleich« glänzt die Schönheit Gottes auf, wird Gott schön: Der reformierte Katechismus bewegt sich hier innerhalb der katholischen Tradition!

Ich erinnere an das *Symbolum Athanasii*, das zuerst die Andersheit der drei Personen betont: »Alia est enim persona Patris, alia Filii, alia (et) Spiritus Sancti« – »Eine andere Person ist nämlich die des Vaters, eine andere die des Sohnes, eine andere die des Heiligen Geistes« –,dann aber sofort betont: »Sed Patris et Filii et Spiritus Sancti una est divinitas, aequalis gloria, coaeterna maiestas.« – »Aber eine göttliche Natur ist, die des Vaters und des Sohnes und des Heiligen Geistes, gleich in der Herrlichkeit, gleich in ewiger Majestät.« In der Andersheit der Personen scheint deren Einheit auf, die nur in der Anbetung erkennbar ist: »Qualis Pater, talis Filius, talis Spiritus Sanctus« – »Wie der Vater, so der Sohn, so der Heilige Geist.«

Indem der Heilige Geist »gleich« ist dem Vater und dem Sohn, leuchtet die Einheit und Einfachheit Gottes auf; Gott ist eben ganz anders als unsere zerspaltene Welt und jede zerrissene Seele; darum ist sein Geist ein Geist der Einfalt und der Einung.

Der Hinweis auf die Tradition erscheint wichtig für eine Lerntheorie des Glaubens. Der Glaube ist nie von Gestern, sondern immer von Heute; aber er kann nur am Glauben der Väter und Mütter gelernt werden. Der Katechismus will nicht etwas Neues aussagen, er tradiert: Wenn er in der zweiten Strophe vom »wahren Glauben« spricht, dann gehört auch dies zur Wahrheit des Glaubens, was die Väter an Erkenntnis formuliert haben. »Wahrer Glaube« ist Glaube in der Umkehr auch zu den Vätern, ist seinem Wesen nach kindlich: »So ihr nicht werdet wie die Kinder«. Billiger ist er nicht zu haben als im Vorwärts – nicht in der Regression– zum Kind. So besitzt er nicht den Ehrgeiz, Glauben in »unmittelbarer eigener religiöser Produktivität« als Selbstversorger hervorzubringen; wahrer Glaube ist Glaube von den Vätern her. Wahrer Glaube hat Mütter. Er ist nie autonom, vermittelt aber Freiheit.

Zwar liest sich ein altes Bekenntnis schnell; es braucht aber lange, bis man es vom Kopf ins Herz bewegt hat, bis man einig mit ihm geworden ist. Da hilft die schnellste Auffassungsgabe wenig, da genügt ein ganzes Menschenleben nicht zum Ausloten der Sätze. Aber am Ausloten liegt es nicht – so nötig es für uns auch ist –, vielmehr daran, daß die Gottheit ihr Herz öffnet, während wir uns die alten Worte zu Herzen nehmen. »Ich glaube« will dann sagen, das Wetterhorn ist nicht unbezwinglich und über ihm ist der Himmel nicht zu, wohl aber offen und ich bin unterwegs auf einer Reise ohne Aufhören, die dort zum Ziel führt, wo sich das Geheimnis lüftet, und ich schaue, was ich jetzt nachspreche: »Ich glaube, daß er gleich ewiger Gott mit dem Vater und dem Sohn ist.«

Gott ist in sich selber nicht autonom, sondern eben – dreieinig. Die moderne Industriegesellschaft hat den Menschen einsam gemacht und ihm suggeriert, er wäre – was Gott in sich selber nicht ist – autonom, weil ihm die Apparate auf Knopfdruck gehorsam sind. Warum aber drückt der Mensch auf den Knopf?

Gehen wir dieser Frage nach, merken wir, daß der Knopfdruck auf ein Geflecht von Abhängigkeiten reagiert, daß sich der Mensch etwas vormacht, wenn er meint, er könne in Freiheit seine Knöpfe drücken, während er doch selber gedrückt wird. Der Wahn von der Autonomie des Menschen macht es uns schwer, die alten Worte meditierend und betend nachzusprechen bis wir erkennen, welche Wirklichkeit sie mitteilen. Im geduldigen Wiederholen erfahren wir, wie alte Formeln zu leben, zu blühen und zu duften anfangen!

»Gleich dem Vater«: Matthias Claudius hatte es gut; er meinte, wenn er ein »Vater unser« beten wolle, denke er an seinen »seligen Vater, wie er so gut war und mir so gerne geben mochte«. Wie schön, wenn jemand beten kann wie Matthias Claudius, aber es könnte wohl sein, daß er sich dann einen Gott nach seinem Vaterbild schafft. Darum wird es besser sein, wenn ich versuche, primär an den Vater zu denken, der Himmel und Erde gemacht und der als ein von seinem Volk, von seinen Auserwählten verlassener Vater klagt: »Höret ihr Himmel, horche auf, o Erde! Denn der Herr redet; Kinder habe ich großgezogen und emporgebracht, und sie – sind von mir abgefallen«. Der Geist, der »gleich ewiger Gott mit dem Vater« ist, ist gleich dem Vater im Schmerz, dessen Sohn davonging, und der Erbarmen fühlt, wenn er den Sohn von weitem zurückkommen sieht.

Heiliger Geist: Gleich ewiger Gott mit dem Vater, dem die Kinder entlaufen sind. Gleich ewiger Gott mit dem Vater im Leid über seinen verlorenen Sohn. – Treffe ich heute Väter und Mütter mit erwachsenen Kindern, so treffe ich viele, die dem Vater im Gleichnis gleichen: Ich denke an ein Mittagessen am Muttertag in einem größeren Züricher Landgasthof. Der Saal war voll von jüngeren Ehepaaren, die brutzelten vor Stolz über die eigene Güte, die die zerknitterte Greisin aus dem Altersheim geholt, um sie dann nach einigen Stunden dort wieder abzugeben. Diese Mütter glichen alten Kleidungsstücken, die man im Frühjahr für einige Stunden an die Sonne hängt, um sie dann wieder in Schränken zu vergessen.

Ich glaube an den Geist, der dem Vater gleich um den verlorenen Sohn trauert, der keinen Muttertag kennt, der vielmehr für die entlaufenen Kinder seufzt »mit unaussprechlichen Seufzern« und der als ein Geist des Erbarmens Ausschau hält nach den Verlorenen. »Wie sich ein Vater über seine Kinder erbarmt, erbarmt sich der Herr über die, die ihn fürchten«. Der Vater im

Schmerz aber kommt in die Freude, wenn er den Sohn wieder bei sich hat. Das Auswendiglernen gleicht der Heimkehr des verlorenen Sohnes. Da ist zuerst der Entschluß: »Ich will mich aufmachen und zu meinem Vater gehen.« Das Gleichnis malt den Weg zurück nicht aus, schweigt auch über die seelischen Befindlichkeiten des Sohnes. Darum brauchen wir nicht davon zu reden, wie lange es geht, bis der Vater den Sohn in der Ferne sieht; ich muß nur wissen: Es kommt der Augenblick, da werde ich angesehen, dann bin ich nicht länger eine Nullkommanichts, sondern ein Sohn, eine Tochter, ein Sohn, mit dem, eine Tochter, mit der der Vater Erbarmen hat. Es wird nicht mehr lange gehen, bis ich umgetan werde mit einem Festkleid, bis der Vater den Heimgekehrten wieder in seine Sohnesrechte einsetzt und mit dem Verlorenen die Freude teilt. »Und sie fingen an fröhlich zu sein.«

Der Weg aus der Fremde zurück in die Heimat mag einem endlos vorkommen; auch kann man unterwegs in Zisternen fallen. Wer durch die Erfahrung einer Depression gegangen ist, den begleitet ein Schatten, und möglicherweise die Angst, die »Leselosigkeit« könne wiederkommen. Aber auch da, wo die Qual mich innerlich stumm macht, habe ich einen, der für mich seufzt. Der Heilige Geist – gleich ewiger Gott mit dem Vater im Schmerz – seufzt für mich, und ich schaue über meinen Horizont, über meine Welt hinaus, wenn ich an den Heiligen Geist als meinen Stellvertreter im Leiden glaube. So eilt der Glaube allem Gefühl voraus.

Dennoch und gerade deshalb: In solchem über die Grenze-Hinweg-Sehen kann es geschehen, daß der Geist sich in mir zu Wort meldet und zu Klageliedern inspiriert: »Wenn der Mensch in seiner Qual verstummt, gab mir ein Gott zu sagen, wie ich leide.« Klage ist nicht Larmoyanz – im Jammern bleibe ich in mich eingeschlossen wie das Hündlein, das in der Wohnung bleiben muß. Da vermag die Angst, die eben noch die Kehle zuschnürt, den Atem nicht abzustellen; die Bedrängnis nimmt Gestalt an, und im Aussprechen vor Gott verliert sie ihre Schrecken. Die Klage beruft sich auf Rechtsverhältnisse, sie klagt Recht ein. Während das Jammern im Unglück sitzen bleibt, bricht das Klagen aus dem Gefängnis aus. Ich sage dem Durchbrecher aller Bande, was mich noch angekettet und gefangen hält. Wer so klagt, versinkt nicht im Abgrund. Wer sich nur an den wendet, der über Israels Lobgesängen thront, wird selbst ins Lob kommen. Ein Blick auf den Anfang von Psalm 22 zeigt, wie die Klage, indem sie an Gott den Vater adressiert wird, eben an den sich richtet, der im Lob wohnt, und darum ist die Klage Israels unterwegs zum Lob. Das Klagenkönnen ist eine besondere Gabe. Aber der Glaube an den Heiligen Geist schreibt mir die Klage nicht vor. Wer nicht klagen kann – das ist eine besonders quälende Form der Trauer – sei gewiß, daß er einen hat, der für ihn klagt: ». . . aber der Geist selbst tritt für uns ein mit unaussprechlichen Seufzern.« Er klagt für dich, wo du sprachlos bist. Er läßt dich nicht sprachlos, wo es dir die Sprache verschlägt. So ist der Geist des Vaters, der Wohlgefallen hat an seinem Sohn, Beistand und Fürsprecher – Luther übersetzt »Paraklet« mit »Tröster«. Als solcher führt er für uns Klage, um einer traurigen Menschheit die Freude zu besorgen: »Du bist ein Geist der Freuden, von Trauern hältst du nichts«.

Der Geist schenkt Freude, weil Gott die Liebe ist (1Joh 4,8): Liebe kann nicht ohne Freude sein. »Wo man Liebe sät, wächst Freude empor«, meint eine Frau des Mittelalters, die heilige Elisabeth, und der Apostel rechnet mit der Liebe die Freude zur Frucht des Geistes (Gal 5,22). Der Heilige Geist sät Liebe und läßt Freude sprießen: ». . . vor dir ist Freude die Fülle . . .«. Indem ich einen heiligen Text auswendig lerne, gehe ich hinein »zu dem Gott, der meine Freude und Wonne ist« und lasse mich von ihm beschenken. Der Krachlederne strahlte, als er mit seinem Kinematographen im Rucksack vom Faulhorn zurückkehrte.

Der Heilige Geist – »gleich ewiger Gott mit dem Vater« – ein Seufzender und ein Lächler, ein Klage- und Jubelgeist und in beidem zugleich eine lebenspendende Lebendigkeit. Als Lebendigmachender »begeistert« er zur Klage wie zum Jubel. Hier hat alles seine Zeit: im Wechsel der Zeit kommen Stunden der Trauer, der Tränen und der Klage und Stunden der Freude, des Lachens und des Jubels, wobei dem Zeitenwechsel ein Gefälle zur Freude hin eignet. Die Geschichte des Heils bewegt sich – im Medium des Leidens – auf die Freude zu. So weicht der Glaube an den Heiligen Geist dem Schmerz nicht aus, befindet sich aber auch im Leid unterwegs zur Freude, während Israels Weisheit auf Vorläufiges deutet: »Wenn dir's wohl geht, so gedenke, daß dir's wieder übel gehen kann; und wenn dir's übel geht, so gedenke, daß dir's wieder wohl gehen kann« (Jesus Sirach 11,26).

»Was glaubst du vom Heiligen Geist? Erstlich, daß er gleich ewiger Gott mit dem Vater *und dem Sohn* ist«. Der Sohn hat alles, was er hat, vom Vater; er ist nicht selbständig. Sehr zum Ärger aller Möchtegern-Selbständigen ist er nicht autonom, vielmehr Nachahmer des Vaters; als dessen Kopist lebt er in völliger Abhängigkeit: »Der Sohn kann nichts von sich aus tun, er sehe denn den Vater etwas tun; denn was jener tut, das tut ebenso auch der Sohn. Denn der Vater liebt den Sohn und zeigt ihm alles, was er selber tut«. Der Sohn, ein Zuschauer, und als Zuschauer eben Sohn, geliebter Sohn und mit aller Macht ausgestattet: »Der Vater liebt den Sohn und hat alles in seine Hand gegeben«.

Wenn der Vater ein Gott im Schmerz ist und in der Freude, so ist der Sohn ein Gott in Ohnmacht und Macht. Ohne den Vater nicht handlungsfähig, vereinigt er alle Gewalt in seiner Hand: Welch ein Potential für einen Generationenkonflikt! – Söhne, die sich von einem starken Vater erdrückt fühlen, mögen sich ein Beispiel nehmen und den irdischen Vater entdecken als einen, der ihnen Kraft gibt; die Umwandlung von Kraft in Energie erfolgt im Gebet, das neues Sehen eröffnet. Ein Moment der Gleichheit zwischen dem Sohn und dem Geist ist noch zu bedenken: Der Sohn wird zum Botschafter des Vaters. Auf dem Berg der Verklärung kommt die Stimme aus der Wolke: »Dies ist mein geliebter Sohn, an dem ich Wohlgefallen habe, auf ihn hört«. Der Heilige Geist beglaubigt mit seiner Stimme den Sohn und das, was er sagt. »Der Beistand aber, der Heilige Geist, den der Vater in meinem Namen senden wird, der wird euch alles lehren und euch an alles erinnern, was ich euch gesagt habe«. Der Geist wird – nach dem Tode des Täufers – zum ausgestreckten Finger, der auf Jesus weist: »Wenn der Beistand kommt, den ich euch vom Vater senden werde, der Geist der Wahrheit, der vom Vater ausgeht, so wird der von mir zeugen«. Was der Sohn mit dem Vater hier macht, macht der Geist mit dem Sohn.

»Gleich ewiger Gott mit dem Vater und dem Sohn«, heißt: Gott ist nicht Gott, wenn er nur Vater, er ist nicht Gott, wenn er nur Jesus ist. Der Heilige Geist erst macht Gott zu unserem Gott. Und damit sind wir bei der zweiten Strophe. Nach dem »Erstlich« folgt ein »Zum andern«. Darin äußert sich nun die Kraft der reformatorischen Bewegung: Das traditionelle Verständnis wird vom Himmel herabgezogen auf die Erde. Es bleibt nicht beim Übernehmen des Überlieferten; der »wahre Glaube« bleibt nicht bei der Wahrheit der Väter stehen, er dringt vor zum Heute der Wahrheit. Er entdeckt mir *meine* Wahrheit. Jetzt kommt dem »ewigen Gott« gegenüber mein Geheimnis ins Spiel. – Wenn schon darin eine Aufwertung des Schülers lag, daß er nicht inquisitorisch gefragt wurde, glaubst du auch richtig, hast du den wahren Glauben?, lag in der Zumutung des Glaubens – »was glaubst du vom Heiligen Geist?« – schon eine Aufwertung, so gleicht nun die zweite Strophe dem Seil, mit dem der Bergführer seinen »Herrn« in die Höhe zieht und auf einmal steht das Menschlein auf einem Gipfel, dessen Panorama einem schwindelig machen kann: »Zum andern, daß er auch mir gegeben ist, mich durch wahren Glauben Christi und aller seiner Wohltaten teilhaftig macht, mich tröstet und bei mir bleiben wird bis in Ewigkeit.« Ich glaube, daß er auch mir gegeben ist: Was das bedeutet, kann nur vergleichsweise angedeutet werden, weil mein Erkennen dem Glauben nachhinkt.

Im »ABC der Lebensfreuden, Das Glück liegt auf der Hand« schrieb ich 1984: »Meine Mutter pflegte – jeweils mit einem Anflug von Triumph auf den Vater blickend – zu berichten, daß wir während des Ersten Weltkrieges Offiziere im Haus gehabt, internierte Franzosen, die ihre Frauen hätten nachkommen lassen. Ich weiß nicht mehr, wieviele es waren und wie lange sie bei uns wohnten, aber an das wachsende Erzählvergnügen meiner Mutter erinnere ich mich noch gut: beim Abschied dann auf unserem Grindelwaldner Bahnhöflein hätte die eine Französin meinem Vater einen Kuß gegeben, worauf dieser blitzschnell in seinen Hosensack griff, sein Taschentuch hervorzog – ich stelle es mir rotkariert und großformatig vor – und sich die Wange abputzte.

›In meinem Elternhaus hingen keine Gainsboroughs‹ – und mit Küssen hatte man wenig im Sinn; meine Eltern gingen zart miteinander um, aber nicht mit Zärtlichkeiten, soviel ich sah. – Übrigens erzählte die Mutter im Dialekt, sagte ›Mintschi‹, sprach von ›mintschlen‹, da kann man die Lippen mit viel mehr Kennerschaft und Spottlust kräuseln als bei einem doch recht plumpen ›Kuß‹. Auch das kommt vor, ›en Muntsch‹, aber nicht bei Offiziersgattinnen aus Frankreich, die sich von einem Oberländer verabschiedeten«. Wie wird es ihr wohl im Zug ergangen sein, wurde sie gehänselt, weinte sie? Oder haben alle gelacht über die Reaktion des alpinen Naturburschen?

Im Gleichnis vom verlorenen Sohn heißt der Spitzensatz: »Als er aber noch fern war, sah ihn der Vater und fühlte Erbarmen mit ihm, lief hin, fiel ihm um den Hals und küßte ihn«. Was das Gleichnis erzählt, verdichtet der Katechismus in die Verse:

»Zum andern,
daß er auch mir gegeben ist . . .«.

Ein vergänglicher Kuß auf dem Bahnhof läßt etwas von der zurück, die wegfährt, eine Berührung leichthin, abwischbar, eine welsche Konvention, nicht mehr. Oder doch? Ein Vorzeichen vielleicht einer ganzen Hingabe. Darum gilt: The kiss you take is better than you give – Kuß nehmen ist viel besser als Kuß geben. Mein Vater pflegte still vergnügt zu lächeln, wenn die Mutter auf die Geschichte des französischen Abschieds kam, und der Sohn, der von den Schweinen zurückkehrte, hat sich den Kuß seines Vaters nicht abgeputzt. Unvorstellbar, daß der sich über die Wange gefahren wäre; er wäre ein fremder, ein verlorener geblieben.

Wer versucht, die Frage 53 nachzusprechen und sich zu Herzen zu nehmen – learning by heart, apprendre par coeur! – wird erfahren, was der verlorene Sohn erfahren hat, nicht etwas Flüchtiges, Abwischbares, sondern etwas Bleibendes, Ewiges. Als er noch fern war, sah ihn der Vater und fühlte Erbarmen mit ihm, lief hin, fiel ihm um den Hals und küßte ihn. Der Kuß des Vaters besiegelte die Heimkehr. »Daß er auch mir gegeben ist«. Das kannst du nicht abwischen. Laß es gelten. Sage jetzt nicht: ich fühle nichts. Halte dich an Luther: »Fühlen und Glauben stehen nicht beieinander.« Der Heide in uns will fühlen, er bleibt den Göttern der Wirklichkeit verfallen und widerspricht dem Katechismus. Dem Heiden geht das nicht ein, daß er auch mir gegeben ist. Er sieht die Gabe nicht und sagt: Ich habe ihn nicht. Möglicherweise kultiviere ich zwar ab und zu religiöse Gefühle, aber der Geist ist mir nicht gegeben! Die Gefühle können täuschen. In meiner Jugend lernte ich ein Gedicht von Franz Golfing auswendig:

»Die Kranke

Arzt, du sagst, daß ich gesund sei,
Daß nur meine Seele wund sei,
Nicht der Körper: denn mein Mund sei
Blühend und mein Auge blank.

Arzt, du sagst, daß ich gesund sei:
Ich bin krank.«

In einem solchen Text finde ich mich eher wieder als in dem lapidaren: »Zum andern, daß er auch mir gegeben ist.« Im Text von Golfing erkenne ich mich – wenn auch nur als potentieller Hypochonder – wieder. Der Text des Katechismus erscheint demgegenüber so schwergewichtig wie der Rucksack des Bergsteigers, der dem Knäblein seinerzeit zu schwer war. Der Heide unter dem Motto Apolls glaubt lieber an das Negative in sich, das er fühlt, als an das Positive, das ihm der Katechismus zusagt. Gefühle können täuschen: Eigenartigerweise glaubt der Hypochonder eher an das Gefühl, krank zu sein, als an die Diagnose des Arztes, der ihm Gesundheit attestiert. Eigenartigerweise mißtraut der Zweifler eher den positiven Gefühlen, während er sich blind den negativen überläßt. Darum kann er viel leichter mit Kranken meinen: »Ich bin krank«, als mit dem Katechismus auf die Gabe pochen. Der Katechismus und mit ihm der Glaube spricht zu mir, was ich erfahren und fühlen werde, nicht was ich erfahren habe und fühle. Der Glaube schickt mich auf den Weg, zu erfahren, was er sagt. Das Knäblein kann wachsen und erstarken und das geschieht da, wo es sich nicht scheut, den Rucksack immer wieder anzufassen, den Text sich vorzusagen. So wird auch die »Kranke« ihre Gesundheit entdecken, wenn sie dem Urteil des Arztes gegen ihr Gefühl recht gibt. Nunmehr gilt es zu beachten, daß die ersten drei Aussagen das gegenwärtige Sein und Handeln des Geistes betreffen; sie sprechen im Präsens nicht im Futurum: mir gegeben ist, mich teilhaftig macht, mich tröstet. Damit qualifiziert der Glaube die Gegenwart neu. Sie wird zur Geistesgegenwart.

Aber: Was bei Gott wahr ist und von ihm her gilt, das habe ich noch lange nicht erfaßt, das ist zunächst für mich noch nicht wahr. »Wenn ihr's nicht fühlt, ihr werdet's nicht erjagen«, und ich fühl's nicht. Nehmen wir die Gegenüberstellung der Erklärung der Kranken und der Erklärung des Katechismus ernst, dringen wir nochmals ein in das Geheimnis des Glaubens, in dem Fühlen und Glauben nicht beieinander stehen. Der Glaube hält sich an das Noch-nicht- Gefühlte, setzt Gottes Wahrheit gegen meine Wahrheit und erfährt, daß »meine« Wahrheit, das, was ich fühle und für wahr halte, nicht stimmt, Lüge ist. Darum sage ich jetzt nicht »Ich bin krank«, auch wenn mir vieles weh tut, behaupte vielmehr – sozusagen wider alle Vernunft –, »daß er auch mir gegeben ist«. Damit wandelt sich mein Selbst vom Gefühl und vom falschen Bewußtsein des Heiden zum Glauben des Christen. Ich glaube an den Heiligen Geist, heißt jetzt: Ich glaube ihn als mir gegeben und werde so selbst mit dem Geist zum Gegenstand des Glaubens. Die drei Buchstaben des *»ist«* stehen in der zweiten Strophe ebenso mächtig und stark wie in der ersten. Sie sind der Anfang einer neuen Lebensgeschichte, meiner neuen Biographie, der Entfaltung dessen, was in mir von Gott her wahr und wirklich ist. Der mir gegebene Heilige Geist nimmt die Scheidewand zwischen mir und den heiligen Texten hinweg. Da braucht man in der Tat wie Menachem Mendel von Kozk keine Brille mehr!

»... mich durch wahren Glauben Christi und aller seiner Wohltaten teilhaftig macht.« Die neue Biographie steht unter dem Vorzeichen: Ende der Isolierung, Befreiung aus der Zisterne. Ich existiere nicht länger für mich, bleibe nicht gottlos, nicht geistlos, werde vielmehr »teilhaftig«, Teilhaber des Weges, den Christus ging, Teilhaber seiner Tiefe und seiner Höhe – hoffentlich auch – Werkzeug. So bin ich mehr, als ich von mir erfahren und gefunden habe; und was du von dir selber kennst, ist weniger als du bist. Du bist dir selbst voraus.

Hier wird eine kleine Abschweifung nötig sein: Es ist wohl kein Zufall, daß wir die Gabe des Heiligen Geistes mit dem Kuß in Beziehung gebracht haben. Wir wissen heute, daß Sexus und Eros in Tiefen der Seele hinabreichen, die uns gemeinhin nicht bewußt sind. Wie die Seele ein Unterhalb hat, eine Tiefe mit dem Unbewußten, so bekommt sie ein Oberhalb und dem Keller steht ein Oberstübchen gegenüber.

Was in der Tiefe der Seele verborgen anwest, das kann auf der Couch mit Hilfe eines Psychiaters möglicherweise ans Licht gehoben werden. Die psychoanalytische Analyse der Seele braucht den Glauben nicht. Die delphische Inschrift leitet sie. Was aber in der Höhe der Seele sich öffnet, erkennt man nur, indem man den Glauben lernt. Die Frage 53 wird in diesem Betracht zum Leitfaden, demnach die Höhe der Seele entdeckt und bewußt gemacht werden mag.

Wenn ich der Tiefe der Seele ihre Höhe gegenüberstelle, spreche ich metaphorisch, bezeichne einen Raum. Da könnte das Mißverständnis – des Heiden – aufkommen, es handle sich wie beim Unbewußten um eine Beschaffenheit, wo doch die creatio nova, die neue Kreatur ins Gesichtsfeld tritt, also ein Ich über meinem Ich, ein neues Überich. Die Gabe des Geistes in sich selbst entdecken heißt, das Leben draußen finden: »Euer Leben ist mit Christus in Gott verborgen«, Der Glaube versetzt den Berg der Zeit und sitzt schon dort, wo der ist, der alle Macht hat im Himmel und auf Erden. Darum lobt der Apostel, was die Gemeinde und ihre Glieder im Unsichtbaren haben: »Gepriesen sei Gott der Vater unseres Herrn Jesus Christus, der uns mit jedem geistlichen Segen in der Himmelswelt gesegnet hat«. Der Christ hat seine Güter auswärts, und im Geist werden sie inwendig.

Der Teilhaber Christi und aller seiner Wohltaten wird zum Kapitalisten höherer Ordnung. Calvin kann darum unverblümt vom neuen Besitz sprechen: »Wir sind Christi teilhaftig und besitzen mit ihm alle Reichtümer«. Der Bergprediger stellt sein Kapital in Gegensatz zum irdischen Reichtum: »Sammelt euch nicht Schätze auf Erden, wo Motten und Rost sie zunichte machen und wo Diebe einbrechen und stehlen! Sammelt euch vielmehr Schätze im Himmel, wo weder Motten noch Rost sie zunichte machen und wo Diebe nicht einbrechen und stehlen! Denn wo dein Schatz ist, wird auch dein Herz sein«. Indem der Heilige Geist Anteil gibt an Christus und an allen seinen Wohltaten, befähigt er zum Schätzesammeln im Himmelreich. Er läßt den, dem er sich schenkt, nicht in der Mickrigkeit und Miserabilität. Dem Heiligen Geist begegne ich zwar im Defizit. Werde ich aber »Christi und aller seiner Wohltaten teilhaftig«, komme ich in den Genuß des Wohlgefallens, das der Vater an seinem Sohn hat, und hier stocke ich . . ., ich werde Teilhaber an dem, in dessen Hand alles gegeben ist. Nein, das ist nicht auszudenken, das geht über allen Verstand, das ist weder zu erjagen noch zu erfühlen; ». . . wie sollte er uns mit ihm nicht alles schenken?«

Vielleicht hat ein Dichter die Überfülle der Teilhabe besser begriffen als mancher Theologe. Novalis beschreibt in einem seiner geistlichen Lieder eine doppelte Umkehr, zuerst die weg von der Welt in den ersten beiden Strophen:

»Wenn ich ihn nur habe,
Wenn er mein nur ist,
Wenn mein Herz bis hin zum Grabe
Seine Treue nie vergißt,
Weiß ich nichts von Leide,
Fühle nichts, als Andacht, Lieb' und Freude.«

Zwei »wenn« beziehen sich auf das Haben und Besitzen Christi, das dritte »wenn« reflektiert auf das Herz, das seine Treue nie vergißt. Christus als Besitz haben heißt, seiner Treue versichert sein, die ihn dem Leide enthebt. Bei Novalis kommen Glauben und Fühlen zusammen: Wenn ich ihn nur habe, fühl ich nichts als Andacht, Lieb' und Freude. Im Überschwang dichtet er weiter:

»Wenn ich ihn nur habe,
Laß ich alles gern,
. . . «.

In der dritten Strophe erfolgt die Umkehr zur Welt hin:

»Wenn ich ihn nur habe
Hab' ich auch die Welt;
Selig wie ein Himmelsknabe,
Der der Jungfrau Schleyer hält.
Hingesenkt im Schauen
Kann mir vor dem Irdischen nicht grauen.«

Die letzte Strophe singt der Herrnhuter. Sie deutet an, daß der Geist uns »alle seine Wohltaten« in der Gemeinschaft der Heiligen zukommen läßt:

»Wo ich ihn nur habe,
Ist mein Vaterland;
Und es fällt mir jede Gabe
Wie ein Erbteil in die Hand;
Längst vermißte Brüder
Find' ich nun in seinen Jüngern wieder«.

Hier dichtet einer aus einer anderen Zeit und in einer anderen Konfession als der Katechismus; die Spiritualität ist eine andere geworden. Alles steht unter einer Bedingung, unter der Voraussetzung des Wenn und des Wo. Geht die Frage 53 implizit von der Gegenwart der Brüder, die Novalis längst vermißt, aus und spricht vom »teilhaftig machen«, so setzt sich bei Novalis das Ich absolut, die Brüder tauchen erst in der letzten Strophe auf. Sie bilden sozusagen ein donum superadditum, eine Zugabe. Die Verschiebung des Glaubensbesitzes vom prozessualen Teilhaftig-Machen zum Haben unter der Bedingung des Wenn und Wo deutet auf eine Veränderung der Seelenlage, die für das Depressive anfällig wird. Die Predigt der Gegenwart ist weithin immer noch von Bedingungssätzen geprägt; aber religiöse Romantik ist den Herausforderungen unserer Zeit nicht gewachsen.

Darum tut die Hinwendung zum Katechismus not, der mich versichert, daß der Heilige Geist mich tröstet. Er tut dies auf vielfältige Weise. Die Vielfalt des Trostes, die hier zu erfahren ist, verscherzen wir oft durch Ungeduld oder voreilige Resignation. Der Glaube an den Heiligen Geist ermuntert zu einem »Dennoch«, auch wenn einem – wie dem kranken Hiskia – »um Trost . . . sehr bange« war. Auch hinsichtlich der Tröstung stehen Fühlen und Glauben nicht beieinander. Während das Gefühl sich einstellt auf das, was war und ist, stellt sich der Glaube ein auf das, was wird: »Dennoch bleibe ich stets an dir; denn du hältst mich bei meiner rechten Hand, du leitest mich nach deinem Rat und nimmst mich endlich mit Ehren an«.

Die Vielfalt des Trostes ist nicht auszuzählen; im folgenden sollen nur vier Momente benannt werden: Paulus stimmt im Zweiten Brief an die Korinther einen Lobpreis an, nennt Gott zweimal »Vater« und dann »Gott allen Trostes«. Auch er spricht von einem gegenwärtigen Handeln Gottes, ». . . der uns tröstet in allerlei Bedrängnis« (1,3f). Wie geht das zu? Doch so, daß der Geist uns erinnert, daß er aus dem Vergessen holt, was Jesus gesagt hat. In diesem Betracht wird das Auswendiglernen zum Hilfsdienst für den Heiligen Geist. Fast möchte man sagen: Er hilft zur Selbsthilfe, er hilft durch Selbsthilfe. Der Heilige Geist tröstet mich in der Weise, daß er Gelesenes in mir nachspricht, Gelerntes zitiert. Wie ein Echo läßt er mich Gehörtes noch und noch wieder hören. Das ist eine erste Weise des Tröstens: Der Heilige Geist redet innerlich zu mir.

»daß er mich tröstet«: Als Teilhaber Christi und seiner Wohltaten erfahre ich Trost zum zweiten darin, daß ich »längst vermißte Brüder . . . nun in seinen Jüngern wieder« – finde. Auch wenn die Erfahrung von Kirche in Zeiten, da die Söhne vom Vater abgefallen sind, eine Erfahrung von Trostlosigkeit darstellt und die ekklesiogene Depression mich zu Zeiten apathisch macht, so habe ich doch Trosterfahrung durch »längst vermißte Brüder«. Christen sind seltene Vögel. Um so schöner, wenn man einen findet, der ein Lied anstimmt! Wenn ich mein Leben überblicke, kann ich nur dankbar sein, an jedem Ort Teilhaber Christi gefunden zu haben, die mir Christi Wohltaten als Trost zukommen ließen. Der Heilige Geist tröstet in Brüdern und durch Schwestern. Denke ich an die Tröstungen, die ich von ihnen erfuhr, haben sie möglicherweise einen gemeinsamen Nenner. Ich fand Menschen, denen ich besser gefiel als mir selbst; Menschen, die mich höher stellten, als ich stand, die mich über mich emporhoben und damit eben trösteten.

Wenn Paulus den »Gott allen Trostes« preist, benennt er auch den Zweck seiner Tröstung: ». . . der uns tröstet bei aller unserer

Bedrängnis, damit wir die, welche in aller Bedrängnis sind, trösten können durch den Trost, durch den wir selbst getröstet werden« (2 Kor 1,4). Wen der Heilige Geist tröstet, wird selbst tröstlich. Der Heilige Geist tröstet, damit wir trösten. – Ich möchte das Pauluswort variieren: Wo ich »längst vermißte Brüder« in seinen Jüngern wiederfinde, stoße ich auf Trostbedürftige. Der Heilige Geist tröstet mich, indem er mir Trostbedürftige zeigt, die ich zu trösten vermag: Die dritte Weise des Tröstens besteht darin, daß er mich tröstet, indem ich tröste. Darum hat der Christ Seelsorge nötig nicht nur im passiven Sinn, daß er sie erfährt, sondern auch aktiv, daß er sie übt. Der Heilige Geist tröstet mich in der Weise, daß er mir Liebe für die Nächsten schenkt, daß er einen Lieblosen liebesfähig macht durch sein gutes Gebot, den Nächsten zu lieben. Die heilige Elisabeth hat recht: »Wo man Liebe sät, wächst Freude empor.«

Der Schöpfergeist tröstet – und das ist die vierte Art, die hier genannt werden soll – auch in der Weise, daß er das Unbedeutende bedeutsam, das Unbeachtete beachtlich, das Verachtete verehrungswürdig erscheinen läßt:

»Wenn ich ihn nur habe
Hab' ich auch die Welt;
Selig wie ein Himmelsknabe,
Der der Jungfrau Schleyer hält«.

In den »Lehrlingen von Sais« macht sich Hyacinth auf, »dahin, wo die Mutter aller Dinge wohnt, die verschleyerte Jungfrau«. »Und er stand vor der himmlischen Jungfrau, da hob er den leichten, glänzenden Schleyer und Rosenblüthchen sank in seine Arme«. Rosenblüthchen ist die Gespielin der Jugend, mit der er sich nun vereinigt: Dem der Heilige Geist gegeben wird, entschleiert die »Jungfrau«, die »Mutter der Dinge«; das Nahe, das Familiäre, auch der Eros gewinnen eine neue Qualität. Im Hiesigen spiegelt sich der Himmel.

». . . und bei mir bleiben wird bis in Ewigkeit«. Das letzte, was der Glaube vom Heiligen Geist sagt, daß der Geist bei mir, dem Unbeständigen, bleibt als der Beständige. Vielleicht ist dies das schwerste Stück Arbeit im Werk des Glaubens, zu vertrauen, daß er »bei mir bleiben *wird* bis in Ewigkeit«. Der Sprachlehrer des Glaubens spricht nicht: »der bei mir bleiben will«, wie das die Afterredner des Evangeliums auf so vielen Kanzeln tun, die sagen, »Gott will«, statt zu sagen »Gott tut«, weil sie für Gottes

Handeln in der Geschichte blind sind und sein Tun in der Gegenwart ihnen verborgen bleibt. Darum sagen sie immer und immer wieder »Gott will«; aber so – wie es die Evangeliumsverwässerer sagen - will er eben nicht. So wird gerade nicht verkündigt, was der Lebendige wirklich will; der Allmächtige wird degradiert zu einem Gott, der auf den good will der Menschen angewiesen ist. Da regiert das Wenn und Wo. So wird Gott dem Christen fremd, und die Christen werden minderwertigkeitsgefühlig, weil ja nun alles an ihnen hängt und sie dem nicht gewachsen sind, was Gott wirklich will. Nein, der Katechismus fordert hier nicht, er sagt zu: »Er *wird* bei mir bleiben in Ewigkeit.« Bei mir, an dem die Zeit frißt, bei mir, einem Menschlein, das sterben wird, *wird* er bleiben in Ewigkeit. Der Katechismus macht ernst mit der Zusage Jesu: »Ich werde den Vater bitten und er wird euch einen andern Beistand« – den Parakleten, den Tröster eben – »geben, damit er bis in Ewigkeit bei euch sei«.

Alle Schwermut ist zeitlich, aber die Präsenz des tröstenden Trösters ewig. Darum bleib ich an Christo hangen als ein Glied und gehe da durch, wo er ist gangen, und lasse es gelten: »ich bin *stets* sein Gesell«. Das ist die Kehrseite des Glaubens an die bleibende Gabe des Geistes, daß ich mich neu finde und erfahre in der Gesellschaft Jesu.

Macht der Katechismus aus einem Heiden einen Christen, ist die Wendung vom Unglauben zum Glauben wohl wichtig, das schwierigste Werk des Glaubens aber ist die Dauer, das Nichtausweichen, das Nichtabfallen: »Wer aber ausharrt bis an Ende, der wird gerettet werden«. Die nächste Frage 54 lautet: »Was glaubst du von der heiligen, allgemeinen christlichen Kirche?« Die Antwort erläutert das »bei mir bleiben wird bis in Ewigkeit«. Ich unterstreiche:

> »Daß der Sohn Gottes
> aus dem ganzen menschlichen Geschlecht
> sich eine auserwählte Gemeinde
> *zum ewigen Leben*
> durch seinen Geist und Wort,
> in Einigkeit des wahren Glaubens
> *von Anbeginn der Welt bis ans Ende*
> versammle, schütze *und erhalte*
> und daß ich derselben ein lebendiges Glied *bin*
> *und ewig bleiben werde.*«

Ewig: in der Tiefe einer Zisterne und auf einem Gipfel des Glükkes, ewig – ein Glied, lebendig. Die Wort- und Geistkirche ist da, wie du da bist – und unterscheidet sich von der Kirchensteuerzahler- und Leichenbestatterkirche wie dein vergehender von deinem werdenden Menschen.

Trost

Bei Peter Bichsel las ich den Satz: »Schnee ist tröstlich, das ist alles, was er ist.» Er kommt vom Himmel und deckt alles zu, die alte Erde, den Grashalm, das Mäuseloch und den Hundedreck; alles liegt unter einer schützenden Decke, der Himmel hat Mutter Natur zu Bett gebracht, wie ein kleines Kind sie sorgsam zugedeckt; nun liegt sie da und schläft. »Schnee ist tröstlich« – und ich füge hinzu: »manchmal«. Gegen den Frühling hin stimmt der Satz von Peter Bichsel allmählich nicht mehr. Man braucht den Schnee nicht länger. Man wünscht ihn weg. Man wird seiner überdrüssig. Da zeigt er noch einmal, wie tröstlich er ist: er schmilzt, verschwindet einfach, wenn man ihn nicht mehr braucht. Der Satz stimmt wieder; und erst recht: »Schnee ist tröstlich, das ist alles, was er ist.«

Trost fällt vom Himmel wie eine Schneeflocke. Was war, ist nun nicht mehr, wie es war; und was ist, ist nicht mehr, wie es ist. »Es vergehe die Welt, und es komme die Gnade«, haben die frühen Christen gebetet, und Robert Walser hat in seinem Prosastück »Schneien« die Erfüllung dieser Bitte geschaut: »Es schneit, schneit, was vom Himmel herunter mag, und es mag Erkleckliches herunter. Das hört nicht auf, hat nicht Anfang und nicht Ende. Einen Himmel gibt es nicht mehr, alles ist ein graues, weißes Schneien. Eine Luft gibt es nicht mehr, sie ist voll Schnee. Eine Erde gibt es auch nicht mehr, sie ist mit Schnee und wieder mit Schnee zugedeckt . . .«. Der Schnee wird hier zum weltendlichen Gleichnis, einem Gleichnis vom Himmelreich: »der erste Himmel und die erste Erde sind verschwunden«, und im Schnee fällt die Farbe des Himmels zur Erde. Als Jesus auf dem Berg betete, veränderte sich nicht nur das Aussehen seines Gesichtes, »sein Gewand wurde strahlend weiß«. Der Engel, der den Stein von Jesu Grab wälzte, trug ein Kleid »weiß wie Schnee«. Der Seher auf Patmos sah »eine große Menge, die niemand zählen konnte, aus allen Nationen und Stämmen und Völkern und Sprachen, die vor dem Thron und vor dem Lamm stand, angetan mit weißen Kleidern . . .«. In den Schneeflocken kommen lockere Vorboten des Himmelreiches zur Welt; Himmel und Erde verschwinden während des Schneiens.

»Alle Farben, rot, grün, braun und blau, sind vom Weiß eingedeckt. Wohin man schaut, ist alles schneeweiß, wohin du blickst, ist alles schneeweiß. Und still ist es, warm ist es, weich ist es, sauber ist es«. Eine Verwandlung hat stattgefunden: »Und ich sah einen neuen Himmel und eine neue Erde«. »Wo ein Vielerlei und Mancherlei war, ist nur noch eines, nämlich Schnee; und wo Gegensätze waren, ist ein Einziges und Einiges, nämlich Schnee. Wie süß, wie friedlich sind alle mannigfaltigen Erscheinungen, Gestalten miteinander zu einem einzigen Gesicht, zu einem einzigen sinnenden Ganzen verbunden. Ein einziges Gebilde herrscht. Was stark hervortrat, ist gedämpft, und was sich aus Gemeinsamkeit emporhob, dient im schönsten Sinne dem schönen, guten, erhabenen Gesamten«.

Zum Schluß seines Prosastückes fällt dem Schreiber »ein Held« ein, »der sich tapfer gegen die Übermacht wehrte, nichts von Gefangengabe wissen wollte, seine Pflicht als Krieger bis zu allerletzt erfüllte«. Walser hat in diesem Soldaten sein eigenes Ende vorausgesehen: Kinder fanden ihn tot im Schnee liegend: ». . . im Schnee könnte er gefallen sein . . ., aber ihm, der unter dem Schnee liegt, ist es wohl, er hat Ruhe, er hat Frieden, und er ist daheim«.

Walser zählt auf, was die Leute bei Todesfällen etwa sagen. Die trivialen Sprachmuster christlicher Traditionen werden im Gegensatz zur Möglichkeit »im Schnee könnte er gefallen sein« zu endzeitlicher Vergewisserung: ». . . ihm ist es wohl, er hat Ruhe, er hat Frieden, und er ist daheim«. Was hier beschrieben wird, ist der Zustand der Seligkeit – und das ist ein Zustand ewigen Getröstetseins. Im Lied des reformierten Mystikers Gerhard Tersteegen finden sich gleich drei der vier Begriffe, die die Seligkeit des Toten unter dem Schnee bestimmen. Ich unterstreiche: ». . . es wird nicht lang mehr währen / so kommen wir *nach Haus.* / Da wird man *ewig ruhn,* / wenn wir mit allen Frommen / *daheim* zum Vater kommen; / wie *wohl,* wie *wohl* wirds tun, / wie *wohl,* wie *wohl* wirds tun«. Gegenüber der Angst, daß die Seele des Toten ruhelos umherirre, wird versichert, daß sie Frieden hat: sie ist bei dem Gott, der ein »Gott des Friedens« ist. Der Wunsch des Apostels, der »Lust« hatte »abzuscheiden und bei Christo zu sein«, ist für den toten Krieger in Erfüllung gegangen. Der unter dem Schnee liegt, ist schon am Ziel: »Denn wir haben hier keine bleibende Stadt, sondern die zukünftige suchen wir«.

»Ihm ist es wohl, er hat Ruhe, er hat Frieden, und ist daheim«. So kann das Prosastück natürlich nicht enden, denn zu Hause steht die Frau am Fenster, sieht dem Schneien zu, denkt an ihren Mann und hat eine Erscheinung. Diese bedeutet die Rückkehr in die Welt, die immer noch Trost braucht: »Sie geht vom Fenster weg und weint«. Die neue Welt des Schnees ist eben keine endgültige, sondern nur Gleichnis und Vorahnung des Künftigen. Der Schnee ist tröstlich, aber der Trost kann nicht Schnee von gestern sein, er ist der Schnee von morgen.

Wenn es einschneit, sind die Flocken nicht zu zählen, die der Winter über das Land wirbelt, und die Vielfalt der Tröstungen sind nicht auszudenken, die vom Himmel auf ein Menschenleben niedergehen. Sie sind nicht alle von gleicher Güte, die Schneeflocken wie die Tröstungen. Im Schneeregen zerrinnen die armen Flocken, wenn sie die Erde erreichen; die können einem leid tun. So gibt es Tröstlein, gut gemeinte, die kommen nicht an. Auch gibt es Menschen, die den Trost einfach schlucken, und schon ist er nicht mehr da. Wie heißt es doch bei Walser? »Nur Seen und Flüsse sind uneinschneebar. Seen sind unmöglich einzuschneien, weil das Wasser allen Schnee einfach ein- und aufschluckt, aber dafür sind Gerümpel, Abfällsel, Hudeln, Lumpen, Steine und Geröll sehr veranlagt, eingeschneit zu werden.» Ach ja, und neuerdings gibt es Schneekanonen, die Skipisten beschneien, gar nicht tröstlich, sondern den armen Pflänzlein schadend, woraus zu schließen ist, daß es nicht nur vielerlei Tröstlichkeit gibt, sondern auch falschen Trost. Darum fragt der Katechismus nach dem »einigen«, nach dem einzigen Trost; er bringt die Vielfalt auf einen Nenner in Frage 1:

»Was ist dein einiger Trost
im Leben und im Sterben?

Daß ich mit Leib und Seele,
beides, im Leben und im Sterben,
nicht mein,
sondern meines getreuen Heilandes
Jesu Christi
eigen bin,
der mit seinem teuren Blut
für alle meine Sünden vollkömmlich bezahlt
und mich aus aller Gewalt des Teufels
erlöst hat
und also bewahrt,
daß ohne den Willen meines Vaters im Himmel
kein Haar von meinem Haupt kann fallen,

ja auch mir alles zu meiner Seligkeit dienen muß.

Darum er mich auch durch seinen Heiligen Geist
des ewigen Lebens versichert
und ihm forthin zu leben
von Herzen willig und bereit macht.«

Befreiung

»Wir wollen frei sein, wie die Väter waren«, läßt Schiller im »Tell« die Eidgenossen sagen, und in der hohlen Gasse ist es dann so weit, da holt der Tell den Gessler vom hohen Roß herunter. Der »einige Trost im Leben und im Sterben« tut nichts anderes als der Tell in der hohlen Gasse, nur braucht er keine Armbrust. Mein einiger Trost im Leben und im Sterben holt das, was mir Angst macht und mich bedroht, vom hohen Roß herunter. Die Frage: »Was ist dein einiger Trost im Leben und im Sterben?« könnte auch lauten: »Was ist das, was dich im Leben und im Sterben befreit?«

Das ist eine gute und sehr ernsthafte Frage, und ist die Frage nach der Realität, die den Christen zum Christen macht. Da ist jeder und jede gefragt, und die Antwort kann dir niemand abnehmen. Aber wir Menschen sind Meister in der Diplomatie des Nichtantwortens. Und es könnte wohl sein, daß die Trostlosigkeit, die Schwermut, die Melancholie deswegen wie ein Bodennebel über unsere Zeit schleicht, weil wir die Frage nach dem einigen Trost verdrängt haben. Es wird Zeit, sich dieser Frage zu stellen.

Aber nun ist dies das Wunder des Katechismus, daß er dir die Antwort zwar nicht abnimmt, wohl aber wiederum in den Mund legt. Er läßt dich mit der letzten Frage nicht allein; er weiß: Glaube ist lehrbar und lernbar. Und wenn er nach einem umfassenden und wirksamen Trost fragt, begreift er den Christen als einen Menschen, der bei Trost ist und auch Auskunft zu geben vermag über den einigen, den einzigen Trost. So öffnet uns der Glaube der Väter die Türe zum Freisein.

In der Vorrede zu seiner »Anatomie der Melancholie« hat Robert Burton über mehr als hundert Seiten lang dargetan, daß die Menschheit nicht getrost, daß sie wahnsinnig, daß sie verrückt und also nicht bei Trost ist. Das Auge des Anatomen müßte heute wohl zu dem Schluß kommen, daß der Fortschritt der Menschheit vom 17. zum 20. Jahrhundert nicht zuletzt ein Fortschritt des Wahnsinns ist. Vielleicht gehört dies zum Elend unserer Zeit, daß es uns nicht mehr genügt, frei zu sein, »wie die Väter waren«. Der Zeitgenosse will herrenlos ein. Er will sich selbst besitzen, will sich selbst bestimmen; so will er beispielsweise in der Partnerwahl sein eigener Freiherr sein, und »mein Bauch gehört mir«. Wo der Mensch herrenlos leben will, bleibt, was den Menschen ängstet, auf dem hohen Roß, da wird der Mensch zum Gejagten und Gefangenen, und da sieht man in jedem Asylanten einen Gessler, da läßt ein Teil der Menschheit den andern verhungern.

Ein herrenloser Mensch, gejagt und getrieben, ist nicht besser dran als ein herrenloser Hund, dem niemand eine Decke zum Drauffliegen vor die Haustüre legt, dem niemand den Napf füllt; niemand pfeift ihm, niemand streichelt ihn. Er streunt umher, ist ständig auf der Flucht, der arme Hund. Könnte die Reiselust der Zeitgenossen von der Busfahrt bis zum Jet-Set nicht ein Indiz sein dafür, daß der Mensch auf der Flucht ist? Ach, wie viele steigen ein, die niemand in Liebe streichelt. Ach wie viele Menschen schlendern durch unsere Hotelhallen, denen niemand pfeift, schlußendlich nur der Tod. Was nützen da die weichen Decken und die vollen Schüsseln? Ach, und man kann ein bodenständiger Bürger sein und doch gehetzt und gestreßt und ständig auf der Flucht – ein Gejagter.

Wo der Mensch herrenlos leben will, wird aus der Freiheit ein Gefängnis. Da wird der Mensch zu seinem Gegner, zum Richter seiner selbst. Bohumil Hrabal sieht sich in seinem inneren Monolog in ein Gerichtsverfahren verwickelt, »wie wenn ich vom Untersuchungsrichter verhört werde, wendet sich alles, was ich je gesagt, alles, was ich je getan habe, unablässig gegen mich selbst, seit diesem Moment ist alles, woran zu denken ich gezwungen bin, gegen mich«. Das Denkenkönnen wird zum Zwang, die Gedanken sind nicht frei. Sie werden zu Gefängnismauern, die den Menschen umgeben mit der Nötigung, immer das gleiche zu denken und immer – »gegen mich«. »Die Götter haben dieses Land verlassen«, schreibt Hrabal, und da sind dessen Einwohner eben herrenlos und in sich selbst gefangen. Der in sich selbst Gefangene findet in sich den schlimmsten Drangsalierer und Folterer, der das Verließ geschlossen hält. Vielleicht ahnt Hrabal etwas von seinem »wahren Gebrechen«, das Luther als »Hölle in seiner Brust« apostrophiert und Burger als »die totale Inversion des Nichtmehr-Aushaltbaren« bezeichnet.

Es gehört dies zum zeitspezifischen Wahnsinn zu meinen, der Mensch sei sein eigener Gesetzgeber, sein eigener Steuermann und sein eigener Richter: »Denn herrenlos ist auch der Freiste nicht«, heißt es bei Schiller, und der Katechismus nennt als erste Stufe des Trostes die Freiheit vom Selbst. Wer entdeckt,

»daß ich nicht mein eigen bin«, tritt durch die Türe einer Gegenwart, die in die Freiheit führt, und wer durch diese Türe geht, ist bei Trost. In allen Gejagten und Gefangenen wohnt darum irgendwo die Sehnsucht nach der Befreiung von sich selber. »Ich möchte am liebsten aus der Haut fahren«, sagt man etwa in einer vertrackten Situation. Aber das ist – im übertragenen Sinn – nur dem Glauben möglich, den uns der Katechismus lehrt. Der gibt uns gewissermaßen Anweisung, aus der Haut zu fahren, wenn er uns vorsagt: »Daß ich mit Leib und Seele, beides, im Leben und im Sterben, nicht mein, sondern meines getreuen Heilands Jesu Christi eigen bin.«

Und nun scheint es mir bezeichnend, daß der Katechismus nicht vom »Herrn Jesus Christus« spricht, was in gewisser Weise logisch wäre; er spricht vielmehr von »meinem getreuen Heiland Jesus Christus«. Das schöne Wort »Heiland« ist durch christlichen Mißbrauch in Verruf gekommen. Der Heiland aber ist der Heilende, und jetzt verstehen wir vielleicht langsam, was es heißt »daß ich meines getreuen . . . mich heilenden Jesu Christi eigen bin« – und zwar nicht nur mit der Seele sondern »mit Leib und Seele«. Mit dem Leib eigen sein: Auch dein Kopf, deine Brust, dein Bauch, deine Füße und Hände gehören nicht dir sondern dem heilenden Christus. Und »wer ißt, der ißt« – so sagt es Paulus – »für den Herrn« (Röm 14,6). Denk'daran, wenn du mittags zu Tisch sitzest, daß du jeden Löffel Suppe und jede Gabel Gemüse oder Fleisch für deinen Erlöser ißt. Das bringt Freiheit: entdecken, daß unser Leib nicht unser sondern unseres Christus Eigentum ist. Alles, was nicht aus Glauben kommt, ist Sünde. Mit dem Leib eigen sein!

Und wie gut ist es, daß die Seele, dieses Zittergras, dieses angefressene und vielfach geknickte Seelenwesen nicht mein sondern meines Heilandes Jesu Christi Eigentum ist. Und wie nötig ist es, daß die Seele, dieser Hochmutsstengel, der so stolz vor sich selbst dastehen kann und nicht merkt, wie hohl er ist; wie gut ist es, daß meine Seele nicht mein sondern meines heilenden Heilandes Eigentum ist!

Aber nun genügt es nicht, daß ich als einzelner für mich den einigen Trost und also die Tür in die Freiheit finde. China macht es deutlich, Rußland macht es deutlich, Afrika macht es deutlich, Südamerika macht es deutlich, die Bundesrepublik und sogar die liebe Schweiz machen es deutlich: Die Völker brauchen Trost, die Menschheit braucht einen, der kommt als der »getreu heilende«. Wir haben heute einen handgreiflichen Trost nötig, der wie ein Hirtenstecken die wilden Tiere vertreibt. So singt es der Psalm Davids als Vorzeichen für die Zukunft der Menschheit: »Dein Stecken und Stab trösten mich.« Was wir brauchen, ist ein neues Eingreifen Gottes, ein Tellsgeschoß vom Himmel her, das allerorten den Gessler vom hohen Roß herunterholt, der Gekreuzigte muß seinen Tröster senden und selbst wiederkommen, damit alle Trostlosigkeit im Himmel und auf Erden dem Jubel Platz macht und das geschieht, was der Prophet befiehlt: »Darum jauchzet ihr Himmel und frohlocke du Erde! Brecht in Jubel aus ihr Berge; denn der Herr tröstet sein Volk und seiner Elenden erbarmt er sich«.

Was ich also dem Katechismus nachspreche, sage ich nicht nur für mich, das soll einmal universal gelten, soll Weltgeschichte werden, »daß ich mit Leib und Seele, beides, im Leben und im Sterben, nicht mein, sondern meines getreuen Heilands Jesu Christi eigen bin, der mit seinem teuren Blut für alle meine Sünden vollkömmlich bezahlt und mich aus aller Gewalt des Teufels erlöst hat.« »Denn dazu ist Christus gestorben und lebendig geworden, damit er sowohl über Tote als über Lebendige Herr sei« (Röm 14,9). Solange die Schöpfung leidet und Menschen irgendwie gejagt und gefangen sind, solange ist das Herrsein Christi noch nicht am Ziel, solange hat der Trost noch nicht Weltgeschichte gemacht.

Es gilt: Der Mann am Kreuz *hat* mich und dich und alle Welt losgekauft von der Fron der Vögte und Vögtinnen; auch der Gessler sitzt nicht mehr auf dem hohen Roß! Die Zwingburgen *sind* geschleift, die Verließe geöffnet; aber der Wahnsinn grassiert weiter, und die Gefangenen bleiben in ihren Verließen hokken. Der Freiheitskampf *ist* geführt und gewonnen, aber noch ist die Menschheit nicht bei Trost.

In dieser verrückten Situation kommt dem einzelnen eine große Bedeutung fürs Ganze zu. Wer mit dem Katechismus den Glauben lernt und sich so dem Heilenden übereignet, macht einen Anfang fürs Ganze. Übereignung: Leibeigen werden und auf diese Weise frei; mit der Seele hörig werden und auf diese Weise getrost, das lehrt der Katechismus. Er bringt eine reale Ablenkung. Wenn ich nicht länger mir gehöre, dann brauche ich nicht in einem Loch zu sitzen und in der Zisterne zu hocken. Den Ausgang aus der Gefangenschaft im eigenen Selbst zu finden, ist nicht leicht und braucht Zeit. Zu lernen, was der Katechismus lehrt, das mit Leib und Seele zu realisieren, das braucht Anstrengung, Geduld und Mühe, bis wir es alle miteinander und füreinander und für die Menschheit entdecken und keiner und keine von uns länger im dunklen Verließ bleiben muß. Was der Katechismus lehrt, meint nicht eine Theorie sondern eine Lebenspraxis, eine Praxis, nicht aus dem Soll sondern aus dem Sein heraus. Die Gefühle, die Emotionen, die das Sein vermittelt, sind andere als die, die das Sollen vermittelt, »Tja, man muß sich Emotionen verschaffen« – Emotionen des Seins und nicht des Sollens. »Das ist der Sinn der Welt – wenn man da nachläßt, ist man erledigt.« Es ist eben ein ganz anderes Gefühl, ob man sagen kann: ich bin, oder ob man sagen muß: ich soll. Wenn einer etwa zu sich sagen kann: »ich bin Gemeinderat«, oder: »ich bin Minister«, ist das ein anderes Gefühl, als wenn er zu sich selbst sagen muß: »ich sollte Gemeinderat werden« oder: »ich sollte Minister werden«. So macht es einen Unterschied, ob ich zu mir sagen muß: »Ich sollte ein guter Christ sein«, oder ob ich sagen kann: »Ich bin meines getreuen Heilandes Jesu Christi eigen.«

Die Christen leben heute mehr im Sollen als im Sein, und diese schiefe Lebenslage ist das Produkt einer falschen Predigt, die – ob sozial oder evangelikal orientiert ändert wenig – kaum Sprache hat für das, was der Gegenwärtige tut, aber beredt wird zu sagen, was der Mensch – die Krone der Schöpfung, das arme Schwein – zu tun und zu lassen habe. Die meisten Prediger, die ich höre, schwingen denn auch die Sollpeitsche über kirchenbankgeduckte Köpfe, lassen nicht aufatmen, knicken ein und züchten gewissensblöde Seelen, statt die Gewissen zu befreien. Diese Prediger haben ihre Peitsche geknüpft im Studium einer Theologie, die sich vorwiegend an der Vergangenheit orientierte und über Gottes Gegenwart im Geist wenig zu lehren wußte. Eine gesetzliche Predigt, die Gottes gutes Gebot ebenso verfälscht wie seine Frohbotschaft, züchtet eine depressive Seelenlage. Wie lamentiert doch Hermann Burger in seinem »Schuß auf die Kanzel«: »Ja, krank, krank, krank sind sie alle, aber nicht kindlich, sondern kindisch, und nicht einfältig, sondern christodebil. Eine einzige Stäblipredigt, sehr geehrter Herr Generalweltkirchenratspräsident, hatte zur Folge, daß sich Umberer – Ambros Umberer, Stotterer und Polterer, Hilfstotengräber, Reservesigrist und Friedhoffaktotum, um nicht zu sagen Friedhofsclochard, von Starrkirch –, zwei Tage in der Leichenhallenloge verkroch und seelisch erholen mußte«. Zweifellos steckt hinter einer solchen Bemerkung die Predigthörererfahrung eines Schwermütigen, die ich – der ich nicht depressiv zu sein meine – nur bestätigen kann: Wenn ich deprimiert und niedergeschlagen bin, meide ich in der Regel den Gottesdienst, weil ich fürchten muß, nicht ins Sein sondern ins Sollen gestellt zu werden. »Es gibt Melodien und Lieder / die gewisse Rhythmen betreun / die schlagen dein Inneres nieder / und du liegst am Boden bis neun.« – Und es gibt Kanzelreden, die einen Stotterer und Polterer zwei Tage lang in die Leichenhallenloge verbannen: Im Zusammenhang mit einer Besprechung der sechsten Bitte des Vaterunsers werde ich noch auf die Bedeutung des Gottesdienstes im Kampf gegen die Versuchung zu sprechen kommen; aber was ich grundsätzlich bejahe, muß ich praktisch in Frage stellen, weil die weithin kanzelbeherrschende Christusdummheit das neue Sein nicht zur Sprache zu bringen vermag. An Ostern sprechen die Peitschenschwinger dann mit Vorliebe vom Osterglauben, den sie fordern, indem sie die Gottestaten damals und heute verschweigen: »Ja, krank, krank, krank sind sie alle, aber nicht kindlich, sondern kindisch, und nicht einfältig, sondern christodebil«, weil sie den Katechismus nicht mehr kennen!

So ist das unser Elend, daß wir Christen nur zu gut wissen, was wir sollen, aber nicht wissen, was wir sind. Das ist das Ungesunde christlicher Seelenlage heute, daß man sich Emotionen des Sollens verschafft und nicht solche des Seins: »Ich bin nicht fromm, Christus aber ist fromm.« Indem wir im Sollen leben und nicht in Christus als dem neuen Sein, ist so wenig Freiheit unter uns und so viel Zwang, so wenig Freude und so viel Melancholie. Der Katechismus aber belehrt uns über den höchsten Rang des Menschen, der identisch ist mit der absoluten Freiheit, die in der Befreiung von der Vergangenheit besteht und von der Macht des Bösen, den der Katechismus »Teufel« nennt. Der einzige Trost eröffnet eine neue Gegenwart, indem mir alles – auch das Widrige, auch mein Versagen – »zu meiner Seligkeit dienen muß«. Darum hängt alles daran, daß wir das Sein finden, das unser Text uns entdeckt.

In diesem Zusammenhang sei nochmals an Robert Burton erinnert, der meint, es gebe »keine gewichtigere Ursache der Schwermut als den Müßiggang und kein besseres Heilmittel, als sich zu beschäftigen«. Ich denke, der religiöse, der geistliche Müßiggang sei eine gewichtige Ursache der Schwermut. Man muß ihn bekämpfen, bevor die Schwermut anfängt. Darum Auswendiglernen nicht als alter Zopf, sondern als dringliches Erfordernis seelischer und spiritueller Gesundheit und als eine Möglichkeit für die Menschheit, wenigstens partiell von der Verrücktheit geheilt zu werden, indem zu Herzen genommen wird, was aller Welt zugutekommen soll:

»Was ist dein einiger Trost
im Leben und im Sterben?

Daß ich mit Leib und Seele,
beides, im Leben und im Sterben,
nicht mein,
sondern meines getreuen Heilandes
Jesu Christi
eigen bin,
der mit seinem teuren Blut
für alle meine Sünden vollkömmlich bezahlt
und mich aus aller Gewalt des Teufels
erlöst hat
und also bewahrt,
daß ohne den Willen meines Vaters im Himmel
kein Haar von meinem Haupt kann fallen,
ja auch mir alles zu meiner Seligkeit dienen muß.

Darum er mich auch durch seinen Heiligen Geist
des ewigen Lebens versichert
und ihm forthin zu leben
von Herzen willig und bereit macht.«

Im Frage- und Antwortspiel des Katechismus verbirgt sich eine Geschichte, genauer viele Geschichten, so viele Geschichten als Gesichter derer, die den Katechismus lernen – und noch viel mehr: Darum erzähle ich eine Geschichte von einem komischen Kauz. Als ich in Bern studierte, gab es dort einen alten Pfarrer, der im abgeschabten Gehrock durch die Stadt ging. Kam er aber an einem der städtischen Brunnen vorbei, zog er ein kleines Becherchen aus einem Rockschoß hervor und trank Wasser. Auch hatte er einen »Verein für christliche Geselligkeit« gegründet. Besagter Wassertrinker – so ging die Sage – sei als junger Pfarrherr einmal mit der Bahn gefahren ; da wäre in seinem Abteil ein junges Mädchen gesessen und hätte geweint. Wie es sich gehört, erkundigte sich der Geistliche nach dem Leid seines Vis-à-vis, und erfuhr, daß das Mädchen ein Kind erwarte, das keinen Vater habe. Da ein evangelischer Geistlicher eine Frau haben sollte, und er noch keine in Aussicht hatte, dachte der Pfarrer, er könnte das Mädchen ja heiraten. Hat nun das Mädchen ihn angestrahlt oder gleich noch mehr geweint, als er ihr einen Antrag machte? Das weiß ich nicht. Auf alle Fälle wäre das – so wurde erzählt – eine sehr glückliche Ehe geworden.

Ich meine, was der Tell in der hohlen Gasse für die Eidgenossen tat, hat im Zugabteil ein einfältiger Pfarrer für ein Mädchen getan. Hier hat ein Mensch einen anderen Menschen getröstet und von der Zukunftsangst befreit. Saß das arme Geschöpf da und hatte nichts als Schmach und Schande vor sich, weil es niemanden auf der Welt hatte und weil es niemandem gehörte, so kam jetzt ein Mensch, der sagte: »Ich bin für dich da. Du sollst zu mir gehören und ich bin dein.« Ein Menschenkind war mit Verzweiflung in einen Zug gestiegen und durfte mit Hoffnung aussteigen. Nun gehörte es zu einem getreuen Menschen und war sein eigen. Nun war sie nicht länger eine Gezeichnete, wie das damals eine Frau war mit einem unehelichen Kind. Nun war sie eine Geehrte. Und wenn sie vielleicht beim Einsteigen nicht wußte, wo und wie sie mit ihrem Kind Unterkunft finden konnte, wartete nun ein bernisches Pfarrhaus auf sie. Nicht in eine enge Kammer, in weite Stuben würde ihr Mann sie führen. Trost beinhaltet Ortsveränderung. Trost hebt auf eine höhere Stufe. Trost erhöht. Und das ist nun »mein einiger Trost im Leben und im Sterben«, das ist meine Ehre, meine Hoheit und meine Hoffnung, daß ich nicht mein sondern meines Heilandes eigen bin. Er läßt mich nicht in meinem Elend sitzen, er hebt mich zu sich empor.

Die Geschichte von dem armen Mädchen und dem komischen Kauz ist im Grunde die Geschichte auch deiner armen Seele und deines mißbrauchten Leibes. So komisch, so kauzig und unbesonnen handelt Gott in seinem Sohn, daß er sich uns zu eigen gibt und daß er dich will, nicht nur für die Dauer eines Ehelebens, sondern für die Ewigkeit, dich, deinen Leib und deine Seele, dich. Darum bist du – auch wenn du das Gegenteil wahrzunehmen meinst – »bewahrt«. Es kann dir nichts – wirklich nichts! – geschehen als was Gott hat ersehen und was dir selig ist. Ohne den Willen deines Vaters kann dir kein Härlein ausfallen. Wehre dich doch nicht gegen Gottes Ratschluß, daß dir alles – auch die mißliche Seelenlage – zu deiner Seligkeit dienen muß. Die Geschichten, die in der Frage 1 des Heidelberger Katechismus stecken, gehen weiter; auch bei dir wird es eine geben.

Das Werk in uns

In diesem Frühjahr stand ich am Grab eines meiner besten Freunde. Einige Wochen später besuchte ich dessen Witwe. In unserem Gespräch erwähnte ich nebenbei, daß wir in unserer Haushaltung den Heidelberger Katechismus neu entdeckt und angefangen hätten, gemeinsam einige Fragen auswendig zu lernen, etwa die Frage 1 nach dem einigen Trost im Leben und im Sterben. Mein Gegenüber wollte wissen, wie denn diese Frage laute. Da begann ich wie ein Schulbub aufzusagen, was ich gerade gelernt:

»Was ist dein einiger Trost
im Leben und im Sterben?

Daß ich mit Leib und Seele,
beides, im Leben und im Sterben,
nicht mein,
sondern meines getreuen Heilandes
Jesu Christi
eigen bin,
der mit seinem teuren Blut
für alle meine Sünden vollkömmlich bezahlt
und mich aus aller Gewalt des Teufels
erlöst hat
und also bewahrt,
daß ohne den Willen meines Vaters im Himmel
kein Haar von meinem Haupt kann fallen,
ja auch mir alles zu meiner Seligkeit dienen muß ...«

Bis hierher ging das Aufsagen ziemlich gut; aber dann wurde ich unsicher und verhaspelte mich. Da kam doch noch etwas vom Heiligen Geist und vom ewigen Leben. Aber was? Auf einmal wußte ich nicht mehr weiter. Wie heißt es nur?

»Darum er mich auch durch seinen Heiligen Geist
des ewigen Lebens versichert
und ihm forthin zu leben
von Herzen willig und bereit macht.«

Die kleine Episode könnte typisch sein für unseren Glauben. Im ersten Teil der Frage 1 geht es um das, was Gott für uns getan hat, damit wir sein eigen werden mit Leib und Seele. An der Weihnacht wurde er Mensch wie wir, damit wir würden wie er. An Karfreitag und Ostern hat er »für alle meine Sünden vollkömmlich bezahlt und mich aus aller Gewalt des Teufels erlöst«. Was damals geschah, ist außerhalb meiner selbst geschehen. Ich konnte nichts dazu tun. Theologen, die gern Latein reden, sprechen hier vom »extra nos« – »extra« heißt »außerhalb«, »extra nos« »außerhalb von uns«. Außerhalb von uns ist Christus für uns Mensch geworden, für uns gestorben, für uns aus dem Grab erstanden. Das gilt und bleibt. Daran gibt es nichts zu rütteln; das kann man aufsagen, ist aber noch nicht der ganze Trost: Was extra nos passierte, muß Folgen haben in uns, und im Katechismus gibt es ein großes »Darum« und ein wichtiges »Auch«; beide signalisieren, was Gott in uns ist und wirkt, was die Theologen – auch wieder lateinisch – »in nobis« nennen, d.h. »in uns«. Was Gott heute in uns tut und wirkt, was du heute von Gott hast, und was er von dir hat, was er dir nützt, und was du ihm nützest, wird jetzt unser Thema. Calvin weiß, daß Christi Werk für uns irreal bleibt, wenn es sich nicht in unserem Innern fortsetzt: »Solange Christus außer uns bleibt, ist sein ganzes Werk zum Nutzen der Menschheit nutzlos«. Der Katechismus läßt den Christus nicht außer uns, er beschreibt die Wende vom extra nos zum in nobis, und er begründet das Werk in uns als Folge des Werkes außer uns: »Darum er mich auch durch seinen Heiligen Geist / des ewigen Lebens versichert / und ihm forthin zu leben / von Herzen willig und bereit macht.«

Was Gott an Weihnachten, Karfreitag und Ostern für alle Menschen getan hat, holt er in jedem einzelnen nach, der den Glauben lernt. Gott schläft noch schlummert nicht, darum schickt er seinen Geist, damit das, was einmalig im Jahre Null begann, nun vielfältig aufs neue sich fortsetze. Er kommt seit Pfingsten im Heiligen Geist, um uns des ewigen Lebens zu versichern, damit du merkst, der Gott, der in Bethlehem zur Welt kam, kommt auch in dir zur Welt. Der Kolosserbrief kann sich nicht genug tun, diesen Sachverhalt zu rühmen. Er spricht von einem Geheimnis, das von der Schöpfung her verborgen war und jetzt den Heiligen enthüllt wird, vom »Geheimnis unter den Heiden«: »Christus in euch, die Hoffnung auf die Herrlichkeit«. Wenn der Heilige Geist dich des ewigen Lebens versichert, entdeckst du den Himmel in dir, den erhöhten Christus in dir, ein kaum vorstellbares Geheimnis: Was »extra nos« einmal geschah in Jesus von Nazareth, das haben die Maler gemalt. So gibt es unzählige Bilder von der Weihnacht, unzählige Bilder von der Kreuzigung, auch einige von Ostern und Himmelfahrt; da wird das Malen schon schwieriger. Was aber »in nobis« geschieht, im Nachholen des Erlösungswerkes in uns, das kann niemand malen; malen kann man nur Sichtbares; und das vergeht, nicht das Ewige. Was in uns geschieht, bleibt Geheimnis zwischen dem Dreieinigen und jedem und jeder einzelnen von uns. Es ist kaum zu glauben und doch wahr; mit einem jeden und einer jeden hat der dreieinige Gott ein Verhältnis, ein Liebesverhältnis. Wir sagen in unserem Dialekt »es Gschleipf«, das heißt, jeden und jede läßt Gott nicht los, hat mit jedem eine Geschichte.

Kein Historienmaler kann diese Geschichte malen, und doch ist nur in Metaphern, in Bildern von ihr zu reden. Man kann sie nicht erzählen, fortlaufend, wie die Passionsgeschichte, denn sie bleibt verborgen und nur im Vorschein der Metapher zu erfassen – und das muß man auch sagen – die Bilder sind immer unpassend, unangemessen, sie bieten jeweils eben nur *einen* Aspekt des Ganzen.

Das ewige Leben ein Tanz, eine Kirchweih, eine Chilbi, oder in der Sprache meines Heimattales: ein Bergdorfet. Da kommt ein sonderbares Orchester mit Baßgeige, Handharfe und Klarinette und spielt zum Tanz. Ein junger Bursch engagiert eine junge Maid, führt sie auf den Tanzboden, legt den Arm um sie, schiebt, dreht, wirbelt, latscht und trampelt, bald langsam, bald schnell, je nach Musik und Talent, mit ihr im Kreis herum. Bei Damenwahl oder Damentour kann es für einen schüchternen Jüngling selig werden, wenn ihn ein keckes Mädchen, das er heimlich verehrt, zum Tanz auffordert. Was geschieht nachher, wenn die Musik verstummt, der Jüngling sich verneigt und das Mädchen nickt oder knickst? Darüber wollen wir nicht philosophieren, an einer Kirchweih geschieht vieles und nicht nur auf dem Tanzboden.

Kirchweih, Chilbi und Tanz, inwendig zunächst, aber nach außen drehend. Indem deine Augen über meine Buchstaben gleiten, die ich jetzt niederschreibe, verneigt sich einer vor dir. Er wird dich auf seine Tanzfläche führen, den Arm um dich legen, dich nicht loslassen auch da, wo dir schwindelig werden sollte oder du stolperst. Und er flüstert dir ins Ohr, er will dich, deine Seele ist eine erwählte, von ihm erwählt.

Aber nun könnte ein seelisches Mauerblümchen sagen: »Mit mir tanzt er nicht. Ich spüre nichts von seiner Liebe. Mich versichert er nicht des ewigen Lebens. Wenn es ihn überhaupt gibt, dann will er mich nicht.« Kleines Dummerchen, großer Dummkopf, du kannst doch lesen, was da steht. Laß dir sagen, es gilt für dich; sprich es nach. Entdecke es. In dir geschieht etwas. Darum er dich auch durch seinen Heiligen Geist des ewigen Lebens versichert.

Aber wie soll das zugehen? Wie soll das Wunder in Gang kommen, das Gott »in nobis« wirkt. Es ist fast zu simpel: An der Kirchweih wird nicht getanzt, solange das Orchester nicht spielt, und der Bursch, der nicht auf die Musik hört, wird seiner Grete oder seinem Gritli aller Voraussicht nach auf die Zehen treten. In der Heiligen Schrift und ihrer Zusammenfassung, im Katechismus, haben wir die Noten, und der Heilige Geist ist der Spielmann, der das Leben zur Ewigkeit hin in Bewegung bringt und tanzen macht: »Darum er mich auch durch seinen Heiligen Geist des ewigen Lebens versichert . . .«. Er tut, was da steht. Er wirkt in dir, auch wenn du noch nicht in Schwung gekommen bist und dein Fühlen ihn noch nicht bemerkt. Er fordert dich zum Tanz auf, gib ihm die Hand, indem du nachsprichst, was er dir mit dem Katechismus vorsagt. Laß dich engagieren, überlasse dich seiner Leitung, daß er wirklich wird, für dich wirklich und wirkend – und du entdeckst, daß er dich »fortan ihm zu leben willig und bereit macht«. Das ewige Leben eine Kirchweih, ein Tanz. Und du kommst im Nachsagen ins Tanzen hinein; ein Mädchen aber, das jedem Tänzer einen Korb gibt, wird an der Kirchweih nicht recht glücklich werden. Darum laß dich engagieren. Laß das Orchester nicht vor leerer Tanzfläche spielen. Philipp Nicolai hat seinerzeit ein geistliches Brautlied gedichtet, das dir die Antwort in den Mund legt:

»Nimm mich/
Freundlich/
In dein Arme/
Daß ich warme
Werd von Gnaden/
Auff dein Wort komm ich geladen.«

Das Gesangbuch verballhornt den Text ins Religiös-Triviale: »Herr erbarme dich in Gnaden; auf dein Wort komm ich geladen« (EKG 48,3). Warm werden in Jesu Armen, das war für die Herausgeber des Gesangbuches offenbar zu viel, anstößig, unzumutbar, ein Skandal.

Man spricht vom Skandalon des Kreuzes. Der Christus am Kreuz ist das Skandalon außer uns, extra nos. Und wie Christus in seiner Erniedrigung ein Ärgernis ist, so bleibt der Geist, der ihn in uns vergegenwärtigt, ein Ärgernis: Es bleibt ein Skandal, daß er nicht mit einer Himmelsstimme durch alle Milchstraßen hindurch uns anredet, sondern durch Buchstaben, Worte, Sätze, die ein Mensch schreibt, durch eine Stimme, die von einem Mund kommt – fragwürdig. Der Gottessohn war am Kreuz aller Hoheit ledig, er wurde schwächer und schwächer bis er starb. In den Buchstaben ist der Geist gleichsam gestorben, im Nachsprechen wird er – vielleicht langsam – wieder lebendig, und das gehört zum besonderen Skandal des Geistes, daß er ohne dich gleichsam schwach, gleichsam nichts ist. Ohne dich bleibt er dem Tanzplatz fern, gerät als Geist der Freuden nicht in Bewegung. Da sich der Geist schwach macht, und da kein Mensch ihm genügt, verbindet er sich mit mehreren – im Chor.

Der Heilige Geist ist ein Vereinsgeist, der im Verein mit den Menschen handelt, der den Menschen hineinnimmt in sein Handeln. Als Gott zur Welt kam, brauchte der Heilige Geist die Maria, deren Seele den Herrn erhob: »Der Heilige Geist wird über dich kommen und die Kraft des Höchsten wird dich überschatten.« Der Auferstandene befiehlt den Seinen, »von Jerusalem nicht zu weichen, sondern auf die Verheißung des Vaters zu warten«, und die Wartenden überschattet an Pfingsten »die Kraft des Höchsten«. Wenn Gott durch den Geist in nobis wirkt, macht er sein Wirken abhängig von uns. In Jerusalem bleiben heißt, heute sein Wort wiederholen, auswendig lernen, »par coeur« und »by heart« – sich zur Gemeinde halten, auf die Verheißung des Vaters zu warten, bis sie sich erfüllt. Nicht Nachlassen gewinnt. Man darf nicht aufgeben, wenn man stecken bleibt; man muß weitersprechen, bis man merkt: »es ist wahr, es stimmt, was der Katechismus sagt«. Was außen geschrieben steht, fängt innen an zu leben, ungeschrieben. Die Buchstaben, die du siehst, bewegen innen, was du nicht siehst: Der Christus, der das Wort ist, schafft in dir. Auch wenn dir sein Geheimnis noch verborgen bleibt, lasse die Musik nicht vergeblich spielen, drehe und wende dich bis du merkst, daß wahr ist, was du lernst; dann wirst du aus der Kälte in die Wärme kommen.

Aber wie soll einer merken »es ist wahr«, wenn sein Herz eine Wüste ist? Schrieb da ein junger Mensch über die Übermacht der Schwermut, in der er steckt: »Eine schreckliche Erfahrung. Als ob mein Ich von mir gestohlen wurde; immer weiter in die Entfremdung hinein. Eine Zeit von Angst und Einsamkeit.« Es wirkt eben nicht nur der Heilige Geist in uns, sondern auch der

Geist der Verneinung. Die Welt sei des Teufels Wirtshaus, meinte der Reformator; da engagiert eben noch ein anderer zum Tanz, ein Meister der Planung, ein eleganter Tänzer, aber mit ihm tanzt keine Seele in den Himmel hinein. Da versichert mich keiner des ewigen Lebens, da will einer mich zum Unglücklichsein verführen. Er redet mir beispielsweise ein, es stehe nirgendwo verbrieft, »der Mensch habe ein Anrecht auf ein Quentchen Glück«. Hermann Burgers »Brenner« endet mit einer Versicherung des Ungeistes.

An einer Kirchweih soll es auch einmal zu einer Schlägerei kommen, wenn zwei Mannsbilder die gleiche Schönheit für sich wollen. Deine Seele ist eine umworbene, eine umstrittene Schöne; an ihr liegt es, den Streit zu beenden. So geht es darum, daß wir nicht dem Verführer die Hand reichen, vielmehr seinem Geist dem edlen Führer das Ohr leihen, daß wir Partei ergreifen für den Geist des Ja gegen den Geist des Nein. Darum muß ich im Bild sein; ich muß wissen, wer mich engagiert, am Arm nimmt und führt. Ich muß mir die Wahrheit einbilden.

Auch wenn ich mir nicht vorstellen kann, was die Maler nicht zu malen vermögen, lasse ich es zu, »daß ich mit Leib und Seele beides im Leben und im Sterben meines getreuen Heilandes eigen bin«. So lasse ich mich auf die Liebesgeschichte ein, die Gott schon lange mit mir angefangen hat und nehme Partei für das, was er mir zusagt. Wer aber die schreckliche Erfahrung macht, als ob ihm sein Ich gestohlen wurde, wird als Eigentum Christi ein neues Ich finden, ein Ich, das geliebt war, bevor es zur Welt kam; ein Ich, das geliebt sein wird, wenn es von dieser Welt muß. Dieses Ich bildet sich, indem es mitwirkt und mitmacht im Wirken des Geistes in nobis. So wird es nie ohne ein Quentchen Glück sein. Es entsteht da, wo mir Gottes Geist zeigt, was ich von Gott her bin: eben nicht eine cigarristische Existenz, die langsam verbrennt, sinnlos, ohne Anrecht auf ein Quentchen Glück. Das Endziel ist nicht Asche, sondern Gottes neue Erde, ein neuer Leib, eine himmlische Existenz jetzt schon: »euer Leben ist mit Christus in Gott verborgen«. Und das schält sich jetzt schon aus dem Wort heraus. Darum gib nicht dem Geist des Unglaubens, der Verneinung, der Schwermut recht. Laß dich nicht von ihm bewegen; gib nicht dem Tod die Hand. Laß es zu, daß der himmlische Tänzer auch dich »durch seinen Heiligen Geist des ewigen Lebens versichert«. Laß ihn in dir zu Worte kommen. Der Heilige Geist aber bleibt stumm in dir, wenn du ihm nicht

Echo gibst und nachbuchstabierst, was er dir vorsagt. Und das ist nicht einfach. Meister Eckhart hat einmal gesagt: »... eigentlicher nimmt man Gott im Entbehren als im Nehmen«. Das kann heißen: der Heilige Geist versichert mich des ewigen Lebens, indem er mich lauter Tod schmecken läßt, mir alle Sicherungen aus der Hand schlägt. Das neue Ich, das versprochene, wird nicht ohne die Beschädigung und Beseitigung des alten Ich. Von Meister Eckhart her möchte ich auf Helmut Tacke verweisen, der ein schweres Leben hatte und es vielen leicht machte (Mit den Müden zur rechten Zeit zu reden. Beiträge zu einer bibelorientierten Seelsorge, 1989).

Jetzt wird vielleicht langsam klar, warum ich an der entscheidenden Stelle des Katechismus steckengeblieben bin: Alles, was Jesus Christus extra nos, außer uns, an Weihnachten, Karfreitag und Pfingsten getan hat, hat er für uns getan, ohne uns. Das läßt sich auswendig lernen. Darauf kann ich pochen. Das extra nos ist solide, bildet ein stabiles Fundament. Wenn nun der Heilige Geist uns des ewigen Lebens versichert, gerät er auf einen schwankenden Grund, das Auswendiglernen genügt nicht mehr. Da muß jeder und jede der eigene Prediger werden, und das Predigersein ist nicht so leicht, wie viele meinen: Eine Predigt vorzubereiten kostet mich je nachdem zwanzig oder dreißig Stunden. Die Predigt aber, die ich mir selber halten muß, beschränkt sich nicht auf den Sonntagmorgen und Sonntagabend. Mein Leib und meine Seele brauchen den Heiligen Geist ständig, und darum muß ich mein ständiger Prediger werden. Dazu muß mich der Heilige Geist gegen alle angeborene Trägheit willig und bereit machen. O, das ist nicht leicht. Da kann man Gott und sein Wort eher im Entbehren bekommen als im Nehmen. Da werde ich erfahren, was der Apostel erfuhr: »Ich sterbe täglich«. So ist der einzelne Christ in doppelter Weise gefordert: er muß erstens das äußere Wort, das Predigtwort, das Bibelwort, den Katechismus hören und gelten lassen. Er muß dem Heiligen Geist das Ohr leihen. Und er muß zweitens dem Heiligen Geist den Mund leihen. Was der Auferstandene durch den Heiligen Geist in seinem Inneren sagt, muß der Christ sich auch selber sagen, was ER versichert, muß der Christ sich selbst einbilden. Und in der doppelten Weise des Gefordertseins nimmt man sein Sterben vorweg, ein Schwermütiger wird zum Seelsorger.

Alles hängt nun an dem, daß du nicht in deiner Zisterne liegen bleibst, sondern dem Buchstaben Auge, Ohr und Stimme leihst, daß der Katechismus dir zum Lehrer des inneren Monologs wird und du darob in einen Dialog kommst, in dem ein Liebesgeflüster zwischen Gott und der Seele beginnt, ein Liebesgeflüster, das die Seele beglückt. Ach, es gibt so viele Christenmenschen, die in ihrem Herzen taubstumm bleiben. Da geben drei Pfund Rindfleisch eine gute Suppe. Aber eine gute Suppe ist noch nicht die Beglückung, die der einige Trost im Leben und im Sterben vermittelt. Wie langweilig wird das Christentum, wenn man es mit Rechttun verwechselt, und wenn es keine Zwiesprache gibt zwischen Gottes Liebe und der Gegenliebe des Menschen: Der Mensch wird zur Grammophonplatte, die der Zeitgeist bespricht; man merkt es an der Sprache, an den Clichésätzen, die wiederholen, was die hilflosen Seelenhelfer vorsagen. Ach, wie traurig bleibt alles Menschendasein, solange es nicht teilnimmt an Gottes weltweiter Kirchweih und solange es die Werbung nicht wahrnimmt und bei den Stereotypen des Zeitgeistes verharrt.

> »Denn stark wie der Tod ist die Liebe,
> Leidenschaft hart wie die Unterwelt;
> ihre Gluten sind Feuersgluten,
> ihre Flammen wie Flammen des Herrn« (Hoheslied 8,6).

Weil das, was Gott in nobis – in uns – tut, verborgen bleibt, und eigentlicher im Entbehren als im Nehmen uns zukommt, kann ich es nur unpassend und am Gegenteil anschaulich machen. Eine Kirchweih, ein Tanz, Musik und Bewegung könnten ermüden, atemlos machen; man würde übersehen, daß das ewige Leben nicht nur in Bewegung setzt, sondern auch zur Ruhe bringt. Und weil ein Bild, eine Metapher hier nicht ausreicht, noch ein Vergleich: Als in unserem alten Haus auf der Gerbi der Küchenboden herausgerissen wurde, war es interessant, was im Hohlraum zum Vorschein kam: das Skelett eines mir unbekannten Tieres, der Kiefer einer Kuh, ein Teil einer Keramikschüssel aus der Zeit, wo noch der Geschirrflicker von Haus zu Haus ging und Scherben zusammenheftete, ein Kinderspielzeug, ein Bernhardinerhund aus Ton, auf dessen Rücken eine ausgetrocknete tote Maus lag. So ist es mit der menschlichen Seele: der Küchenboden kann gewichst und gefegt sein, unterhalb des Sichtbaren gibt es aber sozusagen noch einen Hohlraum mit allerhand teils interessanten, teils grauslichen Überresten aus der Vergangenheit. Jeder Mensch gleicht so einer alten Küche, die unter ihrem

Boden Dinge hat, von denen er nichts weiß. Und nun ist dies das verborgene Werk des Heiligen Geistes, daß er den Hohlraum renoviert, einen Garten anlegt und Blumen sät, ein verborgenes Paradies, einen Liebesgarten, wie ihn das Hohelied besingt: Das Hohelied Salomos enthielt ursprünglich profane Liebeslieder. Nun stehen sie im Zusammenhang der Heiligen Schrift und erhalten durch ihren Kontext einen neuen Sinn. So hat Bernhard von Clairvaux diese Lieder verstanden als Zwiesprache des lebendigen Christus mit einer lebendigen Seele, eine Erfahrung, in der die Seele aufhellt, in der die Seele heil wird.

Wenn ich das Hohelied lese, wird mir klar, wie wenig ich noch begriffen habe und wie mauerblümchenhaft unser Christentum geworden ist. Unser Glaube hat die vita sexualis verloren und die Agape gegen den Eros gestellt, was beiden nicht gut bekam. Der Reichtum an Liebe wich moralinsaurer Magerheit, ein Kältestrom floß von da an durch die Kirche. »Daß ich warme werd von Gnaden«, war nicht mehr vorgesehen. Da wirkt die Gesangbuchkorrektur wie unfreiwilliger Humor, daß Gott erbarm. Im Hohelied weht uns ein Wind der Freiheit an, und Dimensionen des Christseins gehen auf, die sich seit der Barockzeit verborgen haben. Wenn wir das Hohelied ausklammern, bleibt uns der Reichtum dessen, was Gott »in nobis« wirkt, vorenthalten:

»Mein Geliebter ist mein, und ich bin sein,
der auf Lilienauen weidet.
Bis der Morgenwind weht
und die Schatten fliehen,
komm her, mein Geliebter,
tu's der Gazelle gleich
oder dem jungen Hirsch
auf den duftenden Bergen« (2,16-17).

Und später:

»Ich bin meines Geliebten, und mein Geliebter ist mein,
er, der auf Lilienauen weidet« (6,3).

Gerade die heute immer noch in der Wissenschaft weithin herrschende Verpönung der allegorischen Deutung des Hoheliedes hat wesentlichen Anteil an der spirituellen Magersucht des heutigen Christentums. Dies Lied ist neu zu singen, damit die Seele aus ihrer Starrheit erwache und in die Bewegung und Ruhe der Liebe hineingezogen werde. Luther hat das »mein-dein«-Motiv Christus in den Mund gelegt und sein Liebesgeflüster in eine Strophe gefaßt. Während das Lied mit der Aufforderung zum Tanz beginnt »Nun freut euch lieben Christen gmein und laßt uns fröhlich springen«, reimt die siebte Strophe:

»Er sprach zu mir: Halt dich an mich,
es soll dir jetzt gelingen;
ich geb mich selber ganz für dich,
da will ich für dich ringen,
denn ich bin dein und du bist mein,
und wo ich bleib, da sollst du sein,
uns soll der Feind nicht scheiden«.

Mit dem, was Christus für uns tut, muß ein innerliches Tun unsererseits korrespondieren, das nie ohne äußere Frucht bleibt. Im bewußten Nachsprechen wirkt der Geist im Unerforschten der Seele und deckt nach und nach die Konsequenzen von Christi Heilswerk »in nobis« auf. Da kommen unter deinem Seelenboden nicht länger tote Knochen zum Vorschein, da blüht ein Gespräch, ununterbrochen, das Folgen hat; das Leben Christi in dir, das Leben dessen, der das Wort war. Im Gespräch zeigt der Geist das neue Leben, und wer sich mit ihm einläßt, entdeckt, daß er sich auf sein Glück einläßt. Da kommt zum Vorschein, was unter dem Küchenboden neu sich verbirgt. Der Katechismus hat einschlägige Erfahrung. Wenn seine Frage 58 sich erkundigt »Was tröstet dich der Artikel vom ewigen Leben?«, gibt er zur Antwort – (ich wiederhole hier nur den Anfang): »Daß, nach dem ich jetzt den Anfang der ewigen Freude in meinem Herzen empfinde, ich nach dem Leben die vollkommene Seligkeit besitzen werde«.

Es ist dies die gewalttätigste und für den Zeitgenossen wohl ärgerlichste Stelle im Katechismus, vielleicht auch die – wie soll ich sagen? – raffinierteste. Der Katechismus weiß, was ich empfinde, weil er mich den Glauben lehrt. Er kennt mein Inneres, weil er Gottes Werk »in nobis« kennt. Er hat Einblick in die Psychologie des Heiligen Geistes, d.h., er weiß, was der Geist in der Psyche wirkt. So verfügt er schon in Frage 1 über mein Herz, indem er mir entdeckt, daß der Heilige Geist mich ihm forthin zu leben von Herzen willig und bereit macht. Das ist schon ein starkes Stück, das sich der Katechismus hier leistet. Aber man kann sich darüber nur aufregen, solange man nicht bedenkt, daß keine Seele sich selbst bespricht. Sie wird besprochen, und der innere Monolog ist immer irgendwie auch ein Nachsprechen, reagiert auf ein äußeres Wort – ein Echo. Ihm leben heißt, ein Echo sein, ein Echo auch – seiner Seligkeit und Freude. Ein jüdischer Weiser meinte, das sei das schwerste Gesetz der Tora, welches uns befehle, während der Feste Freude zu empfinden. Die Frage 58 ist so kühn, das Empfinden der Freude einfach vorauszusetzen. An der Kirchweih herrscht eine ansteckende Freude. Aber der Katechismus weiß auch um das Gebot der Freude: Er zählt – in Frage 55 – seine Schüler zu der Gemeinschaft der Heiligen, »die an den Herrn Christus und allen seinen Schätzen und Gaben Gemeinschaft haben«. Die am Reichtum Christi partizipieren, sind gehalten, ihre Gaben »zu Nutz und Heil der anderen Glieder willig und mit Freuden einzusetzen« – noblesse oblige. Indem sie ihrer Schuldigkeit genügen, kehrt die Freude verstärkt zu ihnen zurück als Anfang ewiger Freude. »Wo man Liebe sät, wächst Freude empor.«

Die Versicherung ewigen Lebens verbindet der Katechismus – in Frage 52 – mit der Zusage der gnadenreichen Wiederkunft Christi, in der sichtbar wird, daß er »für alle meine Sünden vollkömmlich bezahlt« hat, wenn er »mich samt allen Auserwählten zu sich in die himmlische Freude und Herrlichkeit« nimmt. Hoffnung auf das Kommen Christi ist ihrem Wesen nach Freude, denn sie sieht der Freude entgegen.

Meine Frau lebte als Fünfzehnjährige vor Ausbruch des Krieges eine Zeitlang auf einem ostelbischen Rittergut bei einer traditionsreichen, mit der preußischen Geschichte aufs engste verbundenen adeligen Familie. Die Dame des Hauses las jeden Tag mit einer Freundin zusammen die Apokalypse des Johannes. Sie sagte zu der Fünfzehnjährigen: »Für mich ging in der Kristallnacht das Vaterland und alles, was damit zusammenhängt, verloren.« Wo der Heilige Geist im Unerforschten der Seele wirkt, wird ein Mensch sensibel für die Gegenwart. Im Januar 1945 mußte die Familie in der Winterkälte flüchten unter den entsetzlichen Bedingungen des Kriegsendes. Die Frau von G. lebte in dieser Zeit wie eingehüllt in einen Mantel der Freude, überzeugt, daß sie dem kommenden Herrn entgegengeht. Sie ist auf der Flucht gestorben und schaut nun, was sie geglaubt.

Eine kurzatmige Vernunft – unkritisch dem Totalitarismus des wissenschaftlichen Denkens verfallen – mag eine solche Haltung als illusionär abtun. Ich aber möchte mich nicht durch eine Frau beschämen lassen, die länger lebt als jede Wissenschaft: »Ihm leben sie alle:« Wir können gegen den Katechismus nur opponieren, solange wir uns selbst in spiritueller Debilität absolut setzen und das Wirken Gottes in uns leugnen. Der Atheismus ist immer dumm – auch wenn er sich wissenschaftlich gibt. Es kommt einer Selbstverstümmelung gleich, wenn ich mein Empfinden zensurierend gegen das Werk des Geistes in mir abschotte. Meinen Empfindungen gegenüber bleibe ich skeptisch; aber das Wort, das Wort lasse ich gelten, und wenn ich es gelten lasse, weckt es auch Empfindungen, neue Empfindungen, und wer den Glauben lehrt, weckt ein Gefühl. So formuliert Paulus in der Areopagrede den Auftrag der Menschheit: »Sie sollten Gott suchen, ob sie ihn ertasten« – Luther übersetzt »fühlen«, die Zürcherbibel »spüren« – »und finden könnten; denn keinem von uns ist er fern«. Du kannst nicht Gott suchen und im Namen deines Herzens dem Katechismus widersprechen, der dir entdeckt, was Gott in dir wirkt. Du mußt dich schon in das Gespräch verwickeln lassen, in dem das ewige Leben lebt. Indem der Heilige Geist sein Werk in uns tut, kommt etwas ins Herz, was sonst dem Herzen fremd und unbekannt bleibt, »der Anfang der ewigen Freude« und mit diesem Anfang hat auch schon eine Willigkeit und Bereitschaft des Herzens begonnen, »ihm forthin zu leben«. Wehre dich nicht gegen den Anfang, auch nicht gegen die kleinste Spur des Anfangs. Entsage vielmehr der Selbstzensur deiner Zweifel, und bedenke: Eigentlicher nimmt man Gott im Entbehren als im Nehmen. Nimm dich und dein Entbehren aber nicht so wichtig. Nimm Gott wichtig und sein Werk. Wenn du jetzt auf dein Herz schaust und auf deine Empfindungen blickst, orientierst du dich in die falsche Richtung; dann umarmen dich nur allzu leicht die Skrupel, und du verweigerst den Tanz – zu deinem eigenen Bedauern vielleicht. Darum wehre dich nicht gegen den »Anfang«. Die Freude wartet auf dich. Was ein Paul Gerhardt erfahren hat, wirst du auch einmal erfahren. Verschließe dich nicht der Zukunft, deiner Zukunft, in der Gott auf dich zukommt:

»Du bist ein Geist der Freuden,
von Trauern hältst du nicht,
erleuchtest uns im Leiden
mit deines Trostes Licht.
Ach ja, wie manches Mal
hast du mit süßen Worten
mir aufgetan die Pforten
zum güldnen Freudensaal.«

Lob der Schwachheit

Die Bibel mahnt zur Stärke und lobt die Schwachheit: Gott wäre grausam, wenn er etwa nur die Stärke, und er wäre ungerecht, wenn er nur die Schwäche loben würde. Er ist darin die Liebe, daß er unsere Kraft, unsere Stärke will, aber die Schwachheit nicht verneint, ja sie der Stärke vorzieht. »Im übrigen werdet gekräftigt im Herrn und in der Macht seiner Stärke!« – »Was vor der Welt schwach ist, das hat Gott erwählt«. Die Gnad tut er nicht sparen, den Schwachen ist er hold. Darum gilt beides gleichzeitig als ganz großes Ja zum Menschen: ». . . seid mannhaft und seid stark«. – »Er hat nicht Lust an der Stärke des Rosses, nicht Gefallen an den Schenkeln des Mannes. Dem Herrn gefallen, die ihn fürchten«.

Eine sportliche Spiritualität hat die Mahnung zur Stärke gehört; sie bekommt einen unmenschlichen Zug – so wie sportliches Training eben einen unmenschlichen Zug bekommen kann – wenn sie nicht das Lob der Schwachheit gelten läßt und nicht realisiert, daß die Mahnung zur Stärke eine Voraussetzung hat: den Schwachen ist er hold.

Die Spannung, die sich hier auftut, wird in besonderer Weise aktuell in dem, was die Bibel »Versuchung« nennt: Wenn ein Examen einen Fähigkeitsnachweis intendiert – wie etwa die Reifeprüfung den Weg zum akademischen Studium auftut –, so sucht die Versuchung zunächst den Erweis der Unfähigkeit. Eröffnet das Examen, wenn es bestanden wird, eine positive Zukunft, so eröffnet die vollendete Versuchung eine negative Zukunft. Versuchung ist ein Examen des Nichts, und da zeigt sich der Unterschied zwischen Examen und Versuchung: Wer an einer Universität studiert, wird nach einigen Semestern – hoffentlich – examensreif. Er kann sich – unter Vorlage der nötigen Scheine und Diplome – zum Examen melden; dann erfolgt – wenigstens in meinem Fach – noch eine intensive Vorbereitungszeit, in der »gepaukt« wird, in der man sich das Examenswissen – was nicht gleichzusetzen ist mit der im Studium angeeigneten Bildung – aneignet. Kommt dann das Examen selbst, untersuchen die Examinatoren, was der Kandidat weiß oder nicht weiß, was er kann oder nicht kann, und je nachdem wird der Student das Examen bestehen oder durchfallen. Ein Examen ist ein Verhör, eine Untersuchung, die in jedem Fall über die Zukunft entscheidet; und die Noten – wenn sie gerecht sind – loben die Stärken und tadeln die Schwächen des Studenten. Nun zeigt die Erfahrung, daß eine Verlängerung des Studiums nicht unbedingt zu einem besseren Examen verhilft, daß aber unter Umständen mit den Semestern die Angst vor dem Examen wächst. Als Gymnasiast seinerzeit in Bern lernte ich einen Studenten kennen, der schon sechsunddreißig Semester hinter sich gebracht hatte. Er hat meines Wissens nie Examen gemacht.

Im Horizont sportlicher Spiritualität ist jede Erprobung, jede Versuchung als ein Examen zu begrüßen und willkommen zu heißen, auch die Anlage zur Schwermut! »Verlassenheit meißelt uns aus, und erduldete Finsternis ist Vorläufer starken Lichts« – schrieb Juan de la Cruz am 6. Juli 1581 im Gedanken an seine Gefangenschaft. Wenn Romano Guardini in seinem Lebensbericht den Weg in die Berufung zum Priestertum beschreibt, bemerkt er: »Auch habe ich von Kind auf ein Erbe von Schwermut von der Mutter her in mir getragen. Ein solches Erbe ist an sich nicht schlimm; es ist der Ballast, der dem Schiff seinen Tiefgang gibt. Ich glaube nicht, daß es eine schöpferische Begabung und ein tieferes Verhältnis zum Leben ohne schwermütige Veranlagung gibt. Man kann sie nicht beseitigen, wohl aber sie ins Leben einordnen. Dazu gehört, daß man sie in einem innersten Sinne von Gott her annimmt, und sie in Güte für den anderen Menschen umwandelt«. Die Schwermut ist etwas Negatives – ein Ballast – mit einer positiven Wirkung: Sie gibt dem Schiff Tiefgang. Schwermut ist von Übel, eine Last, störend und überflüssig dazu, aber sie ist notwendig, will man nicht auf der Oberfläche dahintreiben. Schwermut wäre dann unterwegs zu einer Qualität, die als Defekt erfahren wird. So meinte – nach Cicero – schon Aristoteles, daß alle Begabten Melancholiker seien. Vielleicht hat hier ein Heide etwas geahnt von göttlicher Erwählung, wer weiß.

Ursula Goldmann-Posch beschreibt in »Stunde Null der Depression« den kreativen Ertrag ihrer Depression: »Entscheidend ist, was der Trauerkranke selbst aus dieser Stunde Null der Depression macht. Ich habe gelernt, mit der verwundbaren Stoffwechsellage meiner Seele zu leben. Diesen scheinbar verbrieften Anspruch auf Unversehrtheit habe ich seit meiner Erkrankung aufgegeben. Ich bin nachdenklicher geworden, umsichtiger im Umgang mit anderen und mit mir selbst.« Hier spricht jemand aus einer sportlichen Spiritualität heraus; das Umsichtiger-Werden hat überraschende Folgen. Robert Burtons Warnung vor dem Müßiggang wurde befolgt: »Wenn mir einer gesagt hätte, daß ich ein oder gar mehrere Bücher schreiben würde, ich hätte mit dem Zeigefinger an die Stirn getippt. Und ich schrieb. Oder besser, Es schrieb. Durch mein erstes Buch (›Tagebuch einer Depression‹) führte ich mir nochmals, gleichsam in einer Katharsis der Niederschrift, meine eigene Trauer vor Augen. Im zweiten und dritten Buch (›Unheilige Ehen‹, ›Wenn Mütter trauern‹) litt ich mit den anderen: In zahlreichen Gesprächen mit Betroffenen trauerte ich um den Identitätsverlust jener Frauen, die eine ›Priester-Ehe‹ im Schatten des Zölibats führen. Und ich weinte mit jenen Müttern, die mit dem Tod ihres Kindes auch ein Stück ihrer selbst zu Grabe getragen haben. Schreibend habe ich Kinder aus Papier geboren. Keine Totgeburten, sondern lebendige Wesen, die einen ständigen Austausch mit Menschen in Trauer und Krise erfordern. Diese ›Trauerarbeit‹ des Schreibens läßt mich hellhörig bleiben für die allgegenwärtige Verwundbarkeit und Trostbedürftigkeit des Menschen.«

Wer – im Wissen um sein eigenes Versehrtsein – hellhörig wird und bleibt »für die allgegenwärtige Verwundbarkeit und Trostbedürftigkeit des Menschen«, der ist unterwegs zu jener Vollkommenheit und Ganzheit, von der der Jakobusbrief spricht: »Achtet es für lauter Freude . . . wenn ihr in mancherlei Versuchung geratet.« Diese macht stark, hilft zu guter Kondition, macht das Lebensschiff seetüchtig: ». . . und erkennet, daß die Erprobung Geduld wirkt! Die Geduld aber soll ein vollkommenes Werk zur Folge haben, damit ihr vollkommen und ganze Leute seid, die in nichts einen Mangel haben« (1,2-4). Wo Schwermut ins Leben eingeordnet wird, bleibt das vollkommene Werk nicht aus. Die Versuchung befähigt wie ein bestandenes Examen.

So steht auch zu Beginn der Wirksamkeit Jesu die Versuchungsgeschichte, aus der Jesus als der Vollkommene hervorgeht: »Da verläßt ihn der Teufel; und siehe, die Engel traten herzu und dienten ihm«. Der Erlöser hat die Prüfung bestanden, und wenn die Engel ihm dienen, nehmen sie nicht nur die Stelle ein, die der Satan verlassen hat, vielmehr blitzt schon Vollendung auf, das zweite Kommen in großer Macht und Herrlichkeit im Verein mit den Engeln.

Zwischen der »mancherlei Versuchung«, in die wir geraten können, und der Versuchung, in die Jesus hineingeführt wurde, besteht aber offensichtlich ein qualitativer Unterschied, denn die Versuchung, die er erduldete, mutet er den Seinen offenbar nicht zu. Das Schlußexamen, das er nach der Fastenzeit zu bestehen hatte, möchte er uns ersparen. Er weiß: Wer den Glauben lernt, wer die Gottesgelehrsamkeit studiert, hat nie ausgelernt, ist nie gut genug vorbereitet. Er bleibt ein ewiger Student. Und vielleicht wächst mit den Jahren die Scheu vor dem Examen und die Besorgnis, man könnte durchfallen. Wer den Glauben lernt, wird nie examensreif. Da ist es denn gut, daß Jesus selbst Verständnis hat für seine ewigen Studenten und sie beten lehrt, daß sie nie ins Examen kommen:

> Frage 127: »Was ist die sechste Bitte?
>
> Und führe uns nicht in Versuchung,
> sondern erlöse uns von dem Bösen,
> das ist:
> Weil wir aus uns selbst so schwach sind,
> daß wir nicht einen Augenblick
> bestehen können,
> und dazu unsere abgesagten Feinde,
> der Teufel, die Welt und unser eigen Fleisch,
> nicht aufhören, uns anzufechten,
> so wollest du uns erhalten und stärken
> durch die Kraft deines Heiligen Geistes,
> auf daß wir ihnen
> mögen festen Widerstand tun
> und in diesem geistlichen Streit
> nicht unterliegen,
> bis daß wir endlich den Sieg
> vollkömmlich behalten.«

Die Menschwerdung macht Gott selbst schwach. Zuerst liegt er hilflos in der Krippe, und zuletzt braucht er einen, der ihm das Hinrichtungsholz zur Richtstätte trägt, Jesus ist schwach und doch »der schönste unter den Menschenkindern«; Wind und Wellen sind ihm gehorsam. Sein Nachfolger folgt ihm in die Schwäche nach. Sein Auftreten ist schwächlich, aber er sagt: »Wenn ich schwach bin, bin ich stark!«

Und die Frauen? Der Apostel mahnt die Männer, einsichtig bei ihnen zu wohnen und sie zu ehren als den schwächeren Teil. Frauen sind schön, nicht weil sie stark, sondern weil sie schwach sind.

Der schwache Jesus, der schwache Apostel und das schwache Geschlecht verdeutlichen, was der Säugling in den Windeln und der Sterbende in dem Linnen uns ahnen lassen: Hilflosigkeit gehört zum Menschen, ist ihm wesentlich, und die Krafthuberei des »Hilf dir selbst, so hilft dir Gott« erweist sich als gottlose Lüge.

Der schwache Jesus und sein Apostel machen die Erwählung der Schwachheit deutlich: Der aus eigener Kraft sich nicht aus den Nägeln zu befreien vermag, ist der geliebte Sohn, an dem der Vater Wohlgefallen hat, so daß er ihn nicht im Totenreich läßt. »Was schwach ist vor der Welt«, ist schön vor Gott; unsere Hilflosigkeit rührt sein Herz. Nicht die Muskeln eines Gewichthebers noch die Haut eines Rinozerosses zeichnen mich vor Gott aus, vielmehr meine Verletzlichkeit und all das, was mir zum Gewichtheber und anderen schönen Dingen fehlt: »Er hat nicht Lust an der Stärke und nicht Gefallen an den Schenkeln des Mannes. Dem Herrn gefallen, die ihn fürchten, die auf seine Güte harren«.

Wenn es anders wäre, hätte Gott schon längst einer Menschheit geholfen, die gerade in unserer Zeit wie nie zuvor eine Meisterschaft herausgebildet hat, sich in allen Sparten selbst zu helfen, und dabei nehmen die Löcher im Himmelsgewölbe ebenso zu wie die Defekte an den Seelen. Im Defekt meiner Seele sehe ich mich allein. Versuchung isoliert, und die wachsende Bedrohung der Umwelt macht mich als einzelnen erst recht hilflos.

Jesus aber lehrt die Bitte in der Mehrzahl: »Führe *uns* nicht in Versuchung.« Der Irrtum des Depressiven, er sieht sich in der Einzahl. Sicher, Jesus wurde als einzelner versucht, und das gibt es, daß ein einzelner versucht wird, aber die kollektiven Versuchungen sind die gefährlichen, und Schwermut ist heute eine kollektive Versuchung, die – so paradox es klingt – dem einzelnen vorgaukelt, er allein, er nur sei der Geschüttelte, der Geschlagene, dabei ist es der Geist der Zeit, der erst die individuelle Schwermut möglich macht. Der Katechismus aber lehrt uns das Bitten, »weil wir aus uns selber so schwach sind, daß wir nicht einen Augenblick bestehen können«.

Vielleicht hängt die Schwermut der Zeit mit dem Unwillen des Menschen zusammen, hilflos zu sein und sich helfen zu lassen; dann gleiche ich dem Käfer in der Badewanne, der am Rand hochklettert, bis er herunterfällt, möglicherweise auf den Rükken. »Führe uns nicht in Versuchung«, heißt: »Laß mich nicht an den Wänden hochkäfern.«

Aber nun im Plural. Schon das gehört zur Lüge, zum Selbstbetrug, daß ich nur mit meinem Hochklettern und Auf-den-Rükken-Fallen befaßt bin, und die neben mir nicht wahrnehme. Schon so beginnt Heilung, daß ich mich in der Lage des Säuglings und des Sterbenden erkenne und also das Exemplar des Ganzen, daß ich mir nicht selbst helfen kann. Darum bete ich mit dem schwachen Jesus und mit allen Schwachen dieser Erde: »Führe uns nicht in Versuchung«.

Wenn mein »einiger Trost« darin besteht, »daß ich nicht mein eigen bin«, daß ich einem anderen gehöre, dann kann ich aus mir selbst »nicht einen Augenblick bestehen«, und meine Nächsten wie meine Fernsten können es auch nicht. So eröffnet der Katechismus eine Optik des Verstehens für eine Menschheit, die fortwährend versucht, sich selbst zu helfen mit dem Erfolg, daß sie sich zunehmend selbst gefährdet, ja zerstört. Wenn das aber so ist, dann habe ich keinen Grund, mich anzuklagen, weil ich schwermütig bin. Ich habe aber Grund die sechste Bitte zu beten, nicht nur im Klagen, sondern auch im Danken, weil mich die sechste Bitte zu einem besseren Verstehen meiner selbst führt, indem ich mir gegenüber mehr Freiheit gewinne – auch der Ballast in meinem Leben, auch das Beschwerende gehört nicht mir. Auch meine Schwermut gehört dem, dem ich gehöre.

Weil dieser Sachverhalt so schwierig zu begreifen, so mühevoll nachzuvollziehen ist, darum wird ein unpassender Vergleich hier am besten passen: Im Reifeprozeß sammelt sich beim Emmentaler Käse ein wenig Salzwasser in seinen Löchern – und so schmeckt der Käse besonders gut. Dem Menschen geht es wie dem Käse. Im Reifeprozeß seines Lebens bekommen wohl alle irgendwelche Löcher in der Seele, in denen sich Bitteres sammelt. Gerade deswegen liebt ihn Gott, und es ist ein Irrtum, zu meinen, eine christliche Seele müsse einem Pudding gleichen und durch und durch süß sein. Jesu Jünger sind nicht der Zucker aller Welt, sondern das Salz der Erde. Wie sollte ich da all das Bittere, das sich in mir angesammelt hat, nicht dem überlassen, der alles neu macht.

Und es ist ein Irrtum, zu meinen, christliche Seelen dürften keine Löcher haben. Darauf kommt es nicht an, wie große und wie viele Löcher einer in seiner Seele hat und wieviel Bitterwasser sich in ihnen sammelt, vielmehr kommt es darauf an, daß ich auch mit gelöcherter Seele Jesu Christi eigen bin; dann ist das Bittere und Schwere in meiner Seele nicht meine sondern seine Sache. Der Versucher aber gaukelt mir vor, das wäre nicht wahr.

Auch pumpt er das Bittere an die Oberfläche und gibt ihm Stimme und fordert von dir, du müßtest dich selbst entbittern.

»Es hat euch noch keine Versuchung erfaßt als nur menschliche«. Hiob hat eine übermenschliche Versuchung erduldet. Nach der Rahmenerzählung hatte ihn der Satan auserbeten zu einem Examen, und da wird ihm sogar Gott zu viel, lebt er doch im Antisegen des Gerichts; da sehnt er sich nach den Gnaden des Alltags: »Was ist doch der Mensch, daß du ihn groß achtest und daß du dich um ihn kümmerst?, daß du ihn heimsuchst jeden Morgen und jeden Augenblick ihn prüfst? Wann endlich blickst du von mir weg und lässest mir Ruhe, einen Augenblick nur?« So spricht einer, den mehr als menschliche Versuchung erreicht hat und der gerade deshalb um die Gewährung des Gewöhnlichen bittet – um den Feierabend eines Tagelöhners. Es mag wohl sein, daß unserer Zeit noch andere Versuchungen drohen als nur menschliche und individuelle.

In den Tagen, in denen ich den Katechismus meditierte, hörte ich, daß der Ayatollah seine Häscher ausschicke, um den Verfasser der »Satanischen Verse« zu töten. Im Namen Allahs, des einzigen Gottes. In den Medien sagten sie immer wieder, in diesem Vorgang stoße das Mittelalter mit der Gegenwart zusammen. Ich halte eine solche Rede nach Auschwitz für naiv; die Hinrichtung Rushdies hat eine neue Qualität gegenüber dem Terror im eigenen Land. Hier greift – im Namen Allahs – der Terror über die Grenzen, und das, scheint mir, sei nur ein Anfang. Darum nicht nur: »Und führe uns nicht in Versuchung«, sondern auch: »erlöse uns von dem Bösen«.

Luther hat übersetzt »erlöse uns von dem Übel«. Die Einheitsübersetzung ist da genauer: »sondern rette uns von dem Bösen«. Im Fortschritt der Weltgeschichte gibt es eine Apokalypse des Bösen. Darum vereinigen sich die Christen mit dem Christus, der im hohepriesterlichen Gebet betet, »daß du sie vor dem Bösen bewahrest«. Wie denn auch ein Abendmahlsgebet der frühen Christenheit mit der Bitte abschließt: »Gedenke Herr, deiner Gemeinde, sie zu retten von allem Bösen«.

Die Bedrohung der Menschheit, wie sie sich im Todesurteil über Rushdie manifestiert, zeigt, daß übermenschliche Versuchungen religiöser Art sein können. Darum eignet der sechsten Bitte eine universale Aktualität:

»Und führe uns nicht in Versuchung,
sondern erlöse uns von dem Bösen,
das ist:
Weil wir aus uns selbst so schwach sind,
daß wir nicht einen Augenblick
bestehen können,
und dazu unsere abgesagten Feinde,
der Teufel, die Welt und unser eigen Fleisch,
nicht aufhören, uns anzufechten,
so wollest du uns erhalten und stärken
durch die Kraft deines Heiligen Geistes,
auf daß wir ihnen
mögen festen Widerstand tun
und in diesem geistlichen Streit
nicht unterliegen
bis daß wir endlich den Sieg
vollkömmlich behalten.«

Der Katechismus nennt drei »abgesagte« d.h. erklärte Feinde der Beter. Feinde: Es gehört zu den Merkmalen bürgerlicher Religion, daß man die Existenz von privaten Feinden verdrängt, wie man umgekehrt gerne ein kollektives Feindbild pflegt. So wird der Spießer am Grabe gelobt, der keine Feinde hatte. Und warum hatte er keine Feinde? Am Ende deswegen, weil er immer mit den Wölfen heulte und sich nie für Recht und Gerechtigkeit engagierte?

Dietrich Bonhoeffer schreibt zu Beginn seiner Schrift »Gemeinsames Leben«: »Jesus Christus lebte mitten unter seinen Feinden. Zuletzt verließen ihn alle Jünger. Am Kreuz war er ganz allein, umgeben von Übeltätern und Spöttern. Dazu war er gekommen, daß er den Feinden Gottes Frieden brächte. So gehört auch der Christ nicht in die Abgeschiedenheit eines klösterlichen Lebens, sondern mitten unter seine Feinde. Dort hat er seinen Auftrag, seine Arbeit.«

Und nun das Trio der erklärten Feinde: Erstens der *Teufel*: Ich glaube nicht an den Teufel; aber ich kenne ihn – leider. Ich nehme ihn nicht ernst; aber vielleicht nimmt er mich ernst. – Wo habe ich ihn kennengelernt? Nicht in einem Bordell, wo ich nie war, sondern auf der Kanzel. Als junger Prediger, vor allem bevor ich zu predigen anfing. Da erfuhr ich auch, wie wahr der Apostel spricht: »So unterwerft euch nun Gott; widersteht aber dem Teufel, so wird er vor euch fliehen«. Luther, der einschlägige Erfahrungen hatte, lehrt in einer Predigt ähnlich wie der Katechismus: »Wenn Gott dich nicht hält, hat dich der Teufel in einem Augenblick verführt«.

Hinter der Redensart »Man soll den Teufel nicht an die Wand malen« verbirgt sich eine tiefe Wahrheit, wie denn überhaupt Redensarten es in sich haben, sei es die Wahrheit, sei es die Lüge. Als Gymnasiast habe ich einmal den Teufel gespielt. In einem roten Trikot am Thunersee mußte ich den Kain verführen, der wollte nicht und ich mußte als Teufel hart kämpfen, bis ich den Xander Bäschlin, der den Kain spielte, so weit hatte, daß ihm große Schweißtropfen über die Stirn rannen, was beim Teufel eine teuflische Freude »Ha, ich habe ihn« auslöste. Wenn ich mich recht entsinne, bin ich nach der Aufführung krank geworden; war mir die Rolle auf den Leib geschrieben, so bot sie mir eine unmögliche Möglichkeit, ein Teufel zu werden. Später habe ich dann Selbstbildnisse eines malenden katholischen Priesters gesehen, eines als Teufel, das andere als Christus – die mögliche und die unmögliche Möglichkeit des Menschen. Nein, ich möchte mich auch nicht als Teufel an die Wand malen. Ich möchte auch nicht aus lauter Teufelei krank werden, dessen Rolle darf ich, will ich nicht spielen; aber ich meine nicht, daß mir sein Kostüm nicht mehr passen würde.

Indem die Aufklärung den Teufel mit Hilfe ihrer Vernunft vertrieb, kam es zu einer Ignoranz dem Bösen gegenüber, zu einer naiven Wissenschafts- und Fortschrittsgläubigkeit, die inzwischen Ozonlöcher in den Himmel gefressen hat. Die bürgerliche Religiosität hat keinen Platz für den Teufel, und ist darum völlig ungeschützt der Versuchung gegenüber, denn das gehört zum Teufel, daß er als Meister der Harmlosigkeit auftritt, er hat keinen Pferdefuß, sondern Gummisohlen und mag es, wenn man ihm keine Realität zumißt. Der Teufel ist ein Lügner und ist ein Vater der Lüge – auch in der Form, daß er sich selbst zur Bagatelle macht und das Inkognito wahrt. Er wäre nicht der Versucher, wenn er uns nicht vormachte, es gäbe ihn gar nicht, und er wäre nicht der Versucher, wenn er nicht – im Gegensatz zum fleischgewordenen Wort des Christus – das personifizierte Unwort wäre, die Verdichtung des Nichts.

Als Diabolos ist er der Durcheinanderbringer, der Durcheinanderrüttler, der Verstimmer. In der Verstimmung stimme ich selbst mit ihm überein, und in der Schwermut sage ich ihm nach, was er mir einflüstert, daß ich nichts bin, nichtig bin, nichts kann und nichts mag, daß nichts mit mir los ist. Jesus hat dem Apostel Petrus, dem Felsenmann, versichert: »Siehe, der Satan hat sich euch von Gott ausgebeten, um euch im Sieb zu schütteln wie Weizen« – und da meint so ein Menschenkind, es dürfe bitte nicht geschüttelt werden: es dürfe nicht unter Verstimmungen leiden. »Ich aber habe für dich gebeten, daß dein Glaube nicht aufhöre«. Er hat auch für dich gebeten, mein schwermütiger Freund, und wenn du dir sagen mußt, daß du den Glauben verloren hast, dann sage ich dir, das ist eine Einflüsterung des Teufels, das ist Lüge. Ich weiß es. Ich habe hier einige Erfahrung.

Zweitens die *Welt*: Die Erde ist gut, aber die Welt ist schlecht. Die Erde trieft von Gottes Herrlichkeit, aber die Welt liegt im Argen d.h. im Teufel. Die Erde ist des Herrn, aber der Versucher bietet dem Herrn alle Reiche der Welt an. Die Welt erscheint im Katechismus als Feindin der Beter. Das zeigt sich schon darin, daß sie den Betern keine Zeit zum Beten läßt. Wenn du dich zum Beten anschickst, kommt sofort Frau Welt in dein Kämmerlein und flüstert dir zu, daß jetzt das zu machen dringlich und jenes zu tun notwendig wäre, und vielleicht solltest du am Morgen eher Zeitung lesen und die Nachrichten hören, bevor du betest. Die Welt, die im Argen liegt, hat keine Zeit, sie lebt im Zeitverlust, und Beten – so die Lüge der Welt – ist allemal unproduktive Zeit. Jetzt hast du dringenderes zu tun als zu beten. So redet die Welt, damit du mit ihr im Argen liegst.

Am Beispiel des Betens wird deutlich, wie genau der Katechismus unsere Situation beschreibt, wenn er meint, daß unsere »abgesagten«, unsere erklärten Feinde nicht aufhören uns anzufechten: Wenn die Heilige Schrift zum unablässigen Beten mahnt, dann hält die Welt uns dauernd ab, den Kontakt mit dem Ewigen zu suchen und bindet uns an das Vergängliche. Die Welt ist gegen uns, indem sie uns keine Zeit läßt.

Die Welt als Feindin der Beter ist auch der Seele gram und macht sie ruhelos; sie wird zur Zwingherrin der Menschen. Die Feindschaft der Welt wirkt sich aus als Zwang, knechtet die Menschen durch die sogenannten Sachzwänge – des Wirtschaftswachstums beispielsweise. Da geht man in den Sielen und stirbt in den Sielen. So soll Bismarck am 4. Februar 1888 im Preußischen Abgeordnetenhaus den Gedanken an einen Rücktritt mit den Worten zurückgewiesen haben: »Ein braves Pferd stirbt in den Sielen«. Ein braves Pferd ist ein armes Pferd, das, in seinem Geschirr gefangen, den Karren ziehen muß, bis es krepiert und eben »in den Sielen« stirbt. Die Welt möchte Geschirr sein und dich vor ihren Wagen spannen.

Könnte es sein, daß der Hang zur Schwermut mit den Scheuklappen zusammenhängt, die man dem »braven Pferd« angeschirrt hat? Man hält es nicht aus, daß die Welt eben vom Fürsten dieser Welt regiert wird und daß sein Regiment ein Schrekkensregiment darstellt, das auf Katzenfüßen durch die Nacht schleicht. Irre ich mich, wenn ich an Depressiven ein Verdrängen und Ignorieren der Welt als Feindin beobachte? Ludwig Richters Bilder sind einem näher als die Schreckensvisionen eines Francesco Goya. Was ist in diesem Fall zu tun? Wie soll ich mich in diesem Fall verhalten? Davon wird noch die Rede sein müssen. Aber vorerst muß der dritte Feind ins Visier genommen werden:

»Unser eigen *Fleisch*«, das sind wir selbst in Person. »Fleisch und Blut kann das Reich Gottes nicht erobern«. Nicht nur ist der Mensch dem Menschen ein Wolf, vielmehr ist der Mensch sein eigener Wolf. Es ist viel gewonnen, wenn wir hier – über unsere mögliche Selbsterfahrung hinaus – uns Klarheit verschaffen darüber, wer wir sind. Melancholie setzt voraus, daß wir den Menschen, »unser eigen Fleisch« nicht kennen, was uns dann ermöglicht, uns selbst – sozusagen privatim – für unsere eigene Katastrophe zu halten.

Mit der Welt liegt auch unser Selbst im Argen. Indem wir auf der Welt sind, da sind, werden wir schon schuldig. Wir töten Tiere, um zu leben, reißen Pflanzen aus, um zu essen. Wir können nicht anders leben, als lebend Leben zu zerstören. Ich töte, also bin ich – auch wenn ich kein Fleisch esse. Diesem Töten entspricht, daß wir Gott selbst getötet haben, als er zur Welt kam. Wir leben im Mord. Weil wir Leben vernichten, indem wir sind, ist es verständlich, daß ein Seelenkenner vom Rang eines Paulus das Gesetz im Verbot des Begehrens zusammenfaßt (Röm 7,7). Der Appetit, der Hunger, das geschlechtliche Verlangen dient dem Lebensunterhalt und der Fortpflanzung und damit der Fortsetzung tötenden Daseins. »Unser eigen Fleisch« ist unser eigener Feind, indem es vom Begehren gesteuert wird.

Daß wir Menschen Sünder sind, wird schon daran deutlich, daß wir gar nicht anders leben können als auf Kosten anderer. Das Natürliche ist unter diesem Aspekt schon verderbt, während es seiner Anlage nach »sehr gut« sein müßte. Wenn ich auch die Tatsache nicht umlügen kann, daß ich nur als Tötender zu leben vermag, so wird die Art und Weise, wie ich töte, wichtig. Ich kann nicht leben ohne Begierde. Das gute Gebot

Gottes verbietet nicht die Begierde als solche, sondern ihre Zielrichtung auf den Nächsten, die immer schon Raub intendiert. Und hier könnte es sein, daß »unser eigen Fleisch« zu unserem Feind wird, indem es unseren Blick in einer Scheinradikalität des Denkens auf das Negative fixiert und uns hindern will, wider allen Anschein – auch durch alles Töten hindurch – den lebenserhaltenden Schöpfer und Erlöser zu erkennen.

Zu allen Zeiten hat es Menschen gegeben, die den angedeuteten Sachverhalt auf Gott projizierten, dergestalt, daß sie den Schöpfer verteufelten und damit Vorbehalte gegen das Essen anbrachten und die Ehe ablehnten. Schon im Neuen Testament werden »Lügenredner« apostrophiert, »die verbieten zu heiraten, und gebieten, sich von Speisen zu enthalten«. Gegen diese Lehre wird eingewandt, daß Gott doch die Speisen erschaffen hat, »damit sie mit Danksagung genossen werden«. Dann argumentiert die Heilige Schrift: »Denn alles von Gott Geschaffene ist gut, und nichts ist verwerflich, wenn es mit Danksagung empfangen wird; denn es wird durch Gottes Wort und durch Gebet geheiligt« (1Tim 4,1-5). Die Güte der Schöpfung wird hier aus der Erkenntnis Gottes hergeleitet. Wenn ich von der Liebe des Schöpfergottes absehe, kann ich den Schluß ziehen, daß der Böse, der Demiurg, die Welt eingerichtet habe, und daß es kein göttliches »sehr gut« gebe. Im Wahrnehmen des lebendigen Gottes wird seine Herrlichkeit durch allen Tod hindurch auch in der Natur sichtbar. »Wer Gott erkennt, der erkennt auch die Kreatur, versteht sie und hat sie lieb. Denn in der Kreatur sind die Fußstapfen der Gottheit« (Luther).

So ist auch die Begierde der guten Schöpfung zuzuzählen. Fast möchte ich sie mit dem Feuer vergleichen:

> »Wohltätig ist des Feuers Macht,
> Wenn sie der Mensch bezähmt, bewacht
> . . .
> Doch furchtbar wird die Himmelskraft,
> Wenn sie der Fessel sich entrafft.
> Einhertritt auf der eignen Spur
> Die freie Tochter der Natur.«

Wie das Feuer, »die freie Tochter der Natur«, zur Furie wird, »wenn sie der Fessel sich entrafft«, so wird die Begierde da zur Feindin, wo sie sich absolut setzt. So bemerkt Robert Burton: »Es ist nur zu wahr, daß Völlerei, der alles verschlingende Bauch, mehr Opfer fordert als das Schwert«. Das Begehren verführt zum

Übermaß: »Heftig beschwert der Leib, von gestrigen Unmaßsünden beladen, die Seele zugleich«, weiß schon Horaz.

Als junger Mensch hatte ich ein Gespräch mit Alfred Sager, der sagte mir: »Der Teufel verführt dich zur Sünde; dann klagt er dich im Gewissen an.« »Unser eigen Fleisch« wird uns auch im Gewissen zum Feind. Die Schwermütigen sind gewissenhafte Menschen, streng gegen sich selbst. Das Gewissen klagt sie an. Die Selbstvorwürfe nehmen kein Ende und lähmen allen Lebensmut. In der Schwermut sitzt der Mensch im Dunkel wie Jona im Bauch des Fisches. Aber er soll nicht im Bauch bleiben.

Die Schwermut gleicht hier dem Wal, der sein Maul weit auftut. Der Schwermütige hat solches Verschlucktwerden erfahren. »Denn es kann freilich des Walfisches Rachen nichts anderes denn ein schreckliches Gebilde gewesen sein für den armen, verlorenen und sterbenden Jona, als sich das Maul des Fisches so weit hat aufgetan und die scharfen Zähne umhergestanden wie spitze Balken und so ein weiter Kellerhals in den Bauch hinein. Heißt das Trösten im Tod? Ist das der freundliche Blick im Sterben? Daß Sterben und Tod nicht genug sein soll?« So hat Luther in seiner Auslegung des Propheten gefragt und dann geantwortet: »Das heißt, meine ich, ein Glaube ja ein Kampf und Streit des Glaubens. Da ist ein Kampf und Sieg unter der größten Schwachheit verborgen. Wie zeigt uns hier Gott, was sein Wort und Glaube vermag, daß alle Kreaturen ihm nichts abzubrechen vermögen, auch nicht Gottes Zorn selbst, wenngleich alles aufs Höchste und Greulichste tobet. Aber Jona hat aller Welt hiermit zeigen müssen, wie sein Herz gestanden sei und wie eines jeglichen Gläubigen Herz in gleicher Anfechtung stehe ... Denn gleichwie das Meer mit aller Ungestümigkeit Jona ersäufen will, dazu der Walfisch ihn verschlingt und verzehren will, also fühlet das Gewissen eitel Ungestüm von Gottes Zorn und Tod und will die Hölle und die ewige Verdammnis schlecht die Seele fressen«.

Im Gewissen sperrt der Fisch sein Riesenmaul auf, um den armen Jona zu verschlingen. Hans Iwand kommentiert: »Bei Luther irrt das irrende Gewissen darin, daß es die Wahrheit sagt. Das irrende Gewissen hat ja recht; alles, was es sagt, ist wahr, stimmt. Es sagt, wer ich bin; es sagt, was ich getan habe; es zeigt mir den Tod; es zeigt mir den Zorn Gottes. Dieses so irrende Gewissen ist ja gar nicht mehr zu belehren von irgendeiner objektiven Größe her ... Es ist allein zu widerlegen vom verbum Dei

(Wort Gottes, R.B.). Infolgedessen kann dann Luther vom Glauben her von einem neuen Menschen sprechen, ›der in einer neuen Welt lebt, wo es kein Gesetz gibt, keine Sünde, kein Gewissen (!), keinen Tod, sondern unbefangenste Freude, Gerechtigkeit, Gnade, Friede, Leben, Heil und Ehre‹«. Im Gewissen wird das eigene Fleisch zum Feind meiner selbst. Luther sagt darum an einer Stelle im »Großen Galater-Commentar«: »Du, Gesetz, willst aufsteigen in das Reich des Gewissens und dort herrschen ... und die Freude des Herzens aufheben, die ich aus dem Glauben an Christum habe, und mich in die Verzweiflung treiben, daß ich umkomme ...«.

Da der Teufel, die Welt und das eigene Gewissen nicht ablassen, sich gegen uns zu richten, lehrt der Katechismus gegen die Versuchung beten: »Du wollest uns erhalten und stärken durch die Kraft des Heiligen Geistes«. Im Bauch des Fisches hilft nur noch beten; nein, das Beten hilft noch nicht, erst das hilft, was Gott tut: »Und der Herr gebot dem Fisch«, allein das hilft: »und er spie Jona ans Land«.

Es entspricht dem Wesen des Menschen als ein auf Hilfe angelegtes Sein – wie es im Säugling sichtbar wird –, daß ihm letztlich »nur noch beten« hilft, daß zwischen dem Wimmern des Kleinkindes und dem Röcheln des Sterbenden das Bittgebet dem menschlichen Wesen entspricht, das – eben Hilflosigkeit signalisierend – dem Sichselbstsuchenden immer ein Ärgernis bleiben wird; denn würde er seine Lage einsehen und zu bitten anfangen, brauchte er nicht länger sein Selbst zu suchen.

Wo der Teufel, die Welt und das Selbst – unser Fleisch – uns als abgesagte Feinde gegenüberstehen, wird jetzt nicht moralisch aufgerüstet, nicht ein Tugendkatalog aufgestellt, da werden weder Entschlüsse noch Gelübde gefordert, da wird ein Text nur gegeben zum Weiterbeten.

Der ständigen Bedrohung steht nur der Satz gegenüber, der über Teufel, Welt und Fleisch hinausweist: »So wollest du uns erhalten und stärken durch die Kraft deines Heiligen Geistes.« Wo die Schreckensvisionen eines Hieronymus Bosch, Francesco Goya und Alfred Kubin ängsten und schrecken, lenkt der Katechismus den Blick durch die Bilder der Angst hindurch auf den Schöpfer und Vollender von Himmel und Erde, daß er uns erhalte und stärke durch seinen Geist, »der auch mir gegeben ist« und der gar nicht anders kann als erhalten und stärken.

Ich habe mich gefragt, ob die Anlage zur Schwermut nicht mit

Scheuklappen zusammenhänge, die die Welt primär im Genre von Ludwig Richters Bildern wahrnimmt und »unsere abgesagten Feinde« sozusagen zu Unpersonen macht. Es ist nicht ungefährlich, wenn ich jetzt eine Erinnerung an meine erste Frau notiere. Ich tue es in der Hoffnung, es könnte einem Leser oder einer Leserin nützen, die einen depressiven Partner hat.

Wir besuchten mit einem befreundeten Ehepaar – lange bevor ihre endogene Depression ausbrach – im Züricher Schauspielhaus eine Aufführung von Albert Camus »Das Mißverständnis«. Erinnere ich mich recht, gingen wir aus irgendeinem Grunde – Männer und Frauen – getrennt hin und hatten auch voneinander getrennte Plätze; in der Pause aber erklärten die Frauen, sie wollten nach Hause. Die Episode steht für andere, und ich habe mich seitdem oft gefragt, ob es richtig war zu akzeptieren, was mir im Grunde nicht richtig schien, statt mit meiner Frau zusammen das Stück zu besprechen. Aber dazu war ich nicht in der Lage; ich fürchtete, meine Frau zu belasten. Ich wäre ihr – theologisch gesprochen – nicht mit dem Evangelium sondern mit dem Gesetz begegnet, das »Gesetz« aber als ein freimachendes auszudeuten, war mir nicht möglich. Mea culpa.

Hätte ich die Frage 127 »par coeur«, »by heart« präsent gehabt, wer weiß, wir hätten vielleicht miteinander gelernt, vis- à-vis des Absurden und Schrecklichen, das wir auf den verschiedenen Bühnen des Daseins wahrnehmen, auf den noch Unsichtbaren zu achten und darauf zu vertrauen, daß der Heilige Geist uns auch im Theater erhält und stärkt. ». . . so wollest du uns erhalten und stärken durch die Kraft deines Heiligen Geistes«. Auf der Bühne des Unsichtbaren wandelt der Herr der Welt Schwermut in Leichtigkeit: »Und der Herr gebot dem Fisch, und er spie Jona ans Land«. Unsichtbar bleibt sein Gebieten. In Sicht kommt das Land, auf dem der Unsichtbare mit uns handelt. ». . . so wollest du uns erhalten und stärken durch die Kraft deines Heiligen Geistes, auf daß wir ihnen – dem Teufel, der Welt und unserem eigenen Fleisch – mögen festen Widerstand tun und in diesem geistlichen Streit nicht unterliegen.« Die Bitte, die uns der Katechismus in den Mund legt, entspricht der Mahnung zur Stärke – und setzt das Lob der Schwachheit voraus.

Hier wird es gut sein, inne zu halten und zu bedenken: Es geht – im Erhalten und Stärken des Geistes und in unserem Widerstand gegen den Versucher und im Nichtunterliegen – um ein Zusammenspiel zwischen dem Geist und dem an den Strand

Geworfenen. In diesem Zusammenspiel bin ich nicht Regisseur; ich werde geführt in der Weise, daß mir die Kraft zuwächst, meinen Part zu spielen. Dabei entdecke ich: Ich spiele kein Einpersonenstück! Neben dem Unsichtbaren bekomme ich sichtbare Partner, die mit mir im gleichen Stück agieren: Ich bin – anders als Jona – nicht allein an meiner Küste, ich gehöre zu einer Mehrzahl; mein Part ist nicht der Monolog sondern der Dialog. Der Heilige Geist erhält und stärkt mich durch das Gespräch. Ich bin nicht allein schwach und in einer Enge, ich bin mit anderen zusammengeschmiedet, zusammen mit anderen, die schwach aber ausgewählt sind. Ich bin in einem Ring, der sich um eine unsichtbare Mitte dreht. Wie eine Tür in zwei Angeln gehalten wird und sich drehen läßt, so hält der Heilige Geist als doppelte Angel die Gemeinde. Darum halte auch ich mich zur Gemeinde, gehe dahin, wo zwei oder drei in Jesu Namen zusammenkommen und er in seinem Geist die Mitte bildet; darum also lasse ich auch nicht von seinem Wort, wie es sich im Katechismus verdichtet. Einer ist's, an dem wir hangen. (Mit der Metapher von der Tür in den Angeln sind wir im Bild für das, was ich in der »Predigtlehre« »theonome Reziprozität« nenne.).

Wenn eine Tür nicht richtig eingehängt ist, nur angelehnt, wird sie beim nächsten Sturm wahrscheinlich umkippen. Würde man eine Haustüre mit Beschlägen eines Kleiderschrankes versehen, dann könnte man beim Öffnen der Türe schnell in Verlegenheit kommen, weil die Beschläge reißen; die ganze Last der Türe wäre dann in der eigenen Hand. Wo gar eine Dreieinigkeit von Teufel, Welt und eigenem Fleisch uns versuchen sollte, brauchen wir feste Angeln in einem festen Türrahmen; da genügt ein wenig Privatreligion nicht mehr. Da brauchen wir einen festen Halt, eine Kirche von den Vätern, von den Müttern her, eine Kirche, die stärker ist als die Pforten der Hölle, die heilige, allgemeine, christliche Kirche. Eine Versuchung, die menschliches Maß übersteigt, kann nur in einer Kirche überwunden werden, die menschliches Maß übersteigt, indem sie aus dem Geiste lebt.

Diese Kirche ist eine Kampfgemeinschaft. Indem ich zur Kirche gehöre, gehöre ich zur Truppe, zur Gesellschaft Jesu. Da gilt: »Ich will frohlocken und deiner Güte mich freuen, . . .daß du mich nicht der Gewalt des Feindes gegeben, meine Füße gestellt hast auf weiten Plan« (Ps 31,8f). Luther übersetzt: »Du stellst meine Füße auf weiten Raum«. Der Widerstand, das Bestehen, der

Sieg braucht einen Raum – wie die Türe eben einen Rahmen braucht. Gerade wenn wir Zeiten entgegengehen, in denen mehr als nur eine menschliche Versuchung auf uns wartet, brauchen wir das Eingepaßtsein, das Gehaltensein in und durch die Kirche. Zu diesem Gehaltensein zähle ich den Gottesdienst und den Austausch mit einzelnen Christen.

Ein Christentum, das zur Ideologie der bürgerlichen Gesellschaft verkommen ist, hat weitgehend vergessen, daß Christus und die Seinen in einem endzeitlichen Drama sich befinden. »Wir sind im Kampfe Tag und Nacht«, das singt sich leicht und wird Tag und Nacht zu einer Mühsal. »Festen Widerstand tun« heißt, Widerstand leisten gegen den Tod, der als letzter Feind wider uns ist in ungezählten Varianten und uns auf seine Seite ziehen möchte. Sportliche Spiritualität umgreift hier den Widerstand gegen niederdrückende, zu Lieblosigkeit und Selbstmitleid führende Gedanken bis zum Widerstand gegen den Rüstungswahn. Charismatische Gemeinden und Demonstrierer für den Frieden in Ost und West, in Nord und Süd bilden hier – auch wenn sie es selbst nicht sehen – *eine* Front im Widerstand gegen den Tod. In dieser Front sind »meine Füße auf weiten Raum« gestellt. Das aber heißt, der Heilige Geist erhält und stärkt mich im Widerstand, nicht in der Isolierung, sondern in der Ökumene, nicht in der Zerstreuung, sondern im Miteinander derer, die er begabt.

Hier wird die Einheit der Christen zum Problem. Der Einzelne und der Depressive im besonderen leidet – mehr als er weiß – an dem Mangel an Einheit, am Verstummen oder Nichtingangkommen des brüderlichen und schwesterlichen, des befreienden Gesprächs. Ein Blick auf den Gründer des Jesuitenordens, Ignatius von Loyola, mag helfen, die Frage 127 des Heidelberger Katechismus für das Heute zu verstehen. Man kann natürlich fragen, ob ich hier nicht gar zu Gegensätzliches kombiniere, war es nicht zuletzt der Jesuitenorden, der den Einfluß der Reformation zu bekämpfen suchte.

Es besteht kein Zweifel, daß die Kraft des Jesuitenordens, die nicht zuletzt auch der Ausbreitung unseres Katechismus Grenzen setzte, auf dem Opfer von Willen und Einsicht seiner Glieder beruhte. Die Gesellschaft Jesu des Ignatius war eingebunden in einen soldatischen Gehorsam, in eine Subordination unter dem Vorzeichen der Vollkommenheit, die Protestanten exotisch fremd anmutet. Wenn der Heidelberger Katechismus die

Vollkommenheit als Ziel »nach diesem Leben« darstellt, so rückt der Spanier die Vollkommenheit in die Gegenwart. Ich gehe nicht darauf ein, wie Ignatius in den »Exercitien« die Versuchungen behandelt. Ich möchte auf ihn verweisen im Blick auf die Einheit der Christen, die Ignatius auf seine Weise für seinen Orden löste, und die – wie ich meine – im ökumenischen Horizont auch für evangelische Christen bedeutsam ist.

Am 26. März 1553 mahnt Ignatius die Ordensgenossen von Portugal zum »reinen und vollkommenen Gehorsam, der wahrhaften Verzicht auf unseren Eigenwillen und Verleugnung unseres eigenen Urteils einschließt«. Zur vollkommenen Hingabe gehört das Opfer der eigenen Einsicht. Ignatius meint: »Wie unser Wille auf Irrwege geraten kann, so auch der Verstand, (namentlich) in dem, was uns selbst betrifft. Und wie wir, um nicht mit unserem Willen in die Irre zu gehen, es für zweckmäßig halten, ihn mit dem des Obern in Einklang zu bringen, so müssen wir, um nicht mit dem Verstand einen Irrweg zu gehen, ihn dem des Oberen angleichen. ›Verlaß dich nicht auf deine eigene Klugheit!‹ sagt die Schrift (Spr 3,5)«. Später zitiert er den Lehrer des Mönchtums, Cassian: »Durch keinen anderen Fehler führt der Teufel einen Mönch so jählings ins Verderben, wie wenn er ihn verleiten kann, unbekümmert um die Mahnungen der Ältesten sich auf sein eigenes Urteil und Gutdünken zu verlassen«. Totale Subordination, das ist bei Ignatius das Mittel zur Einheit der Gesellschaft Jesu.

Was Ignatius als Mittel zur Vollkommenheit beschreibt, kann man getrost unter die Rubrik »Widerstand tun« einreihen, denn Verzicht auf Widerstand wäre Verzicht auf das Ziel der Vollkommenheit. In der Versuchung braucht der einzelne Hilfe. Vom Evangelium her kann ich allerdings die totale Unterwerfung, wie sie Ignatius fordert, nicht gutheißen; dennoch gehört zum Widerstand gegen die Versuchung, daß ich mich nicht auf die eigene Klugheit verlasse, nun nicht in der Weise, daß ich Menschen hörig werde, wohl aber in der Weise, daß ich auf Brüder und Schwestern und mit ihnen auf die Schrift höre im Vertrauen auf den Heiligen Geist.

Sehe ich recht, wird in der jesuitischen Subordination Verzicht geleistet auf die Prüfung der Geister, indem dem Oberen von vornherein der Heilige Geist zugebilligt wird. Dieser Verzicht machte die Armee der Gegenreformation schlagkräftig, führte aber zu Strategien, die nicht im Sinne Jesu waren und auch viel Unheil zur Folge hatten. Hörigkeiten gibt es ebenfalls in protestantischen Sekten und Gemeinden; sie sind auch da nicht weniger gefährlich. Diesen Verzicht kann und will ich als mündiger Christ nicht leisten; dennoch möchte ich mich offenhalten für ein Wort nicht des Oberen, wohl aber des Christen neben mir, der mir auch einmal sagen kann »So spricht der Herr.« Ich möchte darum Ignatius variieren: »Und wie wir, um nicht mit unserem Willen in die Irre zu gehen, es für zweckmäßig halten, ihn mit der Heiligen Schrift und den Brüdern und Schwestern im Glauben in Einklang zu bringen, so müssen wir, um nicht mit dem Verstand einen Irrweg zu gehen, ihn der Schrift und der Gemeinde angleichen.« Bei solcher Variation des Ignatius ist zugegeben, daß zwischen Schrift und Gemeinde ein Konfliktpotential liegt, das in dem Maße zurücktritt, in dem der Widerstand gegen die Versuchung im Blick ist.

Es ist bedeutsam, wie der auf Knappheit bedachte Katechismus hier dem »festen Widerstand« noch hinzufügt »... und in diesem geistlichen Streit nicht unterliegen«, um der Möglichkeit der Niederlage die des Sieges entgegenzustellen: »bis daß wir endlich den Sieg vollkömmlich behalten.«

Das Schiff, das den nötigen Tiefgang hat, wird nach wechselhafter Fahrt im Heimathafen landen. Wer mit Leib und Seele Christi Eigentum bleibt, der nimmt teil an seinem Sieg:

»freunde was setzen wir gegen das wasser
gegen den tod durch ertrinken
wie wehren wir uns

das wörtlein warum ist luft
luft ist weicher als wasser
luft ist stärker als elend

das wörtlein warum
wirft steine und sand
an die ufer«

Wahrer Glaube

Kürzlich stellte ein Psychiater die Frage: Wo verläuft eigentlich die Grenze zwischen dem Glauben und dem religiösen Wahn? Es gibt Fälle, da diagnostiziert man mit Sicherheit Wahn, in anderen Fällen bleibt man unsicher. Wo ist die Grenze?

Die Frage des Psychiaters weckte Erinnerungen: Da kommt ein Student zu mir. Sein Freund hatte – mitten im Winter – auf der Heidelberger Hauptstraße plötzlich den eigenen Mantel und dann auch all sein Geld verschenkt. »Er ist nicht umnachtet, er ist umlichtet«, sagte sein Freund. Hatte jener nicht einfach getan, was Jesus befahl – und wir in der Regel nicht tun? War er uns beiden nicht voraus? Als ich ihn später in der psychiatrischen Klinik besuchte, war die Euphorie gewichen, was blieb, war ein unbewältigtes, gescheitertes Studium. Ich traf nicht mehr einen Umlichteten, sondern einen Kranken.

Eine Studentin bittet mich um Hilfe. Ihr Freund hatte von Gott den Auftrag, nach Dar-es-Salam zu fliegen und dort das Evangelium zu predigen. Allerdings zeigte sich in Dar-es-Salam die Polizei wenig beeindruckt vom Missionseifer des jungen Mannes und verfrachtete ihn in das nächste Flugzeug, das nach Europa zurückkehrte. Der junge Mann nötigte mir Respekt ab. Er hatte alles auf eine Karte gesetzt und war gescheitert; aber damit ist noch nicht entschieden über Echtheit oder Wahn seines Glaubens. Diese Entscheidung möchte ich nicht der Polizei eines Flughafens überlassen.

Als mir dann der junge Mann gegenübersaß, war da nichts Imponierendes, kein Glaubensheld, ein junger Mensch vielmehr, der hauptsächlich mit einem Problem beschäftigt war, mit dem seiner selbst und seiner – Freßsucht. Aber ist damit der Glaube des jungen Mannes schon disqualifiziert?

Vor unserer Gemeinde steht Denise und erzählt, wie sie zum Glauben fand. Sie hat sich beruflich gut vorbereitet, hat Krankenschwester und Hebamme gelernt, und nun wird sie nach Kairo reisen, um dort Arabisch zu lernen und zunächst ein Jahr lang die Lage zu erkunden; sie steht vor der schwierigsten Aufgabe, die wir als Christen haben, dem Islam den Christus zu bezeugen. Warum nehme ich hier an, daß es sich – im Gegensatz zu den beiden Studenten – um eine wahre Berufung und nicht um eine Wahnidee handle? Noch einmal: Wo ist die Grenze, nach der mich der Psychiater gefragt hat?

Der Katechismus fragt nach der Wahrheit im Glauben; religiöser Wahn interessiert ihn nicht, wohl aber weiß er: Glaube als Überzeugtsein vom Unsichtbaren ist in besonderer Weise auf Wahrheit angewiesen, ist nicht unfehlbar. Der Hebräerbrief definiert den Glauben als »eine Zuversicht auf das, was man hofft«, als »eine Überzeugung von Dingen, die man nicht sieht«. Die Idee, nach Afrika zu fliegen, wie der Gedanke, sich als Missionarin ausbilden zu lassen, gehört – wie alle unsere Ideen und Gedanken – zu den Dingen, die man nicht sieht. Ein Christ sieht sich immer wieder mit Situationen konfrontiert, die nicht eindeutig sind, in denen er im Ungewissen darüber bleibt, was nun Gottes Wille sei.

Wenn wir der Begleitung des Allmächtigen gewiß sind, seine Gebote kennen, so kennen wir doch nicht in jedem Augenblick seinen Willen und seine Weisung. Weil wir als Christen mehr im Werden als im Gewordenen leben, bleibt unsere Erkenntnis des Gotteswillens defizitär. Es gehört zur Nüchternheit – und damit zur Wahrheit des wahren Glaubens – sich einzugestehen, daß die Umwandlung durch die Erneuerung unseres Sinns immer noch Fragment bleibt und daß sich uns der Wille Gottes darum immer wieder verbirgt.

Immerhin zeigen die beiden ersten Beispiele, daß die Frage nach der Wahrheit des Glaubens eine andere ist als die Frage nach der Größe, Stärke, Festigkeit oder Unerschütterlichkeit des Glaubens. Wer sein Geld verschenkt und in der Kälte seinen Wintermantel, wer nach Afrika fliegt, muß schon einen festen Glauben haben. Was aber nützt er, wenn er nicht wahr ist, nicht von der Wahrheit, sondern von der Einbildung dirigiert wird? Die Frage nach dem wahren Glauben stellt in Frage, was wir meistens nicht in Frage stellen: Die Gläubigkeit des Glaubenden.

Unsere Frage erstreckt sich ja nicht nur auf das Tun, auf die Ethik also, sondern auch auf den Glaubensinhalt, und ich denke, kein Mensch, der glaubt, wird gefeit sein gegenüber dem Zweifel, ob alles denn Wirklichkeit sei oder nur Einbildung, ob denn das Unsichtbare nicht eine fromme Täuschung sei. Wir haben vorher dem Wort »Einbildung« eine positive Bedeutung zugemessen; die gebräuchliche Art der Einbildung aber zeigt: Die Frage nach dem wahren Glauben zielt auf das Fundament, den realen Grund, den Anhalt des Glaubens, das Reale, das wir nicht sehen.

Anhand der Frage 1 haben wir unterschieden zwischen dem Werk Gottes außer uns, extra nos, in dem der Gottessohn »für alle meine Sünden vollkömmlich bezahlt und mich aus aller Gewalt des Teufels erlöst hat«, und dem Werk Gottes in uns, in nobis: »Darum er mich auch durch seinen Heiligen Geist des ewigen Lebens versichert und ihm forthin zu leben von Herzen willig und bereit macht.« Auch die Frage 21 wird diesem Zweitakt gemäß beantwortet. Der Glaube wird wahr im doppelten Bezug auf das Werk Gottes außer uns und auf sein Werk in uns. Die beiden Strophen der Frage 21 entsprechen diesem doppelten Bezug:

> »Was ist wahrer Glaube?
>
> Es ist nicht allein eine gewisse Erkenntnis,
> dadurch ich alles für wahr halte,
> was uns Gott in seinem Wort hat geoffenbart,
> sondern auch ein herzliches Vertrauen,
> welches der Heilige Geist
> durchs Evangelium in mir wirkt,
> daß nicht allein andern,
> sondern auch mir
> Vergebung der Sünden,
> ewige Gerechtigkeit und Seligkeit
> von Gott geschenkt sei,
> aus lauter Gnaden,
> allein um des Verdienstes Christi willen.«

Wahrer Glaube ist präzis, und der Katechismus gibt präzise Antwort auf seine Frage, indem er ein kleines Drama in zwei Akten präsentiert: »nicht allein eine gewisse Erkenntnis . . . sondern auch ein herzliches Vertrauen«. Sieht man genau hin, kommt man aus dem Staunen nicht heraus; der erste Akt steht unter dem Vorzeichen »nicht allein« und baut so eine Spannung auf, enthält er doch schon das ganze Drama Gottes mit uns Menschenkindern; aber dieses wird nun wohlweislich offengehalten auf den zweiten Akt hin: »Wahrer Glaube – eine gewisse Erkenntnis, dadurch ich alles für wahr halte, was uns Gott in seinem Wort hat geoffenbart.« Wer von der Heidelberger Hauptstraße oder von Dar-es-Salam zum Heidelberger Katechismus kommt – von weither kommt er allemal –, der erlebt zunächst eine Enttäuschung: Er erhält zunächst keine pädagogische Anweisung zur Prüfung seines eigenen Glaubens. Der Katechismus klammert die innere Stimme aus, orientiert den wahren Glauben zunächst nicht am Subjektiven, Innerlichen, sondern am verbum externum, am äußeren Wort. Die Bindung an das äußere Wort bedeutet nicht nur eine Enttäuschung für alle Hauptstraßenbummler und Dar-es-Salam- Fahrer, sondern auch eine Befreiung für alle Skrupulenten. Indem die Reformation den wahren Glauben an das Wort der Schrift band, vollzog sie eine psychologische Großtat, sie emanzipierte das Innenleben von seinem Selbst und band es an das Objektive der Schrift. Sie lehrte uns, im Wortsinne – schriftlich zu leben, und das ist nicht zu verwechseln mit irgendeinem Dienst nach Vorschrift. In dieser Hinsicht hat die Seele die Reformation noch lange nicht eingeholt – oder hat sie diese mit dem Katechismus wieder verloren?

Kein Mensch ist gefeit davor, Gottes Stimme mit der des Versuchers zu verwechseln. Der Satan selbst verwandelt sich in einen Engel des Lichts, und der kann als innere Stimme flüstern oder mit Schriftzitaten argumentieren. Die Versuchungsgeschichte Jesu zeigt, daß der Versucher an Bibelfestigkeit nichts zu wünschen übrig läßt, und die Krankheitsgeschichte des Christentums strotzt geradezu von wahnwitziger Benutzung der Heiligen Schrift. So konnte der Student im Flugzeug nach Afrika für sich die Heilige Schrift heranziehen: Gehet hin in alle Welt . . . Das mache ich.

Indem der Katechismus den wahren Glauben an die Offenbarung in und durch die Schrift bindet, wird die Irrtumslosigkeit des Glaubens noch nicht garantiert, wohl aber ermöglicht: Gefunden wird sie im Gespräch über die Schrift. Wäre der Student nicht nach sondern vor seinem Flug zu mir gekommen, hätte ich zunächst eingeräumt, daß hier ein göttlicher Auftrag vorliegen könne und dann gefragt: Wie steht es mit dem Studium? Zeigte sich, daß da viel fehlt, drängte sich die Frage auf, ob der Gedanke an Dar-es-Salam nicht eine Versuchung sei, ob es nicht bequemer sei, nach Afrika zu fliegen, als sich in der Sandwüste akademischer Theologie durchzufinden: Der Heilige Geist leitet die Seinen durch das Gespräch.

Der Heilige Geist spricht auch Heute im Verborgenen, aber das, was er in nobis redet, muß extra nos geprüft werden. Der gesunde Menschenverstand kann bei solchem Prüfen nicht hoch genug eingeschätzt werden. Es ist gut, wenn wir achtsam sind Eingebungen gegenüber, aber es ist fatal, wenn wir jeden Einfall als Inspiration des Heiligen Geistes betrachten. Denise stellte sich vor die Gemeinde; sie läßt sich von der Gemeinde – wenn ich so sagen darf – testen; der Dar-es-Salam-Flieger handelt aus einsamem Entschluß.

»Eine gewisse Erkenntnis, dadurch ich alles für wahr halte, was uns Gott in seinem Wort hat geoffenbart.« Viele Christen haben ein Mißtrauen gegen die religiöse Erkenntnis. Sie halten es mehr mit dem Gefühl. Allein, es tut nicht gut, im Blick auf den Glauben, Verstand und Gefühl einander gegenüberzustellen. Ein kopfloser Christ ist ebenso unmöglich wie ein herzloser Christ. Eine gewisse Erkenntnis ist weder bloße Kopf- noch reine Herzenssache, vielmehr Angelegenheit des ganzen Menschen. Das wird deutlich, wenn wir in der Bibel nachschauen, was Erkennen bedeutet: »Und Adam erkannte sein Weib Eva und sie war schwanger und gebar . . .«. Wahrer Glaube gleicht dem Erkennen des ersten Menschen, gleicht einer ehelichen Umarmung; wahrer Glaube begreift, umfaßt; er schmiegt sich an und hält sich fest. Er geht im andern auf. So erkennt er, was er an sich drückt und nicht losläßt. Glaube wird in Vereinigung wahr; er lebt von der Teilhabe und anders kann er nicht erkennen.

»Gewisse Erkenntnis« gibt es nicht in der Ferne, nur in der Nähe. Wer bloß Briefe schreibt oder liest, wer bloß telefonisch anruft oder den Hörer abnimmt, der zeugt oder empfängt kein Kind. Wer Gott erkennen will, kann dies nicht in Distanz zu ihm. Man kann ihn nur erkennen in Analogie zu Adam, der Eva erkannte. Aus solcher Erkenntnis heraus wächst Leben, eine Leibesfrucht höherer Art. Wo der erste Mensch die Menschin erkannte, da wird Kain, wird Abel geboren. Wo der Mensch seinen Schöpfer erkennt, kommt neues Leben zur Welt: »Das ist das ewige Leben: dich, den einzigen wahren Gott, zu erkennen und Jesus Christus, den du gesandt hast« (Joh 17,3). Wer den »einzigen wahren Gott« in seiner Zuwendung zu uns Menschen erkennt, wird zum Teilhaber seines Lebens. Vielleicht schockiert es den einen oder anderen: Wahrer Glaube, der den wahren Gott erkennt, ist seinem Wesen nach durch und durch erotisch. Er ist darauf aus, den Geglaubten zu besitzen – zu genießen.

Es war verhängnisvoll, daß man Nächstenliebe – die Agape – und sinnliche Liebe – den Eros – auseinanderdividierte und es anstößig fand zu beten und zu singen: »Nimm mich freundlich / In dein Arme, / Daß ich warme / Werd von Gnaden.« Man hat dabei übersehen, daß die Heilige Schrift den Eros und die Sexualität heranzieht, um Wesen und Schönheit der wechselseitigen Beziehung des Gottesvolkes zu seinem Gott auszudrücken. Der Glaube wurde geschlechtslos und das Geschlecht glaubenslos.

Hatte man – noch in der Zeit des Barock – die irdische Sprache gebraucht, um Heiliges auszudrücken, begann man heilige Sprache zu gebrauchen, um Irdisches zu verklären. Die erotische Sprache diente der Religion, bis dann – z.B. in der Romantik – die religiöse Sprache der Erotik diente. Damit aber wurde im Verlauf auch von Aufklärung und Idealismus das Erkennen entsinnlicht. So klassifizierte Kant »niederes Erkennen«, das er an die Sinnlichkeit bindet, und »oberes Erkennen« als Urteilskraft. Im Gefolge des deutschen Idealismus tun wir uns schwer, das Erkennen als einen ganzheitlichen Vorgang zu sehen, bei dem Leib und Seele und alle unsere Sinne beteiligt sind. Schon der Katechismus reduziert die »gewisse Erkenntnis« auf ein Fürwahrhalten, das man dann leicht als eine Meinungssache abtun könnte. Wir verstehen sinngemäß, wenn wir versuchen, nicht nur idealistisch, sondern in der Tradition des hebräischen Denkens zu erklären: Der wahre Glaube geht nicht vom Glaubenden aus, sondern davon, daß Gott nicht lügt.

Indem ich den Vater und den Sohn erkenne, nehme ich Anteil an der Lebensweise des Vaters und des Sohnes; das braucht Zeit, eine Ewigkeit: Ich setze meine vergehende Zeit ein, und werde Teilhaber der Zeit, die der Vater und der Sohn mir in ihrer Gegenwart schenken, einer Gegenwart, die wir als Heiligen Geist bezeichnen. Erkennen heißt demnach: die eigene Unzeit eintauschen gegen dreieinige Zeit. So verlasse ich mich und gehe auf ihn zu, der Vereinigung entgegen, so gewinne ich »eine gewisse Erkenntnis« – und mit ihr – IHN selbst.

Der Glaube wird wahr nicht durch mich, der ich mir immer etwas vormache über mich selbst, über die Welt und auch über Gott. Meine Gottesvorstellung bleibt solange wahnhaft, als ich ihn mir *bloß* einbilde, als ER sich mir nicht vorstellt. Wahrer Glaube verzichtet auf eigene Gottesvorstellungen, er geht aus von dem, was Gott getan und geredet hat, er gibt Gott recht, läßt ihn und sein Urteil gelten: Dieses bildet er sich ein! Was Gott getan und geredet hat, geschah in der Geschichte – in der Israels, in der des Jesus von Nazareth und seiner Apostel. Religiöser Wahn bezieht sich auf ein subjektives Erleben; wahrer Glaube aber bezieht sich auf etwas außer mir, auf eine Geschichte und auf die Erzählung dieser Geschichte. Wahrer Glaube beruht auf einer Nachricht; man kann auch sagen auf dem Wort, und dieses Wort ist ein Wort der Werbung: Sein Wort, das ist die Geschichte von der Erwählung und Rettung Israels sowie der Bericht vom Leben, Sterben und Auferstehn des erwählten Sohnes, der als Immanuel, als »Gott mit uns« bei uns ist als neuer Adam. Sein Wort ist er selbst in Person, »geboren aus Maria, der Jungfrau, gelitten unter Pontius Pilatus«. Sein Wort ist das Evangelium, die Frohbotschaft, durch alle Worte der Heiligen Schrift hindurch. Sein Wort ist nicht das, was ich mir sage, sondern das, was ER, ER und nur ER sagt in dem Liebesspiel, in das ich verwickelt bin, schon bevor ich das Licht der Welt erblickte. Nun gilt's, sich sein Wort ein-zu-bilden; das ist die wahre Einbildung.

Wahrer Glaube macht sich klar, was der Psalmist weiß: »alle Menschen sind Lügner« (116,11) und ich bin auch ein Mensch. Er wendet sich darum von seiner subjektiven Wahrheit ab und Gottes Wahrheit zu. Die innere Stimme ist am äußeren Wort zu prüfen und zu bewahren – am Wort der Schrift und am Wort der Brüder und Schwestern.

Hier setze ich »eine gewisse Erkenntnis« gegen alle Einreden der Schwermut und gegen alles Anschwärzen der schwarzen Galle. Meine Schwermut hängt immer damit zusammen, daß ich selbst urteilen will, und mich damit zum Gott meiner selbst mache. War ich erst überheblich, so verdamme ich mich jetzt und glaube meinem eigenen Verdammungsurteil. Dies wird mir dann zur Brille für meine Weltsicht und Gottesschau. »Wenn ich die Bibel lese, begegne ich da nur dem zornigen, strafenden, verdammenden Gott«, meint ein schwermütiger Bibelleser. Auf diese Weise aber halte ich gerade nicht »*alles*« für wahr, »was uns Gott in seinem Wort geoffenbart hat«. Da halte ich für wahr, was mir die schwarze Galle einredet. Solche Einrede kommt – zu einem Teil wenigstens – von außen aus einem sich verfinsternden Zeitgeist.

Wahrer Glaube ist nicht dumm. Wahrer Glaube weiß, was er glaubt, er macht, indem er glaubt, Erfahrung, wie Mann und Frau einander erfahren, indem sie sich lieben. Darum ist Glaube etwas anderes als eine Vermutung; solange ich bloß vermute, daß es einen Gott gibt, solange ich Gott bloß für wahr halte, glaube ich noch nicht den wahren Glauben. »Eine gewisse Erkenntnis« nennt der Katechismus als erstes Merkmal des Glaubens und deutet sofort an, daß da noch mehr kommt, »nicht allein eine gewisse Erkenntnis«; aber auch das.

Eine gewisse Erkenntnis ist also viel mehr als eine Annahme, daß es einen Gott gebe, mehr als eine Arbeitshypothese, daß wir in der Schrift die Urkunde seiner Offenbarung haben. Sie ist schon Teilnahme am Wort, ist eben wörtliche, oder wenn man will – schriftliche – Existenz. Gewisse Erkenntnis setzt Nähe voraus, Begegnung, Vereinigung und – Veränderung. Wahrer Glaube setzt Kontakt mit der Wahrheit voraus, da wächst die gewisse Erkenntnis zu. Wie der Adam weiß, wer Eva ist, so weiß der, der mit Gott umgeht, wer er ist und hält »alles für wahr«, »was uns Gott in seinem Wort hat geoffenbart«. »Eine gewisse Erkenntnis« kommt aus dem Studium der Heiligen Schrift.

Daß Schwermut zu einer heimlichen Grundstimmung der Kirche geworden ist, mag damit zusammenhängen, daß man aus dem Erlöser einen Gesetzgeber und also aus Christus einen Mose gemacht hat; dann rückt der Glaube aus dem Sein ins Sollen und man findet in der Heiligen Schrift nur Zwang, Moral – vielleicht »neue« Moral – und Verdammnis. Auf diese Weise aber hält man nicht sein Wort für wahr, sondern läßt nur das *eigene* Wort gelten. »Eine gewisse Erkenntnis, dadurch ich alles für wahr halte, was uns Gott in seinem Wort hat geoffenbart«, nimmt Christus als Gabe. Sein Leben und Wirken, sein Lehren und Heilen, seine Seelenangst im Garten Gethsemane, sein Schmerz am Kreuz, das hat er alles gewirkt und durchlitten, damit es für alle Welt vollbracht sei. Nun ist er aller Welt Heiland: »Die Strafe liegt auf ihm, auf daß wir Frieden hätten.«

Man beachte: *ich* halte für wahr, »was uns Gott ... hat geoffenbart«. Es geht im Glauben um *mein* Tun. Der Glaube ist meine Sache, das Glauben kann mir niemand abnehmen, wie mir das Sterben niemand abnehmen kann; aber die Erkenntnis ist nicht erst bei mir »gewiß«, vielleicht ist sie bei mir zunächst recht wackelig. Sie ist gewiß, spätestens seit die Frauen vom Grab kamen mit der Meldung: »Er ist nicht hier, er ist auferstanden«. Das für wahr zu halten, fiel schon den ersten Aposteln schwer. Er mußte schon selbst zu ihnen kommen, mit ihnen essen, sie unterweisen, um ihre Erkenntnis gewiß zu machen. Und dann sind sie ausgeschwärmt in alle Welt, um die gewisse Erkenntnis auszubreiten. Seitdem kommt die Erkenntnis aus zweiter Hand, sie wird gewiß in dem Moment, da das Gehörte, das Mitgeteilte und Gelernte sich als wahr erweist. Das von außen Vermittelte wird unmittelbar. Da sind wir – nach dem Katechismus – schon beim zweiten Stadium: Im Heiligen Geist wird das, »was uns Gott in seinem Wort hat geoffenbart«, zur Wahrheit für uns und in uns, da kommt es zum herzlichen Vertrauen.

Aber wie ist das mit den zwei Akten des Dramas? Wie hängt beides zusammen? Dazu eine kleine Geschichte:

Wie ich in Indien auf den Hund kam

Mit der Einladung zu einem Gastsemester in Bangalore kam ein Brief eines englischen Professors: Wir könnten in seinem Hause wohnen. Ob wir wohl während dieser Zeit auch ihren Hund versorgen und die Dienerin übernehmen würden? So ungewohnt und fremd uns der Gedanke an eine Dienerin anmutete, so sehr setzte uns der Hund in Verlegenheit; weder meine Frau noch ich wußten, wie mit einem Hund umgehen. – Mich hatte als kleiner Junge ein riesiges Kalb von Bernhardiner angefallen. Er setzte seine Vorderpfoten auf meine Achseln und entblößte unmittelbar vis-à-vis von meinem Gesicht fletschend seine Zähne. Von da an hatte ich ein gestörtes Verhältnis zu Hunden, was sich dadurch nicht besserte, daß ich dreimal gebissen wurde. – Der Hund wäre etwas nervös, hieß es tröstlich. Was sollten wir tun? Nach langen Beratungen schrieb ich: Falls der Hund nicht gewohnt sei zu jedem Frühstück einen deutschen Professor zu verzehren, würden wir's probieren.

Wir fuhren also nach Indien. Und da waren wir beisammen: Flossy, die Florettseidene, ein schöner Hund, schwarzweiß gescheckt, der seinen Schwanz wie einen Fahnenwimpel trug, und ein hundeungewohntes Ehepaar; aber wie sollten sie nun zusammen unter einem Dach wohnen, ein überaus ängstlicher Hund und ein überaus ängstlicher Professor? Wie sollte das gut gehen? es ging nicht. Der Hund fremdete. War die Tür einen Spalt offen, schoß er hinaus, und wir hatten unsere liebe Mühe, seiner wieder habhaft zu werden. Ich kannte ihn nicht, und er kannte mich nicht. Da aber Liebe durch den Magen geht, fütterte ich ihn eigenhändig, und eines Tages geschah es, als wir auf der Veranda saßen, daß Flossy die Hand meiner Frau leckte. Da wich beim Hund die Angst, da wuchs eine gewisse Erkenntnis: Die neuen Herrschaften meinen es gut mir mir. Zwei Tage später fing er an, auch meine Hand zu lecken; auch nahm er unseren Arm in seine Schnauze.

Und dann fing die große Liebe an, die zum Gespräch der Studenten auf dem Campus wurde: Aus gewisser Erkenntnis wuchs herzliches Vertrauen. Flossy folgte uns auf Schritt und Tritt; wenn wir aus dem Haus gingen und sie im Haus zurückließen, heulte sie wie ein Schloßhund, um bei der Rückkehr aus dem Häuschen zu geraten und in Freuden- und Liebesbezeugungen zu explodieren. Flossy hatte – so ging die Sage – eine fromme Mutter, die nie bei der täglichen Andacht in der Kapelle fehlte. Allein, es wurde mir bedeutet, daß man solche Frömmigkeitsübung nicht gerade willkommen hieß. Vom liturgischen Leben ausgeschlossen, begann sich Flossy mehr und mehr für Theologie zu interessieren. Sie begleitete mich in die Vorlesung, setzte sich vor mein Pültlein und hörte aufmerksam zu. Doch zeigte sich, daß das herzliche Vertrauen immer noch zu wünschen übrig ließ: Wenn ich nämlich während der Vorlesung meine Stimme erhob, zog Flossy den Schwanz ein und verzog sich nach hinten, wo meine Frau an der Wand saß, und hörte dort die Vorlesung zu Ende.

Mit einem Hund muß man reden. Flossy wäre wohl nie in die Vorlesung gekommen, wenn wir nicht mit ihr geredet hätten, und im Meditieren der Frage nach dem wahren Glauben redet der Meister mit seinem nervösen Hündlein.

Der Weg zur »gewissen Erkenntnis« und von da zum »herzlichen Vertrauen« bedarf nochmaliger Erkundung, denn noch bleibt ungeklärt das Verhältnis zwischen dem rationalen Prozeß und dem Lebensbezug. Indem der Katechismus das Drama »Glauben« in zwei Akte aufteilt, befreit er den Glauben von meiner Subjektivität; er stellt die »gewisse Erkenntnis« vor mich hin, macht mich zu ihrem Teilhaber, lastet mir aber diese nicht an. Sie wird mir gegeben. So definiert der Heidelberger Katechismus in der Frage 54 auch die Kirche zunächst als vorgegebene Größe, in die das Ich hineingenommen wird: »Was glaubst du von der heiligen, allgemeinen, christlichen Kirche? Daß der Sohn Gottes aus dem ganzen menschlichen Geschlecht sich eine auserwählte Gemeinde zum ewigen Leben durch seinen Geist und Wort in Einigkeit des wahren Glaubens von Anbeginn der Welt bis ans Ende versammle, schütze und erhalte.« – Da geht der Blick querweltein und querzeitdurch zu den verborgenen und öffentlich gewordenen Heiligen, da wird Heerschau gehalten über Gottes Volk. Durch alle Jahrhunderte hindurch haben Menschen den wahren Glauben gelebt, in allen Kontinenten leben Menschen im wahren Glauben. Die Unzähligen alle vermitteln mir »eine gewisse Erkenntnis«, indem sie mir die Wahrheit der Schrift bezeugen. So unscheinbar fängt die Vereinigung mit Gott an, daß ich die Erkenntnis von anderen gelten lasse und als Arbeitshypothese übernehme. Das setzt voraus, daß ich die Apostel und Propheten, die Kirchenväter und die Reformatoren für klüger und frömmer halte als mich selbst. Ich traue ihnen mehr zu, als ich mir selbst zutraue. Ich nehme sie ernst, indessen ich mich selbst nicht ganz ernst zu nehmen brauche. Da ich um meine Selbsttäuschung weiß etcetera, etcetera, eigne ich mir – wenn auch vielleicht nur in homöopathischer Dosierung – ihre Gotteserkenntnis an. Das hat mit Emotionen zunächst nichts zu tun. Da gilt: »Fühlen und Glauben stehen nicht beieinander.« Gott erkennen ist zunächst ein rationaler Vorgang. Ich glaube, ich halte für wahr, weil vor mir und neben mir Menschen »eine gewisse Erkenntnis« hatten und haben. Aber dabei kann und darf es nicht bleiben. Der Glaube aus zweiter Hand aber begnügt sich nicht mit dem Sekundären. Er will nicht nur durch Vermittlung erkennen sondern direkt. So geht es in der Frage nach der Kirche weiter vom Allgemeinen zum Besonderen, vom Objektiven zum Subjektiven: »Und daß ich derselben ein lebendiges Glied bin und ewig bleiben werde«. Der Katechismus zeigt mir, wo ich bin, und hilft mir zur Selbstfindung. Er deckt mir meine – mir vielleicht verborgene – Existenz auf, fixiert meine Gegenwart und Zukunft als Glied der auserwählten Gemeinde. Mein Selbst wird nicht bestimmt durch das, was ich in mir etwa ergrübeln mag, sondern durch den Ort und die Funktion, die mir zugewiesen werden. Der Blick querweltein und querzeitdurch abstrahiert nicht vom Ich, sondern weist diesem seinen Ort und seine Funktion zu.

So schreitet auch die Frage nach dem wahren Glauben vom objektiv Gegebenen im zweiten Akt zum Subjektiven fort: Zur gewissen Erkenntnis addiert der Katechismus nun »ein herzliches Vertrauen«. Wahrer Glaube ist vernünftig, eine Kopfsache, aber »nicht allein . . .«, sondern auch eine Herzenssache. Er ist nie herzlos. Er kommt ja aus dem Evangelium und dieses ist, wie schon Johannes Calvin betont, »nicht eine Zungenlehre, sondern eine Lebenslehre, es wird nicht allein mit Verstand und Gedächtnis begriffen wie die anderen Wissenschaften, sondern der Mensch nimmt es erst dann recht in sich auf, wenn es seine Seele in Besitz nimmt und in der tiefsten Regung des Herzens seinen Sitz und seine Herberge findet«. Das Herz ein Gasthaus, in dem die Frohbotschaft Raum hat und wohnen kann! Wo das geschieht, wird der apostolischen Mahnung Genüge getan: »den Herrn Christus haltet heilig in euren Herzen«. Dem »nicht allein ... sondern auch« des Heidelberger Katechismus entspricht ein »nicht allein ... sondern erst dann ...« bei Calvin: Das Evangelium richtet sich an den ganzen Menschen, an Intellekt und Emotion. Das Evangelium kommt zum Ziel, wenn es Wohnraum im Unbewußten bekommt, also des Menschen Seele in Besitz nimmt und eben »in der tiefsten Regung des Herzens seinen Sitz und seine Herberge findet«.

Wenn das Apostolikum von Christi Höllenfahrt spricht, dann fährt das Evangelium ihm nach bis in die Tiefe des Menschenherzens, das eine Hölle ist. Der Glaube bewirkt ein neues Bewußtsein, das Seele und Geist des Menschen bestimmt und – in einem eschatologischen Prozeß – alle Schichten der Seele durchdringt. Eine »Lebenslehre« braucht ein ganzes Leben, um gelernt zu werden, und Lernen hat auch eine therapeutische Funktion; »herzliches Vertrauen« stellt sich – wie Flossy zeigt – nicht auf Knopfdruck ein. Es dauert lange, bis Fühlen und Glauben zusammenkommen.

Viele seelische Leiden und Schwierigkeiten auch in der zwischenmenschlichen Beziehung stammen daher, daß die Erkenntnis nicht »gewiß«, das Vertrauen nicht »herzlich« und beides auseinandergerissen ist. Blaise Pascal hat das Herz gegen die Vernunft gesetzt: »Nicht die Vernunft, sondern das Herz erfährt Gott. Darin besteht der Glaube, daß Gott im Herzen und nicht von der Vernunft erfahren wird«. Damit markiert er eine verhängnisvolle Trennung in der neueren Christentumsgeschichte, die in der Folge immer stärker Intellekt und Emotion trennte und die Religion zur Gefühlssache machte – oder aber vom Leib trennte, wie wir schon sahen.

Wenn der Heidelberger Katechismus unterscheidet zwischen »gewisser Erkenntnis« und »herzlichem Vertrauen«, baut er keine Alternative auf. Seine zwei Akte *eines* Dramas verdeutlichen, was im biblisch verstandenen Erkenntnisbegriff schon enthalten ist. Und nun spreche ich gegen die Schwermut nach: »... sondern auch ein herzliches Vertrauen, welches der Heilige Geist durchs Evangelium in mir wirkt ..«. Beachte wohl, daß hier von einer Gegenwart die Rede ist, von einer Gegenwart, die dich zu dir sagen läßt: »der Heilige Geist wirkt in mir«. Laß darum jetzt nicht die schwarze Galle diktieren, was mit dir los ist, laß den Heiligen Geist, den Tröster, in dir wirken! Laß ihn reden! Gib ihm das Wort für deinen inneren Monolog!

Wie aber, wenn Melancholie dir einen Schlag auf den inneren Mund gegeben hat, der den inneren Monolog verstummen ließ? – Dann bist du dort, wo Jesus war, als er verstummte. Wenn du dich in einer Hölle fühlst, er ist durch sie hindurchgegangen, und wenn sogar die Hölle in dir selbst brennt, auch da ist er. Im Reich der schwarzen Galle bist du nicht allein, die Isolation um dich her erweist sich als falsches Bewußtsein, als Wahn. Die Wahrheit ist: »Von allen Seiten umgibst du mich . . . Bettete ich mich in der Hölle, siehe, so bist du auch da« (Ps 139,5.8b). Und wenn du in deinem Höllenbett *ihn* nicht siehst, weil du unter einer Decke liegst, es kommt die Stunde, in der du entdeckst, daß er dich nie verließ.

Die Schwermut hat viele Höllen, und da gibt es nicht nur die des Verstummens; die Gewölbe des Vergleichs liegen nicht im äußersten Dunkel, eher im Halbschatten. Wenn im ersten Akt die »gewisse Erkenntnis« mit dem Erkennen anderer verknüpft ist, die vor mir und für mich erkannt haben, und werden mir da auch die Großen im Reiche Gottes vor Augen geführt, so verführt die Hölle des Vergleichs zum Nachmessen: Wie groß sind die Großen im Reiche Gottes und wie groß bin ich? Möglicherweise mache ich die Erfahrung, daß auf meiner Meßlatte die Hundertstelmillimeter nicht eingeritzt sind, um meine »Größe« zu messen. Diese kann sich bei näherem Zusehen sehr bald als Defizit erweisen: Die großen Heiligen machen mir Angst. Ich kann nicht so beten wie sie, nicht so fasten, nicht so glauben; und wenn ich mein Gottvertrauen untersuche, so weiß ich nicht, ob ich das »herzlich« nennen darf; ich erfahre es vielmehr als dürftig, zögerlich.

Christoph Blumhardt hat einmal einem Skrupulenten geschrieben: »Was Ihr ›inneres Leben‹ betrifft, so müssen Sie an das glauben, wie Sie an Gott glauben. Das bekundet sich mehr durchs Unbewußte. Sie können sich gedanken- und gefühlsmäßig ganz arm fühlen, und doch ist Wirkung da. Diese kommt nicht so aus uns heraus, daß wir uns durchleuchtet hätten, sondern oft aus zaghaftem irdischem Wesen. Gott allein ist es, und Gott ist in den Schwachen mächtig«.

Demnach soll ich an mein herzliches Vertrauen, von dem ich nichts spüre, glauben wie ich an Gott glaube, von dem ich auch nichts spüre? Warum nicht? Der Katechismus sagt mir, daß es vom »Heiligen Geist durchs Evangelium in mir gewirkt« sei; darum schreibt Blumhardt »und doch ist Wirkung da«. Der Glaube, das Vertrauen, ist kein Fieber, darum gibt es für ihn kein Thermometer. Der Glaube würde nicht glauben, wenn er für seine Existenz Erfahrung als Voraussetzung zum Glauben verlangen würde. Die Wirkung Gottes ist nicht abhängig von meiner innerlichen Registrierung des Glaubens. Der Glaube verzichtet darauf, sich selbst zu erfahren.

Ja, aber wie soll ich an ein inneres Leben glauben, wenn Gott nicht da ist, wenn ich nichts von ihm spüre? So, daß du mit Jesus glaubst, dessen »herzliches Vertrauen« konnte zuletzt nur einen Verzweiflungsschrei ausstoßen. Blumhardt fährt darum fort: »Ja, gewiß, das Wort Jesu ›Warum hast du mich verlassen?‹ ist mir eines der wichtigsten. Das Gefühl: ich bin allein und fühle nichts mehr, mußte er haben, um uns nahe zu kommen. Es sind das keine Verzweiflungsworte; denn fragen heißt nicht verzweifeln. Aber auch fortfahren, wie wenn nichts wäre, beim Gefühl des Alleinseins, heißt erst recht glauben«.

So paradox, so irrsinnig das klingt, das »herzliche Vertrauen« wirkt der im Geist Gegenwärtige in mir, bevor ich es merke. Dieses Wirken hebt im Gehör an. Im Hören auf das Evangelium. Und das Evangelium sagt mir genau, was der Katechismus sagt: Von dir ist weggenommen, was dich von Gott trennt. Dir sind deine Sünden vergeben. Es gibt nichts mehr, was zwischen dir und Gott ist. Du bist Gott recht, und zwar nicht nur jetzt, sondern auch morgen und übermorgen, solange du lebst, und wenn du stirbst, da gibt es keinen Vorwurf von Gott her an deine Adresse, und einmal wirst du es auch fühlen, du wirst selig sein: Darum lerne es auswendig, schreibe es dir auf einen Zettel, stekke es hinter den Spiegel, »daß nicht allein andern, sondern auch mir Vergebung der Sünden, ewige Gerechtigkeit und Seligkeit von Gott geschenkt sei«.

Vergebung – Gerechtigkeit – Seligkeit: ein antidepressives Trio. Der Schwermütige vergibt sich nichts, er kann sich nichts vergeben, weil er sich als sein jüngster Richter selbst ohne Gnade verurteilt. Er pflegt sein eigenes Unglück und hält es für ewig. Wenn Hermann Arbogast Brenner, am Ende seiner »Tabakblätter« angekommen, den Koffer gepackt hat zur Abreise in die psychiatrische Klinik – ». . . ach, man braucht ja nicht viel, ein paar Schlafanzüge, etwas Unterwäsche, ein halbes Dutzend Hemden« – da wird er »noch einmal . . . eine Cigarre anzünden und gen Süden blicken, nach Menzenmang hinter dem eisernen Vorhang« – der Ort seiner Jugend – und dann endet Hermann Burgers Roman »Brenner« mit einer Verwünschung: »Zu Asche sollt ihr werden, denn nirgendwo steht verbrieft, der Mensch habe ein Anrecht auf ein Quentchen Glück.« So denkt ein Mensch ohne Katechismus; denn der verbrieft das Anrecht auf ewige Seligkeit, und »ein Quentchen Glück« wird allemal zum Vorschein des Vollkommenen, auch wenn es nur das Anzünden einer Zigarre sein sollte – ich bin Nichtraucher!

Lasse ich aber meine Existenz nicht vom schwermütigen Zeitgeist sondern vom Katechismus bestimmen, entdecke ich mich als zum Glück bestimmt, als Geschöpf des guten Schöpfers, dazu geschaffen, in »ewiger Seligkeit mit ihm« zu leben, »ihn zu loben und zu preisen« (Frage 6); »ewige Gerechtigkeit und Seligkeit« aber lerne ich gegen alle meine Selbstverurteilung und gegen mein Unglücklichsein »par coeur«, auch jetzt schon, da sich der Depressive als der »Ausgestoßene der Schöpfung« vorkommt. Ich lerne, was nicht in mir ist, hole es vom Außen ins Innen. Auswendiglernen verändert zum Gelernten hin. Wenn die Schwermut die Freude verneint, sie als je meine leugnet, dann lehrt der Katechismus vom Ewigen her die Freude. So »tröstet« nach Frage 58 der »Artikel vom ewigen Leben« in der Weise,

> »daß, nachdem ich jetzt« – ich unterstreiche – »*jetzt*
> den Anfang der ewigen Freude« – ich unterstreiche nochmals:
> »*in meinem Herzen empfinde,*
> ich nach diesem Leben
> vollkommene Seligkeit besitzen werde . . .«.

Wie gesagt: es erscheint als ein starkes Stück, daß der Katechismus mir religiöses Empfinden zuschreibt: »Nicht zur Asche, zur Freude sollt ihr werden.« Wahrer Glaube kann nicht ohne Freude sein. – Wir empfinden meist unbewußt, nicht original, wir empfinden in der Regel so, wie der Zeitgeist unser Empfinden will, und meinen dabei, dieses sei original, echt, und damit empfinden wir nach Vorschrift. Seit einigen Jahren beeinflussen Blue Jeans das Empfinden derer, die sie tragen. Unser Empfinden reagiert nach dem, was man uns vorsagt, sei es der Heidelberger Katechismus oder die Blue-Jeans-Reklame. Tja, man muß sich eben Emotionen verschaffen. Das ist der Sinn der Welt.

Autobiographisches

Die Lähmung

Ein Text, nicht für Schwermütige, wohl aber für Angehörige. Ich berichte über meine Erfahrung im Zusammenleben mit einem schwermütigen Partner, hoffend, damit einem oder einer ähnlich Betroffenen zu nutzen. Jede Situation ist anders, jede Ehe ist anders. Am Besonderen, Individuellen aber mag deutlich werden, wie die Schwere der Schwermut nach den Angehörigen greift. So hoffe ich, daß meine Erfahrung andern hilft, ihre eigene Gefährdung wahrzunehmen, in die sie durch die Krankheit eines Angehörigen geraten sind, um sich auf die Last einzustellen, die es zu tragen gilt.

Als ich mich verlobte, schrieb mir ein Freund: »Heirate bald, Du bist dem Himmel näher, und zwei bilden schon eine kleine Gemeinde.«

Nach der Hochzeit bezogen wir unser Pfarrhaus, eine kleine mittelalterliche Burg mit gotischen Fenstern in einem Zimmer und großen Kachelöfen in allen Zimmern. Wir genossen die Nähe des Himmels – abgesehen von der Freude aneinander – in dreierlei Gestalt: Zum ersten in einem Kreis meiner Jugendfreunde, an deren Hochzeiten wir teilnahmen. Auch die Freundinnen meiner Frau waren regelmäßig unsere Gäste. Gastfreundschaft gehörte zu ihren Tugenden und Gäste zu unseren gemeinsamen Freuden. Mich erfüllte die Gabe meiner jungen Frau für die Freundschaft mit Stolz; alle meine Freundschaften erfuhren durch unsere Heirat eine Vertiefung.

Zum zweiten: Vier Kinder kamen im Laufe der Jahre zur Welt; aus einem Paar wurde eine Familie mit einer – manchmal überforderten, aber in der Regel – strahlenden Mutter. Ich registrierte mit Zufriedenheit ihren gesunden Egoismus, der sich jeweils die nötigen Ruhepausen verordnete.

Last not least, zum dritten: Die Gemeinde erfreute uns beide in der Zweisamkeit und in den drei Dörfern. Meine Frau hielt sich zwar in ihren gemeindlichen Aktivitäten zurück; aber die Hochachtung der Gemeindeglieder tat ihr wohl, und Freundschaften wuchsen uns auch von der Gemeinde her zu. Ich kann nur mit großer Freude und Dankbarkeit an unsere Pfarrerehe zurückdenken und denke da vor allem an eins: Jede Woche hatte ich zu predigen. Wir nutzten das Privileg einer Pfarrerehe, in der Predigtvorbereitung gemeinsame Sache zu machen, und wenn der Prediger nicht weiter wußte, holte er sich Rat bei seiner weisen Frau. Eine zeitlang diktierte ich ihr am Samstag jeweils die im Manuskript vorliegende Predigt in die Maschine. Das waren Stunden der Harmonie im Geist des Auferstandenen. Ich darf wohl sagen: Wir gingen miteinander auf im Dienst an der Gemeinde, und das engte uns nicht ein, das machte weit und war schön.

Unser Einkommen war anfänglich recht gering, und wir konnten uns wenig leisten. Einmal aber besuchte sie eine Pfarrfrauentagung und kam mit ein paar weißen Schuhen heim, die sie nach einer Begegnung mit dem alten Karl Barth gekauft hatte. Der wurde von einer Pfarrfrau gefragt, was ihm der Glaube – oder das Christsein bedeute, ob er das in einem Satz zusammenfassen könne, und er, der große Gelehrte, hätte mit dem Zitat eines Kinderliedes von Abel Burckhardt geantwortet – ich zitiere aus dem Gedächtnis: – »Herr Jesus, ih wil diis Schöfli siy« – Ich will dein Schäflein sein. Meine Frau trug also weiße Schuhe, wußte aber energisch aufzutreten: Als ich einmal – beim schwarzen Kaffee – ihr die Eröffnung machte, ich wolle einen Roman schreiben, herrschte sie mich an: Entweder hast du was zu sagen, oder du schreibst einen Roman. Also schrieb ich keinen Roman.

Durch sie wurde ich, was ich wurde. Auch hielt ich sie für mutiger und lebenstüchtiger als mich selbst. Unsere Ehe war schön, und das Schöne war nur des Schrecklichen Anfang: Als der Ruf auf eine theologische Dozentur nach Wuppertal kam, gab es für sie kein Zögern. Allerdings sah ich schon nach den ersten Wuppertaler Tagen, daß der Wechsel vom Pfarramt ins Amt eines Hochschullehrers für meine Frau Probleme brachte: Sie kultivierte Minderwertigkeitsgefühle gegenüber akademisch gebildeten Kollegenfrauen, was möglicherweise zur Folge hatte, daß wir unser Schweizertum zur Tugend machten und uns in der Familie einigelten.

Die Krankheit brach aus, nachdem sie mich auf eine Fachtagung begleitete, wo ich ein Referat zu halten hatte, in dem ich mit Kritik an der damals herrschenden theologischen Richtung nicht sparte. Während des Vortrags kam es zu einem Eklat. Ein einflussreicher Kollege unterbrach mich wütend, stand auf und wollte im Protest gegen meine Ausführungen die Versammlung verlassen. Nur mit Mühe konnte er zum Bleiben bewogen werden, deklarierte indessen meine Weisheiten lauthals als »lauter Phrasen«. Wie sich nachher zeigte, und wie wir damals schon ahnten, verbaute jener Zwischenfall – vielleicht sollte ich sagen: mein Referat – zunächst jegliche Berufung anderswohin. Wir blieben an die Wuppertaler Fremde und an das Inseldasein auf dem ›Heiligen Berg‹ gebunden. – Nach der Rückkehr zur Hochschule konnte meine Frau nicht mehr schlafen, und dann kamen mit der Schlaflosigkeit die Ängste, die sich dermaßen steigerten, daß eine Hospitalisierung notwendig wurde.

Unser Hausarzt schlug die Rückkehr in die Schweiz vor, wo meine Frau zunächst bei einem befreundeten Psychiater in guten Händen war. Allerdings konnte er sie auf Dauer nicht behandeln, und sie kam in eine Privatklinik, die als erstes alle Besuche verbot. Man diagnostizierte eine endogene Depression; das Etikett kam mir damals tröstlich vor, enthob es mich doch der Verantwortung; inzwischen ist es zur Fragwürdigkeit verblaßt. Vermutlich wird man nach meinem Bericht das Etikett noch anders beschriften können; aber was soll's?

Der Schock war groß. Sie war weg und wir allein – sprachlos, wie ich annehme. Die beiden Jüngsten kamen in ein Kinderheim ins Appenzellerland, die beiden Älteren blieben mit der Großmutter und der Haushaltshilfe in Wuppertal. Der Himmel mit Wolken verhangen: War er auch ferngerückt? Ich glaube nicht.

Mein Lehrer Eduard Thurneysen hatte uns von einem Mann erzählt, der seiner Frau jede Woche einen Blumenstrauß in die Klinik brachte und ihr auf diese Weise zur Heilung verhalf. Statt Blumen schickte ich jeden Tag einen Brief. Ich sehe mich noch vor dem leeren Blatt sitzen, um ein gutes Wort ringen, innerlich ein wenig zitternd den Brief in den Kasten werfen und Tag für Tag auf den Postboten warten. Ich weiß nicht mehr, wie lange es ging, bis ein erstes Lebenszeichen aus Schruns-Grächen kam, mit gespannter Freude und – Erschrecken empfangen: Die Schrift war verwackelt, und der Brief ein Ruf nur aus dem »Nebnet«, eine verzweifelte Zeile. Langsam, langsam kam mehr. Besserung trat ein, als meine resolute Cousine, eine Krankenschwester, ungeachtet der ärztlichen Anordnung, sie besuchte. Später sagte sie mir, du hast mich dort herausgeliebt; die Cousine aber wurde ihr in einem neuen Schub ein Jahr vor dem Suizid zum Zufluchtsort. – In der Klinik hatte sich keine positive Beziehung zu den Ärzten ergeben. Lediglich den alten Klinikpfarrer, einen Freund von Emil Brunner, empfand sie als hilfreich.

Ich denke, das tägliche Briefeschreiben wurde dadurch gesteuert, daß ich sofort wußte: Jetzt mußt du für deine Frau besonders da sein und auf dich besonders acht geben. Ich erinnerte mich an ein Gespräch mit Lydia Sulger, die den Dienst der Seelsorge in einer psychiatrischen Klinik tat und sagte: »Dort mußte ich mich Tag für Tag unter das Blut Christi stellen.« Die Redeweise hatte mich damals befremdet; aber jetzt begriff ich sie langsam. Die Schwermut des andern beschwert: »Was herabdrückt, das beschwert. Und macht es nicht allein sich selber schwer, sondern auch dem, wovon es umgeben wird. Woraus die Feststellung sich ergibt: Das Niedergedrückte drückt nieder – es bedrückt sich und was ihm begegnet derart, daß dies nicht nur zum *Inhalt* der Klage wird, dieses oft gehörte: ›Alles um mich liegt darnieder‹, sondern stets zur Wirkung der Melancholie und ihrer Träger. Es ist auch deren Absicht: sich und die andern niederzudrücken – ja, ihr Triumph«, schreibt der Psychiater A.R. Bodenheimer, und da braucht eben nicht nur der in der Depression Niedergedrückte Hilfe, sondern auch alle die durch den Depressiven niederdrückt werden. Sich unter das Blut Christi stellen heißt in diesem Zusammenhang, das Niederdrückende als abgewaschen – als im Kreuz Christi aufgehoben – wahrnehmen. Damit wäre der Triumph der Melancholie keine Gefährdung und auch kein Triumph mehr.

Zum Glück hatte ich in Wuppertal einen Seelsorger, und so machte ich von der Möglichkeit evangelischer Beichte Gebrauch. Ein Beichtgespräch werde ich nie vergessen; weil es sich vielleicht in die Situation eines Menschen, der durch die Schwermut seines Partners beschwert ist, übersetzen läßt, teile ich es mit: Die Frau habe ich längst vergessen, auf die mein Blick fiel. Ich kam mir miserabel vor meiner kranken Frau gegenüber: Wer ein Weib ansiehet ihrer zu begehren . . . Das mußte ich beichten. Nebenher erwähnte ich im Gespräch, wie ich als Pfarrer unzählige Male erlebte, daß ich bei Hausbesuchen auf einen depressiv umwölkten Menschen traf, und wenn ich ging, gab mir ein Erheiterter die Hand. Offenbar hatte ich die Gabe, mit den Müden zu reden, und nun hatte ich gegenüber meiner Frau versagt! Mit einer Handbewegung gleichsam wischte mein Seelsorger meine Augensünde vom Tisch und machte, was ich als Nebensache erzählte, zur Hauptsache. Hier sei ich in Versuchung, erfahrene Gnade gering zu achten, und dieser Versuchung dürfe ich um keinen Preis nachgeben. Mein Seelsorger wurde sehr ernst und eindringlich. Er lehrte mich, zwischen fleischlicher und geistlicher Versuchung zu unterscheiden: Wo in einer Ehe ein Partner in die Zisterne fällt, gefährdet dies beim andern, was die Bibel »Fleisch« nennt, und man wird gut tun, auf sein Auge acht zu geben; aber die geistliche Versuchung der Verzweiflung – lateinisch der desperatio – ist ungleich subtiler, und da wird ihre Früherkennung wichtig – ähnlich wie beim Krebs. Hier – scheint mir – liegt das spirituelle Problem in der ehelichen wie überhaupt in jeder Beziehung.

Zur geistlichen Versuchung gehört auch das: Ich sehe den Partner leiden, verstehe aber nicht, warum er leidet, obwohl ich mich nötige, mir seinen Zustand zu erklären: Das Leid des Schwermütigen beleidigt, ohne daß ich ein Recht habe, beleidigt zu sein. Was herabdrückt, beschwert und verbietet mir gleichzeitig, Beschwerde zu führen. Das Gebot des Bergpredigers: »Richtet nicht, daß ihr nicht gerichtet werdet«, trifft den halbwegs gesunden Ehepartner; denn der Zustand des Schwermütigen fordert geradezu zum Richten heraus.

Ich muß ja auf die Äußerungen bzw. Nichtäußerungen dessen, der sich im »Nebnet« befindet, reagieren, und beim ständigen Druck wächst einem so etwas wie Hornhaut über die Seele. So gelang es mir nicht, die Wachheit und Sensibilität der ersten Monate in die Jahre mitzunehmen. Mein Seelsorger zog aus dem Wuppertal weg und ließ mich allein zurück. Daß ich nicht in der Lage war, einen neuen Seelsorger zu suchen – es sind ja auch seltene Vögel –, das scheint mir im Rückblick auch schuld zu sein an der schlußendlichen Katastrophe.

Und dann war ja nicht nur ich da. Da waren ja auch meine Kinder. Aber mit ihnen über das reden, was uns alle bedrückte, konnte ich – falls ich mich nicht täusche – gerade nicht: Hätte die Mutter einen schweren Oberschenkelhalsbruch gehabt, wäre es für den Vater ein Leichtes gewesen, seinen Kindern über den Krankheitsverlauf zu berichten. Aber so machte, was meine

Frau sprachlos werden ließ, auch mich sprachlos. Das Leid, das einem beleidigt, kann man schlecht klagen, weil man es nicht versteht, und weil bei der Melancholie immer auch die Scham mitspielt – gerade auch bei den Familienangehörigen.

Da die Krankheit als Schlafstörung begonnen hatte, ernannte ich mich nach ihrer Rückkehr aus der Klinik zum Wächter und Aufseher ihres Schlafes. Ich lag jeweils in meinem Bett und wartete angstvoll, bis ich die regelmäßigen Züge der Schlafenden hörte; erst dann erlaubte ich mir einzuschlafen. Als selbsternannter Schlafbischof kam ich mir sehr wichtig vor; allein die neue Würde brachte mich bald an den Rand der Erschöpfung. Als ich in dieser Zeit meinen Hausarzt konsultierte und auch mein Schlafamt erwähnte, wechselte er den Ton. So hatte ich ihn noch nie reden hören: »Ich muß Ihnen als ein Bruder in Christo sagen ...« Was er dann sagte, weiß ich nicht mehr genau, aber im Nachhinein scheint mir dies bedeutsam, daß er hier nicht als Arzt, sondern ausdrücklich als Bruder in Christo mit mir sprechen wollte. Er deutete damit an: mein Verhalten war nicht nur vom ärztlichen Standpunkt unsinnig, es war spirituell falsch. Einmal war es ein Produkt der Sorge, zum anderen eine Folge der Überheblichkeit zu meinen, ich könnte einen Rückfall durch meine Wachsamkeit verhindern. Die Hybris hatte zur Folge, daß ich mich mit meiner Frau identifizierte: Wenn meine Frau nicht schläft, darfst du auch, kannst du auch nicht schlafen, und mit dieser Identifizierung geriet ich alsbald in eine Art desperatio, in eine Verzweiflung, in der mir der Himmel weit weg rückte.

Ich gehe als Ehepartner auf einem schmalen Grat. Auf der einen Seite macht die Liebe solide Partner und weckt Solidarität, wo der eine Teil schwermütig wird: Ehe als Leidensgemeinschaft. Auf der anderen Seite bin ich nicht du, auch wenn ich solidarisch eins bin mit meinem du, und ich muß aufpassen, daß ich mich nicht mit ihm verwechsle, sonst werde ich unsolide. Wo sich mein Mut mit ihrer Schwermut verschmilzt, wird die Ehe selbst psychopathisch. Andererseits könnte vielleicht die Angst vor einer Verschmelzung zu einer unsolidarischen Distanz führen. Aber echte Solidarität ist nur möglich in Freiheit, und die würde ich verlieren, wollte ich nun rufen: Komm, heilige Melancholie. In der Sprache Hermann Burgers: Ich bleibe in Blankenburg wohnen und ziehe nicht nach Schruns-Grächen um.

Der Arzt hatte schon recht, »als ein Bruder in Christo« zu reden, denn da, wo ich mich überhebe und mir zuviel zumute, da kann ich auch meinem Partner nicht helfen, da flüstert schon die Schlange dem Gesunden zu: Ihr werdet sein wie Gott, und dazu braucht man dann alsbald – Hornhaut!

Als von der Schwermut Beschwerter, als ein vom Leid Beteiligter, stoße ich auf meine Defizite nicht nur, sondern auf Schuld, auf meine, in der die nötige Solidarität in mancherlei Hinsicht zu wünschen übrig läßt. Wie aber ist es mit der des Partners? Ich kann ja nicht nur meine Schuld verdrängen, sondern auch die des andern; dann betrüge ich auch mich selbst und gebe nicht zu, daß mich die Schwermut des Partners kränkt, daß ich ihm gerade seine Krankheit zum Vorwurf mache.

Scham ist nach der Genesis die Folge des Sündenfalles, den die Schlange mit ihrem Geflüster provozierte. Der Zusammenhang von Sünde und Krankheit erscheint angesichts der Depression als besonders quälend. Gilt es den Geist der Schwermut zu prüfen, stehen wir hier vor einer theologischen Doktorfrage, die einem Depressiven nicht zuzumuten, die aber noch weniger zu unterschlagen ist:

Romano Guardini meint, es gebe eine gute und eine böse Schwermut. Möglicherweise stützt sich diese Unterscheidung auf Paulus, der nach einem Streit mit der Gemeinde in Korinth schreibt: »Die Betrübnis, wie sie Gott will, wirkt eine Buße zum Heil, die man nicht bereuen muß; die Betrübnis der Welt aber bewirkt den Tod« (II, 7,10). Der Apostel konfrontiert »göttliche Traurigkeit« mit der »Traurigkeit der Welt«. Dieser Satz hat den Charakter einer Sentenz; darf man sie auch auf die Depression übertragen? So fragen heißt, nach dem Grund, nach der Ursache der Schwermut fragen. Darüber weiß der barocke Prediger mehr als wir Heutigen. Wir werden sehen.

Wie schwierig zunächst eine Übersetzung dieser Stelle auf die Schwermut ist, zeigt sich etwa am Kommentar Calvins: »Göttliche Freude ist es, wenn man sein ganzes Glück in Gott setzt, in seiner Gnade ruht und daher die Welt geringachten kann, wenn man die Güter der Erde so gebraucht, als brauche man sie nicht, und darum auch im Leid fröhlich sein kann. Demgemäß beweist man ›Traurigkeit der Welt‹, wenn man wegen irdischer Trübsale verzagt und sich von Trauer niederdrükken läßt, göttliche Traurigkeit aber, wenn man nur Gott in Betracht zieht und es für das einzige Unglück hält, aus seiner Gnade gefallen zu sein. Dann trauert man unter dem Schrecken des göttlichen Gerichts über seine Sünden. In dieser Traurigkeit erblickt Paulus Grund und Anfang heilsamer Umkehr. Dies wollen wir uns tief einprägen. Denn wenn der Sünder sich nicht selbst mißfällt, sein Leben haßt und ernstlich trauert in Erkenntnis seiner Sünde, wird er sich nie zum Herrn bekehren. Wiederum ist es unmöglich, daß in einem Herzen solche Traurigkeit wohnt, ohne daß sie zur Erneuerung führt. Mit dem Schmerz beginnt die Reue und Umkehr, weil niemand auf den rechten Weg zurücklenken kann, der nicht die Sünde haßt. Wo aber Haß der Sünde ist, da ist auch Mißfallen an sich selber und Schmerz über sich selber. Es ist ein gutes Wortspiel: *Eine Reue, die niemand gereut.* Denn obgleich solche Reue zunächst bitter ist, macht sie sich doch begehrenswert durch ihren Segen. Der Erfolg belehrt uns, daß uns der Schmerz nicht zu schwer oder zu lästig sein darf, denn wenn auch die Reue immer Bitterkeit in sich birgt, gilt doch von ihr, daß sie niemand gereuen wird, weil ihre Frucht köstlich und süß ist.«

Adolf Schlatter sieht »in dem Kummer, der uns nach Gottes Sinn bereitet wird ... seine Gnade mit uns, weil sie uns dazu bewegt, daß wir unsern bösen Willen brechen.« Er weiß um »einen nach Gottes Willen dem Menschen bereiteten Kummer, ... der zur Umkehr und Reue führt.« Brich deinen Willen, nicht das Haupt!

Ist nun die Schwermut eine göttliche oder weltliche Traurigkeit, gereicht sie dem Menschen zum Heil oder zum Tod? Ist die Schwermut ein Kummer, der uns von Gott bereitet ist? Ob Schwermut gut oder böse ist, wird sich darin zeigen, ob sie uns Gott näher bringt. Von Romano Guardini und Ursula Goldmann-Posch her gesehen, möchte man sie vielleicht letztlich als göttliche Traurigkeit preisen. Der Schwermütige scheint über ein eminentes »Mißfallen an sich selber und Schmerz über sich selber« zu verfügen. Die Selbstanklagen nehmen unter Umständen kein Ende. Aber sind sie schon ein Zeichen einer Reue, die niemand gereut?

Der Psalmist testiert dem Menschen schlechthin Selbstbetrug: »Ich sprach in meinem Zagen: alle Menschen sind Lügner« (116,10). Ego dixi in excessu meo: Omnis homo mendax, und Ulrich Zwingli meinte, es sei schlechthin unmöglich, den Menschen zu erkennen; er verhalte sich nämlich wie ein Tintenfisch. Wie der sich in einen Nebel von Tinte hülle, wenn man ihn fangen wolle, so hülle sich der Mensch in Heuchelei. Sollte dann der Depressive in seinen Selbstanklagen jenseits der allgemeinen Lügenhaftigkeit und Heuchelei wahr werden? Oder bleiben seine Enthüllungen am Ende Verschleierungen? Ich stelle Fragen, fälle kein Urteil.

Cassian nannte in »de institutis coenobiorum« acht Hauptlaster, octo principalia vitia, darunter die tristitia, die Traurigkeit, und die acedia, näher bestimmt als taedium cordis, Ekel, Widerwillen des Herzens. Acedia meint im Griechischen Sorglosigkeit, ›Gleichgültigkeit‹, dann ›Erschöpfung‹ (vielleicht Apathie, Verdruß), Bedrängnis, Sorgenfülle. Im Mönchstum trifft die acedia als Widerwillen gegen das aszetische Leben den Kern der monastischen Existenz. Sie beinhaltet die sprirituelle Unsportlichkeit par excellence.

Wenn ein Vater der amerikanischen Seelsorgebewegung, A.T. Boisen, diese versteht als eine neue Methode, »auf die uralten Probleme von Sünde, Rettung und prophetischer Inspiration zurückzulenken«, und meint, »wir wollten lebendige menschliche Dokumente empirisch untersuchen, besonders wo Menschen unter dem Druck einer moralischen Krise am Zusammenbrechen oder schon zusammengebrochen waren«, so bietet sich die Depression geradezu an, das Wort »Sünde« mit Anschauung zu füllen. So meint ein Evangelikaler, Jay E. Adams: »Es ist fraglich, ob ein Christ, dessen Gewissen doch nach biblischen Maßstäben geformt ist, jemals ernsthaft deprimiert sein kann, ohne daß die Sünde ›immer vor seinen Augen‹ ist. (vgl. auch Hiob 6,30)« Er spricht aus Erfahrung: »In der Beratung zeigt sich der Zusammenhang von Schuld und Depressionen immer wieder.«

Dazu die Stimme eines Psychiaters, der die Acedia, »diese essigsaure Vergärung des Geistes und damit die Versäuerung, Verbitterung des Glaubens als schamlos beschämendes Zeichen von Mangel an Demut« nennt. »Selbstvernichtung gegen die Vernichtung und bis zur Erschöpfung, welcher Einbruch in die Kompetenz der göttlichen Gnade!« Er vermag diesen Aspekt unter einem zweifelhaften Vorbehalt nur spekulativ zu denken: »Falls menschliche Instanzen sich, in wessen Namen auch immer, überhaupt anmaßen dürfen, von Sünden zu reden, die mit dem Tod zu ahnden sind, so muß man ihnen zugestehen: Wenn *so etwas* nicht tödliche Sünde sein soll . . .! – Einen Luxus von solch gefährlicher Art, wie die Acedia einer ist, hat die Ekklesia den in ihrem Schoß sicher geborgenen Kindern, ihren treuen Söhnen, guten Töchtern nicht zugestehen können. Trostlos sein, trostfeindlich gar das Böse in sich belassen, dem Zuspruch des Beichtigers und der Gnade der Beichte verschlossen, so etwas konnte nur den Herrschenden in Kirche und Welt zugestanden werden; denen oben in ihrer Höhe und Einsamkeit, in der Kälte ihres Throns; in der grenzenlos verlorenmachenden Weite eines Raumes, von dem einer unter den Mächtigen gesagt hat, er sei so weit entborgen, daß in ihm die Sonne niemals untergehe. Welch schrecklicher Gedanke: in einem Raum leben zu müssen, den keine Nacht jemals birgt – in einer Welt, die keinen Rückzug duldet! – Dort oben mußte man sich in sich selbst zusammenringeln, um sich nicht abhanden zu kommen« (Bodenheimer).

Sehe ich recht, spiegelt die Sprache des Psychiaters eine Verdrängung wider. Er zitiert das Mittelalter. Dem Problem der Todsünde will er sich nicht stellen: »Falls . . .«. Den Fall überhöht er romantisch mit dem Rückzug eines Kaisers in sein Kloster. Was aber ist da Sache? Wie begegne ich – wenn ich als Christ »den Zusammenhang von Schuld und Depression« nicht leugne – meinem Partner? Wie begegne ich ihm, wenn ich mich in seiner Schuld weiß? Soll ich dann »nuthetisch«, also zurechtweisend verfahren und endlich, endlich den Balken im Auge meines Partners herausziehen? Wollte ich das machen, würden sofort die zahlreichen Splitter im eigenen Auge zu schmerzen anfangen.

Meine Frau hatte ein sehr bewußtes Verhältnis zu ihrer Krankheit. War sie erregt, durfte ich ihr nicht widersprechen. Zwei, drei Tage später aber bot sich jeweils Gelegenheit zu ruhigem Gespräch, und ich konnte ihr vielleicht raten, die Dosis ihres Mittels zu erhöhen. Auf alle Fälle, denke ich, war diese Gesprächsmöglichkeit eine große Hilfe. Sie bot ein Regulativ, das viele Konsultationen beim Psychiater erübrigte. – Wir machten fast täglich einen gemeinsamen Spaziergang; sehr oft aber bemerkte ich nicht, wenn sie mehrere Tage hintereinander keine Zeit hatte mitzukommen. Ich nahm es jeweils als natürliches Angespanntsein im Haushalt, bis mir ein neues Tief zeigte, daß das Nichtmitkommen schon Vorzeichen gewesen war für ein neues Ambodenliegen. »Martha, Martha, du machst dir viel Mühe.« Es war allerdings besser, wenn ich diesen Spruch nicht zitierte.

Gerade am Beispiel des regelmäßigen Spazierengehens bzw. dessen Durchbrechung zeigt sich m.E. deutlich, wie sehr ein durch die Schwermut des andern Betroffener den Rat und die Begleitung von dritter Seite nötig hat. Der alltägliche Trott macht geradezu blind für die Wahrnehmung des Nächsten. Der Balken sitzt also doch im eigenen Auge! Und wer nicht gerade ein Prophet ist, wird mit dem eigenen Balkentransport genug zu tun haben.

Im Rückblick nach langen Jahren muß ich mich fragen: Hattest du als Mann deiner Frau gegenüber dir die Haut eines Rhinozerosses zugelegt? Dabei bildete ich mir ein, feinfühlig zu sein, und es tat mir wohl, wenn sie mir sagte: »Du bist mein bester Seelsorger.« – Wenn ich ihre Krankheitszeit überdenke und nach der spirituellen Ursache ihrer Schwermut frage, sehe ich vor mir einen Menschen, der mehr aus dem Sollen als aus dem Sein heraus lebt. Wenn ich sage, daß sie mehr aus dem Sollen als aus dem Sein heraus lebte, so kann ich auch sagen, daß ihr der Katechismus fehlte – wie mir auch. Die Antwort auf die Frage 5: ». . . ich bin von Natur geneigt, Gott und meinen Nächsten zu hassen«, hatten wir nicht auswendig – par coeur!, by heart! – gelernt. Sie war uns beiden fremd; vielleicht wußten wir beide nicht, was Sünde ist. Kam sie aus einer pietistischen Tradition, so kam ich familiär aus der Aufklärungsfrömmigkeit, war vielleicht freier, unbekümmerter, hatte als Einzelkind kaum Probleme mit meinem Selbstbewußtsein; aber das Selbstbewußtsein ist kein Gradmesser für das Sündersein. Wer hingegen aus dem Sollen und nicht aus dem Sein lebt, der bekommt möglicherweise Angst, er selber zu sein und bescheinigt sich Versagen, um sich negativ zu belügen.

Als Predigtlehrer leide ich darunter, daß die Prediger aus der Frohbotschaft einen Allgemeinplatz machen, der ob dem Sollen das Sein verschweigt. Denke ich an meine Ehe zurück, wird das, was ich den Predigern vorwerfe, zum Selbstgericht. So spiegelt sich in der Schwermut meiner Frau meine ungelebte Predigt wider. Das ist doch schlimm, daß ich im Nachhinein genau sagen zu können meine, was bei ihr fehlte, daß ich aber damit präzise den Defekt meiner eigenen theologischen Existenz aufdecke.

Zu den schrecklichsten Erfahrungen, die ich machte, gehört diese: Einmal, als sich ein neues Tief ankündigte, riet ich ihr, sie möchte doch Herz und Seele aufrichten, indem sie für sich immer wiederhole »Lobe den Herrn, meine Seele, und vergiß nicht, was er dir Gutes getan hat.« So käme sie mit dem Wort ins Lob. Aber dann mußte ich gebannt – wie das Kaninchen auf die Schlange – zusehen, wie die Leselosigkeit den Psalm überschattete: »Was er dir Gutes getan hat« entfiel und zuletzt blieb ein verzweifeltes »Lobe den Herrn«, ein Befehl, dem sie, je öfter sie ihn wiederholte, je weniger zu entsprechen vermochte: Mein evangelischer Rat wirkte als tötendes Gesetz. Gut gemeint, bewirkte er gerade das Gegenteil dessen, was er intendierte. Ich hatte das falsche Bibelwort gewählt.

Man kann fragen, ob ich jetzt nicht alles in Frage stelle und durchstreiche, was ich im Blick auf den Katechismus gesagt und geraten habe. Im Gegenteil. Ich erzähle diese Episode, um darzutun, wie ich selbst mit ihr gewissermaßen »leselos« wurde. Ich hatte ihr eine Richtigkeit verordnet und dispensierte mich von der Aufgabe, ihr das Aufrichtende zu sagen. »Du bist mein bester Seelsorger«.

Vielleicht hätte ich ihr von den Klagepsalmen her Sprache geben müssen. Ich folge hier Helmut Tacke, Glaubenshilfe als Lebenshilfe, 1975:

> »Ich bin gefangen und kann nicht heraus,
> mein Auge verschmachtet vor Elend« (Ps 88,9).
> »Wie Rauch sind meine Tage entschwunden,
> meine Gebeine sind durchglüht wie ein Brand.
> Versengt ist wie Gras und verdorrt mein Herz« (Ps 102. 4f).
> »Meine Seele ist mit Leiden gesättigt
> und mein Leben dem Totenreich nahe« (Ps 88,4).
> »Mein Herz ängstigt sich in meiner Brust,
> die Schrecken des Todes befallen mich« (Ps 55,5).
> »Ermattet ist im Elend meine Kraft
> und meine Gebeine sind zerfallen« (Ps 31,12).

Ein Psychiater schreibt: »Viele beklagen spontan, daß sie nicht weinen können, sich nicht in einem Affekt Luft machen können. Statt dessen fühlen sie sich wie vertrocknet und verdorrt.«

»Ich bin dem Gedächtnis entschwunden wie ein Toter« (Ps 31,13).

Ein Alttestamentler bemerkt: »Der Bedrängte ist weder ein Toter noch ein in vollem Sinne Lebendiger; irgendwo in der Mitte hält er sich auf. Das Entscheidende für ihn ist aber nicht, daß er noch lebt, sondern daß er nahe beim Totenreich ist.«

Beim Wiederlesen des Manuskripts tadle ich mich auch wegen meiner Redeweise: »Sprache geben«. Damit überhebe ich mich schon wieder. Fürsprecher werden wäre weniger als

Sprachgeber, aber vielleicht besser. Nach der Niederschrift des ganzen Buches, nach vorläufiger Beendigung meines ›Lehrgangs‹ – im scriverschen Horizont also – erschrecke ich über den Schrecken von damals neu und nochmals anders. Man lese nur hinten den letzten Satz des Buches, und man wird verstehen: Vielleicht war nicht das Psalmwort falsch, das ich vorsagte, falsch war vor allem, daß ich meine Partnerin mit diesem Wort allein ließ – nach Manfred Josuttis ist dies ein Merkmal gesetzlicher Rede, daß sie den Menschen mit dem Wort allein läßt. Ich hatte die falsche Optik; die Macht der Schwermut, die ihr die Sprache verschlug, imponierte mir derart, daß ich auf die Depression sah, statt auf das, was von Gott her in ihrem Herzen war. Das machte mich sprachlos. Indem sie das »Lobe den Herrn, meine Seele« für mich hörbar wiederholte, lud sie mich ein zum Duett. Aber statt es mit ihr für sie wie für mich zu sprechen, hörte, schaute ich ihr zu – gelähmt. Das war schrecklich, ist es noch.

Was würdest du heute anders machen, wenn du die fünfzehn Jahre nochmals zu leben Gelegenheit hättest? Hier wird mir noch einmal Hermann Burgers »Blankenburg« wichtig. Der Leblose erhebt sich aus seiner Leselosigkeit, indem er der Schriftadeligen, der höchsten Legistin schreibt. Ich würde versuchen, Fürleser zu werden, Legist für die Leselose, der auch »mehrzüngig barocke Puzzlestücke« der Erinnerung dem andern zusammenfügt; ich würde versuchen, jeden Tag mir selbst zu versichern, was der Katechismus lehrt, daß der Heilige Geist

»auch mir gegeben ist
mich durch wahren Glauben
Christi und aller seiner Wohltaten
teilhaftig macht,
mich tröstet
und bei mir bleiben wird bis in Ewigkeit.«

Ich denke, im erwähnten Beichtgespräch hat mein Seelsorger kräftig an die auch mir gegebene Gabe des Geistes erinnert. Und solche Erinnerung brauche ich gerade da, wo sich die Wohltaten Christi verdunkeln. Wie in Max Frischs Biographie würde sich möglicherweise das gleiche Spiel in Variationen wiederholen, solange ich nicht eine Gemeinschaft suche und finde, in der man als Bruder und Schwester in Christo mit mir redet, in der ich lerne, den schwermütigen Partner so zu sehen, wie Gott ihn sieht. Alles hängt am rechten Sehen! Rechtes Sehen schaut vom Wort her auf das Unsichtbare.

Der Graf Zinzendorf wollte kein Christentum statuieren, wo keine Gemeinschaft wäre. Und darin sehe ich die Lähmung, die Acedia und Wurzel des Übels, daß ich das Beziehungsnetz, in dem ich in der ersten Krankheitszeit lebte, nicht neu zu knüpfen versuchte, als das Netz aus äußeren Gründen Löcher bekam: Nicht nur der Seelsorger, auch der Hausarzt zog aus dem Wuppertal weg, und später entfiel – wie noch zu berichten sein wird – auch der vertraute Kontakt mit dem Psychiater meiner Frau.

Gilt der Katechismus nun nicht mehr für meinen Partner, der nichts vom Geist der Freuden weiß? Hier ist vom Schüler des Katechismus – ich rede von mir – Glaube gefordert, Glaube, der gegen den Augenschein am Wort festhält, schriftadelig den Partner zu sich selbst rechnet: Du gehörst zu mir und was ich glaube, wird dir auch zugute kommen, obwohl du im Moment das Gegenteil vom Heiligen Geist zu erfahren meinst.

Wenn ich in der Erinnerung der fünfzehn Jahre nach dem Verhältnis von Sünde und Krankheit frage, dann ist eher von meiner als von ihrer Sünde zu reden, und ich würde lieber den Schwermütigen in Parallele sehen zum Blindgeborenen, als den Zusammenhang von Depression und Schuld auszubaggern: Der Schwermütige ist anzusehen als ein Mensch, an dem die Werke Gottes sollen offenbar werden. Noch ist er blind für diese Werke, aber sein Fürleser soll ihn sehen, wie er vor Gott ist.

Paulus meint, »daß wir, während wir im Leibe daheim sind, fern von dem Herrn auf der Wanderung sind«. Der Christ, den Schwermut in die Zisterne fallen läßt, wird sozusagen fußkrank; da lahmt auch sein Partner, und ich denke, eine Voraussetzung zur Hilfe bildet das wache Bewußtsein, daß ich als Ehemann von Haus aus der schlechteste Seelsorger meiner Frau bin und erst recht nicht ihr Psychotherapeut. Erst im Rückblick wird mir klar, wie sehr die Lähmung auf mich selbst übergriff.

Die apostolische Wendung »fern von dem Herrn« scheint mir hier eine treffende Umschreibung zu sein; der Schwermütige erfährt, was die Gesunden nicht erfahren, aber sind; und wenn er in seinem Zustand spirituell nicht fähig ist voranzugehen, zu wandern, dann braucht er in besonderem Maße Zuwendung, eben den Fürleser. Aber es ist eben leichter, täglich einen Liebesbrief in die Klinik zu schicken, als ihn zwischen die Alltagslamentationen einzuschieben.

Die letzte Phase der Krankheit begann ein Jahr vor ihrem Tod. Weil die Ferien der Kinder früher begannen als die der Universität, fuhr meine Frau eine Woche vielleicht vor mir in unser Häuschen. Das Semester hatte mich in besonderer Weise belastet. Neben zuvielen Studenten gab es ein Zuviel an Sitzungen, und ich sagte zu meiner Frau: »Trag Sorge zu Dir. Erhole Dich schon, so gut Du kannst. Ich werde erschöpft nachkommen und Dich nötig haben.« Als ich dann in unserem Ferienhaus ankam, empfing sie mich freudig und erregt und erzählte, sie habe nun mit Hilfe von einem der Kinder den Flaschenkeller geräumt. Unser altes Haus hatte vier z.T. geräumige Kellerräume, darunter war einer, in dem vorn die Schuhe standen und hinten Flaschen stapelten, die zum Teil schon dort lagen, als wir das Haus kauften. Rational gesehen bestand absolut keine Notwendigkeit, irgendwelche Energie in diesen Keller zu investieren; ich fühlte mich selbst weggeworfen wie eine Flasche und wußte, das Tief folgt der freudigen Erregung auf dem Fuße, was dann auch prompt und nachhaltig eintraf. Sicherlich bemühte ich mich, ihr meine Enttäuschung nicht zu zeigen, aber das war nun keine Heldentat, sondern eher die Reaktion eines Gelähmten: Er vermochte nicht, diese Situation aufzufangen und sie in einer ruhigen Stunde zu unterbrechen.

Bevor ich weitererzähle, noch eine Bemerkung zu den Schuhen. Sie waren einmal weiß gewesen und ein Anlaß zur Freude. Während ihrer Krankheit waren Schuhe Anlaß zu immer neuen Klagen und Käufen: Sie steckte nicht in den richtigen Schuhen. Ich notierte jeweils ihre Klagen mit Verwunderung – oder soll ich sagen mit Widerwillen und – ließ sie gewähren. Auch das ein Zeichen von Lähmung, die ich mir erst jetzt nach Jahr und Tag bewußt zu machen vermag. Ja ich greife mich an den Kopf, wenn ich an diese letzten gemeinsamen Ferien zurückdenke.

Die Medikamente gingen ihr aus und ihre Unruhe wuchs. Ich habe vor allem in Erinnerung, daß sie mir ständig ins Wort fiel: »Laß mich ausreden.« Warum habe ich damals nicht als Mann gehandelt und energisch die nötigen Mittel besorgt? Ich habe keine Antwort, auch nicht eine Entschuldigung, denn der Ausdruck »Lähmung« entschuldigt nichts; er beschreibt nur.

Hier muß ich einen Einschub machen. Wir hatten – nach der Entlassung aus der Klinik – einen Psychiater gefunden, ein gläubiger Katholik, zu dem wir beide ein ausgezeichnetes Verhältnis hatten. Er entsprach zwar absolut nicht meiner Erwartung, die ich von einem Psychiater hatte. Im Gymnasium hatte ich fast den ganzen Freud gelesen und erwartete eine analytische Behandlung; allein der Psychiater sprach von ichstärkender Therapie und verschrieb ein Medikament, das meine Frau jahrelang nahm und das später, wenn ich recht unterrichtet bin, aus dem Verkehr gezogen wurde, offenbar negativer Nebenwirkungen wegen. Die Dosierung der Mittel überließ er meiner Frau und mir. Da ich meine Frau bei jeder Konsultation chauffierte, ergab sich jedesmal ein kurzes Gespräch mit dem Arzt, so daß eine Art Zusammenarbeit entstand, die mir sehr half. Der Ortswechsel nötigte zu einem Psychiaterwechsel, und ich ging davon aus, daß sich das gegenseitige Vertrauensverhältnis von einem Psychiater auf den anderen übertragen ließ, was natürlich naiv war. Ich weiß nicht mehr, ob meine Frau damals noch medikamentös behandelt wurde. Ich weiß nur noch, daß wir damals beide recht ratlos waren.

Meine Frau hatte eine Freundin in Zürich. Sie fuhr zu ihr, um sich ein Rezept verschreiben zu lassen und kam erst recht aufgeregt zurück – ohne Rezept. Als Diplompsychologin hatte sie keine Erlaubnis zur Rezeptur. Das hätte ich wissen müssen; möglicherweise hatte ich es geahnt. Als ich dann zum Examen nach Karlsruhe mußte, kam es vollends zur Krise. Bei meiner Rückkehr traf ich sie bei meiner Cousine, die sie aufgenommen und sofort den Arzt mobilisierte dergestalt, daß ein neuer Klinikaufenthalt sich erübrigte.

Wer aus dem Sollen lebt, hat das Soll in sich, im Gewissen, das ein böser Tyrann sein kann, wenn es nicht von der Frohen Botschaft geleitet wird. Auch die Umwelt wird als Zuruf des Solls erfahren. Der Zeitgeist wird dann zum bösen Gesetzesprediger: Sie hatte für ihre Kinder, für ihren Mann, für die Gemeinde gelebt. Nun waren die Kinder aus dem Haus. In Dossenheim traf sie auf eine Gemeinde, die für sie keinen Platz hatte, und nun predigte ihr der Zeitgeist: Du mußt etwas aus deinem Leben machen, du mußt dich verwirklichen, und der Mann hatte doch alle Hände voll zu tun, sich im neuen Arbeitsfeld einzuleben. Er ließ sie zunächst in dieser Situation allein. Als er dachte, er hätte eine Lösung gefunden, war es zu spät.

Nein, mit der Depression eines Ehepartners ist kein Staat zu machen. Ich denke, ansteckender Lähmung, die vom erkrankten Partner ausgeht, ist »sportlich« nur so zu begegnen, daß man sich bewußt macht: Ich kann mir als Partner eines Depressiven nicht selbst helfen. Ich brauche Rat, ich brauche Trost. Das war mir anfänglich wohl bewußt, dann aber stumpfte die Sensibilität ab. Ich half mir selbst und mußte damit scheitern. Darum schreibe ich diesen Bericht, um zu zeigen: auch der durch Schwermut Beschwerte braucht Hilfe. Es ist zunächst nötig, daß er das selbst weiß, aber es ist ebenso nötig, daß seine Umgebung das weiß.

Hilfe braucht er in mannigfacher Hinsicht – vor allem im Vergeben. Nach der Räumung des Flaschenkellers sagte ich kein Wort. So sehr mich diese sinnlose Aktion auch schmerzte, übelnehmen wollte ich sie nicht. Aber habe ich sie vergeben? Ich habe im Nachhinein einige Zweifel. Vergebung kann ja nichts anderes sein als Evangelium, weggeworfen sind die Flaschen, bin nicht ich: weggeworfen ist der am Kreuz. Und das ist es, was ich als Partner einer Schwermütigen brauchte: Hilfe, die mir hilft, den Kranken im heilmachenden Christus zu sehen, um so Frohbotschafter für meine Frau zu werden; das aber kann ich von mir als als ein durch ihr Leid Beteiligter nicht. Im Zusammenhang mit dem in der Schwermut sich manifestierenden Bösen brauchte ich Absolution um absolvierend zu leben, und Absolution hat eine andere Qualität als Gewährenlassen aus Lähmung. Sie eröffnet einen Flüsterkongreß von Zärtlichkeiten. Absolution, Vergebung ist ein kreativer Akt. Dazu gehört ein neues Kleid, ein Ring an den Finger und ein Festmahl. Wer aber schneidert das Kleid? Wer schmiedet den Ring? Wer kocht den Festschmaus?

Ein Brief

den ich nach dem Tode meiner Frau schrieb, war mir damals wichtig. Was ich erfahren hatte, sollte auch anderen zugutekommen. Allein, ich ließ ihn liegen. Warum eigentlich? Genügte er mir nicht? Nun habe ich ihn – nach über einem Jahrzehnt – wieder hervorgenommen, eine alte Briefschuld, rücke ihn hier ein und versehe ihn mit einem Kommentar. Wenn er nur *einen* Menschen davor bewahrt, sich ein Leid anzutun, ist seine Herausgabe gerechtfertigt. In einer ersten Fassung trug er die Überschrift »Brief an einen potentiellen Selbstmörder«; das schien mir zu pathetisch; ich klammerte sie nachher ein.

Ich schreibe Ihnen, weil ich einen Brief bekam, den ich nicht mehr beantworten kann, nie mehr. Seit ich diesen Brief habe, denke ich immer wieder an Sie; obwohl ich Sie nicht kenne, weiß ich um Sie. Und darum schreibe ich Ihnen in der Hoffnung, daß Sie einen Brief, wie ich ihn bekam, nicht schreiben müssen, nie. Gewiß, man könnte es auch wortlos machen, ohne Brief.

Aber wäre das besser?

Wie jener Unbekannte im Heuschober einige Schritte am Weg zur Großen Scheidegg? Mein Vater zeigte mit der Hand auf das Gehütt. Er hatte ihn anno vierzehn abnehmen müssen, von Amtes wegen; er war damals Gemeindepräsident von Grindelwald. Beim Toten fand man keine Papiere, man wußte nicht, woher er kam, wer er war. Er hing einfach da, unbekannt, namenlos, erhängt, da.

Vielleicht war ich fünf Jahre alt, als der Vater mir den Schober zeigte; auch heute noch komme ich nicht ohne Schaudern dort vorbei, wo 1914 der Tote hing. – In meinem Manuskript geht die Anrede plötzlich vom Sie ins Du über; vielleicht stammt's aus einer ersten Fassung. Ich lasse es stehen. An der Grenze zum Tod hin sind wir alle per Du.

Und nun denke ich Dich irgendwo zwischen dem Namenlosen und dem Teil meiner selbst, der sich ein Leid antat. Ich kann Dir nicht viel sagen und weiß nicht, ob ich Dich erreiche. Aber ich bitte Dich, tue es nicht, tue Dir kein Leid an, nimm Dir Dein Leben nicht. Ich bitte um Christi willen, tue es nicht, ermorde Dich nicht selbst.

> Hier taucht er wieder auf, der Name, den mein Hausarzt gebrauchte, als er mich seinerzeit als ein Bruder in Christi feierlich zum Schlafen ermahnte, und ER bleibt denn auch die Bezugsperson zwischen mir und dem unbekannten Adressaten. ER gab sein Leben; aber das war kein Freitod, den gibt es nicht, der ist Lüge: Wer frei ist, braucht sich nicht zu töten. Habe ich damit nicht zuviel gesagt? Ich glaube nicht.

Um Christi willen. Vielleicht zählst Du Dich zum Namenlosen von weit her, von dem niemand wußte. Vielleicht bist du so dran wie jener Einsame, der den Heuschober fürs Sumpfgras leer fand und den Dachbalken als Freund. Nehmen wir an, der war im Jahre vierzehn isoliert und so einsam, daß niemand um ihn weinte. Nehmen wir an, Deine Isolierung sei ebenso groß: Du bist ein Vergessener, Du hast niemanden, der Dich streichelt, der Dir neue Namen gibt. Ist es dann nicht besser, Schluß zu machen?

Ich bitte Dich, tue es nicht. Vielleicht kennst Du den Menschen, die Menschen noch nicht, für die Du auf die Welt kamst. Vielleicht hast Du noch gar nicht gelebt; dann aber ist es unsinnig, Dir das zu nehmen, was Du noch nicht hast. Immer nimmt sich der Selbstmörder noch ungelebtes Leben. Indem er sich umbringt, bringt er sich um das Abenteuer seiner Zukunft, verweigert sich Menschen, die auf ihn warten und verwehrt sich die Möglichkeit, je zu sich selbst zu kommen. Er wird zum Dieb seiner selbst. Immer nimmt er auch andern ein Stück Leben, das eigene nämlich, das er andern schuldet. Er nimmt sich andern weg und weiß nicht, weiß in seiner Verzweiflung nicht, wie viel Leid er noch über andere bringt. Er vermag die Langzeitwirkung seines Sterbens nicht abzusehen, nie. Darum ist die Rede von humanem Sterben eine Lüge: Sich das Leben nehmen ist inhuman.

Du bist noch nicht der, der Du sein wirst, wenn Du Dir das Leben nimmst. Als Dieb Deiner selbst bist Du noch nicht Du selbst, denn das kannst Du nicht sein, dieser widersinnige Dieb, der sich – auch seinen Mitmenschen gegenüber – buchstäblich davonstiehlt. Du kannst Dich selbst nicht töten, es sei denn, Du überlässest dem Widersacher Deiner selbst die Regie. Schon das geht wider Dich. Luther nannte den Selbstmord des Teufels Werk –

> die folgende Satzhälfte habe ich durchgestrichen; das war mir zu vertraulich, zu läppisch: »Sieh, mein potentieller Selbstmörder, das ist vom Teufel und nicht anders woher,«

daß Du Dir einbildest, Du wärest für niemand auf der Welt, Du hättest keine Zukunft und Deine Existenz sei so beschissen, daß Dir das Wegwischen als das einzig Sinnvolle und Mögliche erscheint. Der Wittenberger hat schon recht, der Selbstmord ist vom ersten Gedanken an ihn bis hin zu seiner Ausführung nicht Dein Werk, sondern das Werk Deines Gegenichs, das Luther barsch als Teufel bezeichnet.

Vielleicht wirst Du geliebt; aber da hilft kein Streicheln, die Liebe, die Du spürst, beweist Dir, daß Du nur fähig bist, Dein Unglück zu lieben, das Du haßest. – Vielleicht glaubst Du an den Gott, der die Liebe ist; aber diese Liebe wird in Dir zu ihrem Gegenteil, sie verurteilt Dich. Was Du auch tust, atmet Mißlingen, von allen Seiten stürzen Anklagen auf Dich ein. Da ist ein Gesetz allgegenwärtig, und vor dem kannst Du nicht bestehen. Dir bleibt nur die Flucht. Da scheint jede Umkehr vergeblich. Dein Überich wird zu Deinem Teufel und hält Dir allenthalben ein Gesetz vor, das Dich verdammt; er vermiest Dir Dein Leben in der Weise, daß sein Wegwurf Erlösung vorgaukelt. Aber das ist nicht wahr. Die Stimme, die Dich in den Tod lockt, lügt; der Tod hat noch keinen erlöst. Daß der Tod ein Erlöser sei, das hat der Durcheinanderbringer und Erzmörder erfunden.

> War es richtig, in der Weise auf den Adressaten einzureden? Ich merke, der Brief wird immer aggressiver; aber sollte er nicht? Sollte ich um Einverständnis werben mit dem Tod? Nein, das tue ich nicht. Die gottlose Rede vom Tod als Erlöser hat indirekt viele Selbstmorde bewirkt, als Christ bin ich gegen den Tod, der bleibt mein Feind. Ich will ihn nicht.

Um Christi willen tue es nicht, ich bitte Dich. Der Tod ist kein Ausweg aus den Anklagen. Als Betroffener kann ich Dir nur sagen, daß Du die Qual, die Dich quält, auf andere legst und dort womöglich multiplizierst. Die Dich lieben, müssen sich an Deiner Stelle anklagen. Du meinst eine Quälerei zu beenden, wenn Du Dir das Leben nimmst und siehst nicht die namenlose Qual, die Du anderen bereitest – vielleicht über Jahre hin. Ich kann ein Lied davon singen. Das ist der große Betrug des Selbstmordes zu meinen, man beende ein Unglück, von dem man weiß; mit seinem Sterben aber verursacht man ein Unglück, von dem man noch nichts wissen kann. Ich wiederhole: Auf diese Weise stirbt niemand human.

Um Christi willen schreibe ich Dir, der Du Deinen Mord irgendwie erwägst, vielleicht mit ihm als einer Möglichkeit zu spielen begonnen hast oder beginnst.

Hermann Hesse hielt den »Gedanken, daß dieser Ausweg uns offensteht, für eine gute Hilfe im Bestehen des Lebens und seiner Bedrängnisse.« Hermann Hesse war ein Dichter, und er vermochte sich schreibend wohl immer wieder zum Dasein zu befreien; ein Hermann Burger aber vermochte es nicht. Das Spiel mit den Gedanken an den Selbstmord ist ein mörderisches Spiel. Darum schreibe ich, um Dich von Deinem Gedanken abzubringen; aber das ist vielleicht nicht leicht: Hilft es, wenn ich von Paul Landsberg erzähle, dem Philosophen, der zur bösen Zeit jahrelang Gift bei sich trug, um sich damit vor der Gestapo zu retten? Vielleicht dachte er zuerst ähnlich wie Hermann Hesse? Aber dann warf er das Gift weg, da er den Christus erkannte, ließ sich verhaften und im KZ schlußendlich umbringen.

Hätte ich nur die Erfahrung mit dem Selbstmord des Fremden und am eigenen Leib, hätte ich nichts zu melden: Um Christi willen aber heißt, ich glaube, der dem Paul Landsberg die Kraft gab, in der Angst das Gift wegzuwerfen, ist in meinem Elend und in Deiner Hölle. Darum tue es nicht. Ich bitte Dich, tue es nicht.

PS nach über einem Jahrzehnt: In einer ersten Fassung des Briefes schrieb ich: »Die Umarmung mittags, als ich zur Stadt fuhr, war inniger als sonst, wie ich mich sofort erinnerte, als der Anruf kam, und ich sie fand, sie, die ein Teil war von mir, der ich den Namen gab und was zum Namen gehört.«

Da ein Suizid Angehörige besonders trifft, sei mir noch ein kurzer Bericht mit einer Anmerkung grundsätzlicher Art erlaubt: Am Abend vorher waren wir bei Freunden gewesen, hatten mit ihnen im Garten gegessen, sehr harmonisch. Nach Hause zurückgekehrt, im Wohnzimmer, erschreckte mich ihre Frage: »Wird es je wieder gut mit mir?« Am Morgen frühstückten wir in der Sonne auf der Terrasse. Was sie sprach, weiß ich nicht mehr. Nur daß ich ihr das Versprechen abnahm, sich kein Leid anzutun. Dann fuhr ich zur Universität. Ich hatte zu prüfen. Mittags kam ich ziemlich erschöpft nach Hause, nachmittags war Seminar. Sie hatte gut gekocht und klagte, dem Haushalt nicht gewachsen zu sein. Ich war in Gedanken mehr beim kommenden Seminar als bei den – schon oft gehörten – Klagen meiner Frau; ein zerstreuter Professor war nicht präsent und unterließ, ihr erneut ein Versprechen abzunehmen.

Nach einem ersten Versuch hatte mir der Psychiater, Leiter einer offenen psychiatrischen Abteilung, gesagt, habe bei ihm ein Patient sich das Leben genommen, habe er jeweils feststellen müssen, daß er zu diesem Zeitpunkt nicht präsent gewesen sei. Schon bei ihrem ersten Versuch war ich durch irgendwelche Turbulenzen an der Hochschule – verbunden mit einer ganztägigen Sitzung – blockiert. Der Suizidgefährdete braucht Präsenz, spirituelle Präsenz. Kein Selbstmord ist unvermeidbar, und doch vermögen wir ihn auf Dauer nicht zu verhindern, sind wir doch nicht Herren über Leben und Tod unserer Nächsten – nur Diener ihres Lebens.

Wenn Suizidgedanken geäußert werden, darf man nicht erschrecken, darf nicht mit dem Gesetz reagieren. – Vielleicht hatte ich deshalb meinen Brief zurückgehalten, weil ich fühlte, der Zuruf hilft nicht. Tatsächlich nicht, wenn er nicht österlich wird, und der Gefährdete in Christus ein Du findet: Um *Christi willen* tue es nicht! An ihm hängt alles.

Äußerungen von Suizidgedanken von Depressiven sind ernst zu nehmen, aber sie brauchen und dürfen einem nicht imponieren. Schlimm wird es nur, wenn man den andern reden läßt und sich – vielleicht aus einer Art Selbstschutz – an die Gefährdung des andern gewöhnt. Da kommt sie wieder, die acedia, die Gegenfüßlerin einer sportlichen Spiritualität, die Träge, die den Tanz des ewigen Lebens nicht mag. Ihr setze ich entgegen eine Strophe des Georg Philipp Harsdörffer:

»Besinn dich, denke fort und fort,
Was *ewig* für ein Donnerwort!
Ach keiner Zeiten Zeit befreit
Dich von der langen Ewigkeit.«
Das ist gut so, und
Ewigkeit
ist – jetzt;

darum tritt auch Christian Scriver in Deine Gegenwart. Laß ihn reden!

Barocke Therapie – Christian Scriver

Seelenschatz

Wohl dem Mann, der sein bescheidenes »Blankenburg« findet – auch jenseits der Simme: In einem Schrank im Keller fand ich einen schweinsledernen Folianten, dessen erste Seiten fehlten, während die letzte Seite des Vorworts die Jahreszahl 1680 trug. Es handelt sich offenbar um den »vierdten« und »fünfften Theil« von M. Christian Scrivers »Seelen-Schatz« (siehe Seite 184).
In seiner »Geschichte der speciellen Seelsorge«, 1897 erschienen, meint August Hardeland: »Die Perle der asketischen Literatur« – das meint Literatur über das geistliche Leben – »ist sein Seelenschatz. Ein Werk wie dies kann nur aus reichster seelsorgerlicher Erfahrung erwachsen sein«. Recht hat er, der August Hardeland! Frieder Schulz schreibt im Dictionnaire de spiritualité: »Scriver fut un prédicateur très doué et apprécié de ses auditeurs, ainsi qu'un fidèle directeur de conscience dans ses communautés. Il mena une vie réglée sur la spiritualité monastique: quatre heures de prière par jour, lecture des Écritures Saintes et méditation, en plus de l'accomplissement des tâches exigées par sa fonction. Ainsi donna-t-il l'exemple d'une spiritualité sacerdotale évangélique tout orientée vers le service pastoral.«

Scriver hatte seine »ordentlichen Wochen=Predigten« für den Druck zu kleinen Traktaten ausgearbeitet, die sich dadurch auszeichnen, daß sie der Sprachbewegung in je verschiedenen Windungen und in je verschiedener Breite und Tiefe dem Gefälle der Inhaltsangabe folgen, die der Untertitel enthält. Vier, fünf Merkmale charakterisieren das Werk: *Bibelnähe*, überraschende Einsichten in die Schrift – ich verweise im voraus auf den hymnischen Lobpreis des Wortes Gottes – *Offenheit für die Schöpfung*, in deren Schönheit und Walten er seinen Schöpfer »als im Bild« erkennt und die ihm – zusammen mit der Geschichte eine Fülle von *Gleichnissen* bietet: der »Seelen=Schatz« ist eine Fund- und Goldgrube für Gleichnisse; – *Offenheit für die menschliche Seele*, eine Einfühlungsgabe seltener Art, die ihn befähigt – im Falle unserer Predigt besonders –, die Schwermut zu »poetisieren«, um einen Ausdruck von Nova-

M. Christian Scrivers,

Fürstl. Sächs. Ober-Hof-Predigers und Consistorial-Raths zu Quedlinburg,

Seelen-Schatz

Darinn

Von der menschlichen Seelen hohen Würde, tieffen und kläglichen Sünden-Fall, Busse und Erneuerung durch Christum, Göttlichen heiligen Leben, vielfältigen Creutz und Trost im Creutz, seligen Abschied aus dem Leibe, triumphirlichen und frölichen Einzug in den Himmel, und ewiger Freude und Seligkeit, erbaulich und tröstlich gehandelt wird;

Vormahls

In denen ordentlichen Wochen-Predigten seiner anvertrauten Christlichen Gemeinde fürgezeiget, und auf Anhalten vieler gottseligen Seelen weiter ausgeführet,

Nunmehro aber mit richtigen Marginalien, welche dem Christlichen Leser den richtigen Inhalt zu sonderlichem Vortheil so gleich vor Augen legen, durchgehends versehen, mit möglichster Sorgfalt und Mühe von unzehligen Druck-Fehlern gereiniget, und also bey dieser Auflage in dieser beqvemen Form besser, als iemahls vorhin, ausgefertiget.

Nebst unterschiedenen vollständigen und nützlichen Registern.

Mit Röm. Käyserl. wie auch Königl. und Churfürstl. Sächs. PRIVILEGIIS.

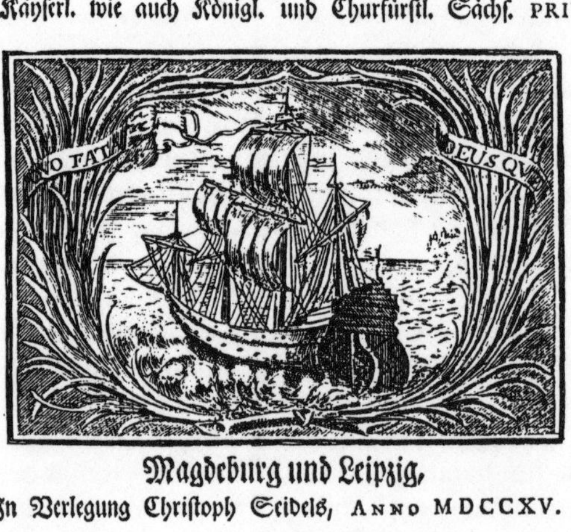

Magdeburg und Leipzig,

In Verlegung Christoph Seidels, ANNO MDCCXV.

lis zu gebrauchen. Er hat lange vor Hermann Burger der Depression poetisch Sprache zu geben vermocht: Wir werden sehen, wie die hier genannten Qualitäten es Scriver erlauben, die schwarze Dame in einzigartiger Weise zu Tisch zu bitten, in der Weise nämlich, daß er ihr möglicherweise sogar ein neues Kleid schenkt.

Da berührt es zunächst merkwürdig, daß für ihn der Glaube der Depressiven kein Problem zu sein scheint. Er setzt ihn einfach voraus; er predigt nicht zu Heiden, sondern zu einer Christengemeinde; dabei leidet er unter der aufkommenden Atheisterei und dem schadhaften Zustand der Kirche. So kann er in einer anderen Predigt sich die Aussage eines Zeitgenossen zu eigen machen, daß »der meisten Christenthum im Papier und in der Mahlerey eines gefärbten Glaubens besteht« – in der Heuchelei. Viel zitiert wurde sein Satz: »Blind müßte ein Mensch sein, der den Schaden Josephs nicht sähe, unglaublich lieblos und unempfindlich, der ihn nicht zu Herzen nähme und täglich beseufzte.«

Man darf Scriver nicht eine illusionäre Haltung im Blick auf die Christlichkeit seiner Zeit unterstellen. Wir werden sehen, daß er auch den Depressiven gegenüber in keiner Weise blind ist. Ich unterstelle, er wisse sehr wohl, die Geister der Schwermut zu beurteilen. Um so auffälliger ist seine Redeweise. In diesem den Glauben-Voraussetzen sehen wir – theologisch wie auch psychologisch – das Geheimnis seiner Seelsorge. Er glaubt den Glauben seiner schwermütigen Zuhörer. So wird er von der »frommen«, von der »Gott-liebenden Seele« sprechen, wissend um ihre »hohe Würde«. Seine an »Herrn Luther« orientierte theologische Haltung prägt sein Mitempfinden, das die menschliche Seele einerseits um Gottes Willen hochachtet und das andererseits Angst nicht hervorrufen, sondern dadurch überwinden will, daß er den Glauben ans Evangelium lehrt, der die Angst überwindet.

Scrivers Haltung nimmt hier in gewisser Weise die Haltung Daniel Friedrich Schleiermachers voraus, der immer so redete, »als gäbe es noch Gemeinen der Gläubigen und eine christliche Kirche, als wäre die Religion noch ein Band, welches die Christen auf eine eigenthümliche Art vereinigt«, und der in einer bereits nachchristlich erfahrenen Situation meint: »Vielleicht kommt die Sache auch dadurch wieder zu Stande, daß man sie voraussetzt.« Darum will er »als zu Christen reden«.

Scriver aber redet zu den Schwermütigen schon »als zu Christen« und zählt sie unbeirrt zu den »Gottliebenden Seelen«, und weiß, ob er nicht gerade durch solche Haltung etliche aus ihrer Zisterne herauszuholen vermochte?

Vom Kreuz der gläubigen Seelen
(Freigebigkeit als Gegenüber)

Die V. Predigt – eingeteilt in fünfundvierzig Paragraphen in einer Länge von siebenundzwanzig Folioseiten / stammt von einem Mann, der zwölfmal am Grab eines Kindes steht; nur zwei seiner Kinder werden ihn überleben; viermal verliert er seine Frau durch den Tod: Seine gläubige Seele muß Erfahrungen gemacht haben mit Schwermut und Traurigkeit, wie wir Heutigen sie wohl kaum ahnen:

Im Nahmen JESU / Amen!
»Vom Creutz der gläubigen Seelen
Von deren Schwermuth und Traurigkeit / damit
sie zuweilen von GOTT heimgesuchet wird«. . .
Schon der Titel verweist auf eine Optik, die mir in meinem Bericht fehlte. Als Text wählt der Prediger Joh. XII, 27 und reißt schon mit der Textwahl einen neuen Horizont für das Verstehen der Depression auf:

»Jetzt ist meine Seele betrübt. Und was soll ich sagen? Vater / Hilff mir aus dieser Stunde! Doch darum bin ich in diese Stunde kommen. Vater / verkläre deinen Nahmen!«

Diese Predigt ist so schön, und wie ich meine, so hilfreich, daß ich sie hier loben und nacherzählen will. Ich tue das im Nachgang und in der Korrektur auch zu meinem Bericht »Die Lähmung«. Aber man muß sie selbst lesen. Was ich zu bieten vermag, ist im besten Fall zu vergleichen mit einem geräucherten Forellenfilet, und dem fehlen bekanntlich die besten Stücke der Forelle, die Bäckchen! Wer den Scriver in seinem Keller nicht findet, findet ihn sicher in einer Bibliothek. Ist eine Forelle zubereitet, muß man sie essen, sei sie gebraten, gekocht oder geräuchert. Den Scriver muß man lesen.

Allerdings, einige Vorsicht ist der Gräten wegen geboten: Für unser von der Aufklärung mehr oder weniger bestimmtes Bewußtsein ergeben sich Schwierigkeiten, wenn man sich nicht von Anfang an klar macht, daß ein barocker Schriftsteller von anderen Voraussetzungen ausgeht als wir. So spricht die Überschrift von »Schwermuth und Traurigkeit«, offensichtlich ohne Depression und Trauer zu unterscheiden, wie das heute noch in unserem Sprachgebrauch üblich ist, dem ich folge, während dies in der einschlägigen wissenschaftlichen Literatur in der Regel verpönt ist: Man darf sich durch möglicherweise auftretende Irritationen nicht stören lassen.

Schon der *»Eingang«*, die Einleitung, erregt meine Bewunderung. Scriver beginnt verfremdend mit einer barocken Mirakelgeschichte vom »griechischen Kayser Tiberius dem Andern« (regierte von 698 bis 705 in Byzanz), dessen Freigebigkeit und Milde den Tadel der Kaiserin-Witwe erregte. Bei einem Spaziergang im Kaiserpalast fiel ihm ein Marmorstein des Pflasters mit einem Kreuzeszeichen auf, und er meinte, »es wäre ungerecht / daß man über solch Zeichen des Erlösers solte mit Füssen gehen«. Da der Kaiser diesen Stein aufheben und versetzen läßt, finden sich darunter noch ein zweiter und dritter Stein mit einem Kreuzeszeichen und darunter ein großer Schatz von möglicherweise »über eine Million Cronen«.

Die Geschichte ist dem Prediger Anlaß, seine Hörer über die Verheißungen der Schrift ins Bild zu setzen (Spr 11,24f; 19,17; 28,27; II Kg 4,3ff). Der Ölkrug der Witwe bietet ein Gleichnis, das später wieder anklingt: »Das Gut der milden Hertzen ist mehrmals / wie der *Oel=Krug* . . . / dem es auch am Oel nicht mangelte, / so lange sie goß / und leere Gefäße vorhanden waren : Es ist wie ein Brunn / der verborgene / doch wasserreiche Adern hat / dessen Wasser / je mehr daraus geschöpffet wird / je mehr wächset und zunimmt«.

Der barocke Prediger preist die Mildtätigkeit noch mit anderen Vergleichen: mit dem Speisungswunder Jesu und den blühenden Bäumen, die den Bienen Honig liefern, denen es an »Früchten nicht fehlet«. Diesen poetischen Bildern folgt eine Betrachtung über den unsinnigen Gebrauch des Geldes in der Welt.

Wie der Evangelist Lukas gerne zwei Parallelgeschichten zusammenkomponiert, so stellt Scriver dem Kaiser einen edlen Ritter aus Bremen gegenüber, den seine Diener in einer Zeit der Hungersnot – 1316 – wegen seiner Freigebigkeit tadeln und dann die Entdeckung machen, daß »die Mehl-Kasten« wunderbarerweise wieder »alle voll« geworden sind. Der Ritter aber erinnert seine Diener daran, daß Christus recht behält: »Gebet / so wird euch gegeben / ein voll gedruckt gerüttelt und überflüssig Maaß wird man in euren Schoß geben«.

Nach dieser erbaulichen Geschichte kommt der Prediger zum Thema: »Es findet ja noch heutiges Tages manche fromme Seele ein Creutz an einem Ort hingelegt / und wird genöthiget / dasselbe auffzuheben / oder auff sich zu nehmen / und es ihrem JESUS nachzutragen; Es bleibet aber manchmahl bey einem nicht / sondern es liegen ihrer wohl zwey / drey und mehr übereinander / welche alle nacheinander eine Gott=liebende Seele heben muß / ich will sagen / daß sich offt bey den frommen Hertzen eine Noth / eine Sorge / eine Trübsal über die ander findet / wenn sie eine gehoben haben / so ist die andere schon wieder da; es löset offt ein Creutz das ander ab / und die Gläubigen verwechseln ihre Last wohl / werden aber ihrer nicht gar loß. Diß verursachet nun offt bey ihnen sorgliche und betrübte Gedancken / daß sie mit Assaph sagen: *Solls denn umsonst seyn / daß mein Hertz unsträflich lebt / und ich meine Hände in Unschuld wasche? Ich bin geplagt täglich / und meine Straffe ist alle Morgen da*«.

Aber es bleibt nicht bei der Zustandsbeschreibung; Sriver stellt alles unter das Vorzeichen der Verheißung: Der Seelsorger weiß, daß unter den »Creutz=Steinen« ein großer Schatz verborgen liegt; nach den beiden Historien bringt er noch ein Gleichnis aus der Natur, das den künftigen Ertrag der Schwermut erweisen soll: »Im *Regen=Wetter* stehen die *Blumen=* und *Korn=Aehren* mit hangenden und bethränten Häuptern / als trauerten sie; Aber eben dieses dienet zu ihrem Besten / hierdurch bekommen sie Safft und Krafft / daß sie hernach desto liebreicher sich ausbreiten / und desto mehr und schöner Korn setzen können«.

Damit ist schon das Ziel der Abhandlung angegeben; er will den Nutzen der Schwermut darstellen: »Denn wie ich bißher vom Nutzen des Creutzes insgemein gehandelt / also wollen wir dißmal die *Schwermuth und Traurigkeit* / damit manchmal die gläubige Seele / nach Gottes heiligem Rath und Willen / als von einem dicken Nebel / oder dusteren Regen=Lufft befallen wird / bedencken / und zeigen / wie auch dieselbe zu ihrem Besten diene / und als eine Vorbereitung sey zu großer und himmlischer Freude«.

Ein Suspirium, ein Seufzer, beschließt nach Art damaliger Predigtweise den »Eingang«. Indem er direkt die anfänglichen

Mirakelgeschichten wieder aufnimmt und mit dem Gleichnis aus der Natur verbindet, bittet er um das Wundersein – auch der Schwermütigen, denn auch die werden einmal – wie Christoph Blumhardt – sich selbst zum Wunder werden: »Gott flöße eine Krafft in unser Hertz, daß es überfließen und sich andern zum Trost ergießen möge / um Jesu willen. Amen!«

Was ist das für ein großartiger Seelenkenner: Er will über die Schwermut predigen und erzählt zwei Beispiele von Freigebigkeit. Der Freigebige ist ein Antipode des Schwermütigen, der nichts geben kann – wie er meint – als Seufzer. Der Freigebige gewinnt Zukunft, indem er Gegenwart schenkt. Und Scriver stellt dem Schwermütigen die Zukunft vor Augen, die dem Brunnen gleicht, »der verborgene / doch wasserreiche Adern hat«, der um so überfließender wird, je mehr er daraus abgibt. Scriver fängt weit außen an – in Byzanz und Bremen – und ist von Anfang an beim Thema; meint doch Robert Burton: »Die Geizigen zählen zu den verrücktesten Menschen und weisen alle Symptome der Melancholie, nämlich Angst, Trübsinn, Mißtrauen auf.« Schon die Schrift weiß: »Denn eine Wurzel aller bösen Dinge ist die Geldgier; und etliche, die sich ihr ergaben, ... haben sich selbst mit vielen Schmerzen durchbohrt« (1 Tim 6,10). Burton verweist auf Hippokrates, der meinte, mit der Ausrottung der Habsucht könnte man mit einem Streich nicht nur körperliche, sondern auch seelische Leiden kurieren: »Die Habgier ist in der Tat das Muster, Abbild und der Inbegriff der Melancholie, die Quelle des Elends, der Unzufriedenheit, der Sorgen und des Kummers.« Das weiß unser Prediger, aber er moralisiert hier nicht. Er stellt – sozusagen stillschweigend – den Depressiven als Vorbild die im Geben Leichtsinnigen vor Augen und doppelt – dann im Bild von den regennassen »Blumen und Korn-Aehren« – nach: die Zukunft der Schwermut ist Fruchtbarkeit. So repräsentieren der freigebige Kaiser und Ritter den königlichen Menschen, zu dem der Schwermütige immer schon unterwegs ist, und es ist wohl kein Zufall, daß seine Repräsentanten heimlich jesuanische Züge tragen: Jesus, der königliche Mensch, läßt zur Bezahlung der Tempelsteuer einen Fisch fangen, in dessen Maul zwar nicht gerade »über eine Million Cronen«, aber ein Vierdrachmenstück immerhin sich findet; die Bremer Geschichte aber erinnert von ferne an die Speisungswunder. Wenn ich von Scriver auf meinen Bericht über die Lähmung zurückblicke, dann wird diese wohl auch als eine Art Geiz – im spirituellen Sinne – zu verstehen sein. Die Freigebigkeit, für den andern da zu sein, erschlafft, die schenkende Tugend wird müde. Die Vergangenheit, ihre Erfahrung, verdunkelt die Zukunft, statt daß die Zukunft die Vergangenheit erhellt. Gerade das Bild vom Brunnen mit den verborgenen Wasseradern scheint mir bedeutsam zu sein für den durch die Depression des Partners Gelähmten: Er ist angewiesen auf Trost und Mahnung, wenn den Wasseradern Verstopfung droht.

Die Schwermut Christi

In drei Teilen erklärt nun die »*Abhandlung*« das vorangestellte Jesuswort. So wendet sich der Prediger zuerst (I.) »der unvermutheten Schwermüthigkeit Christi« zu – so die Marginalie –, während die Predigt von »des *HErrn JESU* unvermuthlichen oder geschwinde und hertzliche(n) Traurigkeit« handelt, deren »Hefftigkeit« er »aus dem Grund-Texte« beweisen will: Nach der Freude beim Einzug in Jerusalem muß er »mit einem hefftigen Schrecken und großen Betrübnis seiner Seelen überfallen worden« sein. Der Prediger bringt noch »andere Exempel der Schwermuth Christi« (Joh 11,33; 13,44; Lk 22,44). Der Ausruf Jesu in Matthäus 26,38: »Meine Seele ist betrübt bis in den Tod«, gibt dem Prediger Anlaß zu einem Psychogramm des Erlösers: »Es hat Furcht / Angst und Schrecken meine Seele gantz umgeben / mir ist / als wenn ich in ein *Angst-Meer* gefallen wäre / und die Traurigkeit und Furcht allenthalben zu mir eindrünge / und über mich zusammen schlüge / mein Hertz ist wie eine *belagerte Stadt* / die der Feind allenthalben umgeben hat und an allen Orten ängstet. Woraus zu ersehen / daß / ob zwar der HErr JEsus ohne dem wenig Freude in der Welt gehabt / und unter der schweren Last der Sünde und des Elendes menschlichen Lebens / der Armuth / der Verachtung und der Verfolgung immer gleichsam gebücket gangen / ihm dennoch zuweilen sonderliche Trauer=Stunde und große Angst betreten hat / die so hefftig gewesen / daß wirs nicht ausdenken können«.

Ein solches Psychogramm Jesu muß ich mir heute verbieten. Aber: quod licet Jovi non licet bovi: Was Jupiter erlaubt ist, ist einem Ochsen nicht erlaubt. Es sei ferne von mir, daß ich Scriver mit dem Gott Jupiter und den heutigen Prediger mit einem Ochsen vergleiche. Aber warum sollte ein Prediger, der offensichtlich in und mit und durch Jesus lebte, nicht in der Unio cum Christo, in der Einheit mit dem Auferstandenen der damaligen Traurigkeit Jesu Sprache geben? Trotzdem: Daß Jesu Traurigkeit als Schwermut interpretiert wird – wahrscheinlich vom Autor selbst – macht beim heutigen Stand der Exegese und der Psychologie bzw. Psychiatrie Schwierigkeiten: Vorsicht vor Gräten! Davon später mehr.

Ausführlich wird (II.) die Ursache der »Schwermuth Christi« erklärt. Diese liegt primär beim Vater. »So ist nun die Haupt=Ursach der Traurigkeit des HErrn JEsu gewesen der heilige Rath und Wille seines Vaters . . .«, dem sich der gehorsame Sohn nun unterzog. Der barocke Prediger weiß denn auch die Seelenlage des Heilands mit bewegenden Worten zu schildern, und schließt mit einem längeren lateinischen Augustin-Zitat, das er nicht übersetzt.

Endlich wird (III.) erklärt, »wie sich unser liebster Heiland bey solcher zugestossener schweren Traurigkeit verhalten«. Indem er um die Verklärung des Namens bittet, findet er selbst Trost. Wieder macht sich Scriver zum Sprecher Jesu: »Ob mich gleich itzt eine große Angst und schwere Traurigkeit überfallen . . . / so bleibst du dennoch GOTT / mein Vater / und ich bin deines väterlichen Wohlmeinens und deiner ewigen Liebe versichert . . .«

Ursachen der Schwermut

Dem Textwort entnimmt der Prediger überraschend »diese Lehre: *Daß die gläubigen Seelen / die in der Vereinigung und Gemeinschafft mit Christo stehen / auch Theil haben an seiner Traurigkeit.* Sie werden manchmal / wie er / mit sonderlicher Schwermuth und Hertzens=Angst überfallen / und wissen offt vor Betrübniß nicht / was sie sagen / dencken / oder wo sie sich lassen sollen«. Ein Schriftbeweis, eine Collage von verschiedenen Bibelstellen (Mt 10,24; Joh 15,20; Röm 8,29; Phil 3,10) erhärtet nun die neue Ortsbestimmung des Schwermütigen: »Was der HErr JEsus insgemein sagt: *Der Jünger ist nicht über seinem Meister / und der Knecht nicht grösser; denn sein Herr; Und sein Apostel / von der Gleichförmigkeit /* die sie mit ihm haben müssen / *und von der Gemeinschafft des Leidens /* das findet sich auch in diesem Stück. Wenn das Haupt schwer / matt und krank ist / so empfinden es alle andern Glieder / und da der HERR JEsus selbst in den Tagen seines Fleisches sich der Schwermüthigkeit und Traurigkeit nicht (hat R.B.) entbrechen können, wie sollten seine Glieder und Nachfolger damit verschonet bleiben?«

Ausführlich beschreibt der Prediger nun ein differenziertes Erscheinungsbild der Trauer und Schwermut: »Vielen hänget die Traurigkeit an von Mutterleibe und schleppen sich damit ihr Lebenlang . . . Ja, wie viel sind derer / welche im Stande der Gnaden / und wahrhafftig in der Vereinigung und Gemeinschafft JEsu Christi leben / und können sich doch des vielfältigen Trauerns und der Schwermuth nicht erwehren?« »*Andere* empfinden dieselbe wechselweise . . .. Bey manchen gehet eine Freude und Leichtmuth . . . vorher . . .«. Zum Trost der Leser verweist er auf Prediger, »welche offt mit Traurigkeit überfallen werden / wann sie auff ihre Predigten studieren sollen . . .«. Auch in dieser Beziehung setzt Scriver ins Bild: »Das lieblichste und *lauterste Wasser* hält man das zu seyn / was über viel Kieselsteine und schroffen Sand rieselet / und rauschet; sinds manchmahl die besten Predigten / welche bey vieler Angst / in Traurigkeit / und im Kampff gefasset werden«. Der Schwermut »kräfftige / aber klägliche Wirckung / theils am Leibe / theils an der Seele« wird ebenfalls beschrieben. Aber es bleibt nicht bei der Beschreibung trauriger Vielfalt.

Scriver poetisiert die Traurigkeit, setzt sie nochmals ins Bild und Gleichnis. Die Sprache zeigt den Seelenkenner: »Die Traurigkeit kann man vergleichen mit dem Schatten der *Nuß-Bäume* / unter welchen kein Gras recht fort will / und mit dem *Epheu* oder Wintergrün / welches sich an den Baum hänget / seine Fäserlein als Wurtzeln ihm in die Rinde treibet / und dem Safft ihm aussauget, daß er endlich verdorren muß«. Psalmstellen interpretieren das Bild: 6,7f; 22,15f; 31,11; 38,2.

Scriver fragt auch nach den »*Ursachen solcher Traurigkeit gläubiger Seelen*« und sieht sie zuerst parallel zum Geschick Jesu in »*GOttes heiligem Rath und Wohlgefallen*, was wiederum aus der Schrift bewiesen (Hiob 5,18; 1 Sam 2,6; Ruth 1,21; Ps 42,7f; 80,6) und am »Gleichnis« – und in geradezu umwerfender Simplizität – anschaulich wird: »Denn gleichwie ausser Zweifel ist, daß der Höchste das Wetter regieret / und bald lieblichen Sonnenschein / und angenehmes Gewitter schaffet / bald aber Regen / Sturm / Donner / und anders Ungewitter kommen läst / . . . also ist auch gewiß / daß die Verwechselung der Freude in Traurigkeit bey den Gläubigen von GOtt herrühret / und daß bißweilen ihr Hertz sich über seiner Gnade wundert und ausbreitet / und sich in seiner Güte freuet / manchmal aber wegen Entziehung seines Angesichts hoch bekümmert und betrübet ist . . .«. Psalm 30,7f liefert dafür den Beweis. – Siegmund von Birken hatte den Wetterwechsel als Gleichnis für den Übergang vom Leiden ins Auferstehen gebraucht:

»es kann leichtlich Gottes Huld
aus dem Regen Sonne machen.
Jesus, hier leid' ich mit dir,
dort teil' deine Freud mit mir.«

Scriver zieht den Wetterwechsel ganz in Hiesige und Seelische.

Manchmal gibt Gott den Gläubigen »lauter Schreck = und Trauer=Bilder in den Sinn«, oder läßt diese durch den Satan bringen, »daß ihnen zuweilen kein Trostspruch der Schrifft zufallen will / sie können keine fröhlichen Gedancken haben / es ist alles um sie gleichsam wüste / neblicht / finster und schrecklich / wo sie sich hinwenden / finden sie Gelegenheit zur Traurigkeit.« Einen Beleg dafür findet der Prediger bei Hiob 13,24-26: »So gehts nun noch itzt mit den gläubigen Seelen: wann die Trauer=Stunden kommen / so dünket ihnen / daß an allen Thüren und Wänden ihres Hauses der gerechte GOtt lauter traurige und bittere Sachen angeschrieben und fürgebildet hat«. Mit »Lutheri Beystimmung« wird die Parallele zwischen Hiob und dem Schwermütigen verdeutlicht.

Eine zweite Ursache der Traurigkeit: »des *Satans Neid und Boßheit*«. – »Der hocherfahrene Luther« kommt hier zu Wort und wiederum setzt ein Gleichnis den Leser ins Bild: »Die höllischen Hunde und Wölffe müssen zwar leiden / daß das wiedergefundene Schäfflein des HErrn JESU auff seinen Achseln sanfft und sicher lieget / und können es von dannen nicht herunter reissen / doch trachten sie es mit ihrem gräßlichem Brüllen und Heulen zu erschrecken . . . Also widerfahrets nun nicht nur den Gottlosen zur Straffe / sondern auch den Frommen zur Prüfung / daß sie ein böser Geist / doch auff GOttes Verhängnis und nach dessen ihm fürgeschriebenen Maaß / unruhig / betrübt / und schwermüthig macht«.

Die dritte Ursache der Schwermuth wird besonders ausführlich behandelt: »der *klägliche Zustand der Welt* / darinnen die Gläubigen / so lange es GOTT gefällt bleiben und leben müssen«. Scriver eröffnet einen kosmischen Horizont der Schwermut; Christen reagieren mit sensibler Seele auf das Weltgeschehen: So kommt es, daß »die Kinder GOttes / die eine geheiligte Seele und ein zartes Gewissen haben / in der bösen Welt / wo die Sünden=Dämpffte / (welche gen Himmel steigen / und offt mit einem schweren Gewitter des Zornes GOttes wiederkommen) häuffig aufgehen ... manchmahl schwermüthig und traurig werden.« Scriver sieht ein unbewußtes Leiden der Seele an der Welt und nennt Röm 8,22: »Ich halte dafür / wann manchmahl schreckliche Greuel=Thaten an einem Orte vorgehen / wann groß Aergerniß begangen werden / heimlich und öffentlich / daß sich Himmel und Erde darüber beweget und die Geschöpffe GOttes sich darüber ängsten und seuffzen / daß es denn auch die Gottliebenden Seelen empfinden und deshalb traurig werden / ob sie wohl wissen warum?«

Ich erinnere daran, daß Christoph Blumhardt wohl jene Sensibilität besaß und darum wußte: Ein Besucher sah ihn nie so gedrückt und traurig wie nach der Nachricht von einem fernen Erdbeben mit Tausenden von Toten. Scriver aber denkt an eine Traurigkeit, die ihre Ursache in bestimmten Vorgängen in der Welt hat, die aber dem Depressiven verborgen bleibt.

Wir haben hier eine der tiefsten Deutungen der Schwermut vor uns, die »die Vereinigung und Gemeinschaft mit Christo« in die Wirklichkeit dieser Welt auszieht. Es mag naiv anmuten, wenn uns unser Autor aus zweiter Hand »gottlose Schriften von Atheistischen Leuten« vorstellt und Petro Aretino, Julius Caesar Vaninus sowie Benedictus Spinosa nennt. Er sieht »mitten in der Christenheit Schulen und Versammlung der Atheisten«, die Himmel und Erde erschrecken, »und ich kan nicht anders dencken / als daß die Gottliebende Seelen das allgemeine Ängsten und Entsetzen der Natur mit empfinden«. Wenn Robert Burton meint, daß ganze Königreiche schwermütig werden, so versucht Scriver die Schwermut einer Zeit zu erklären als Folge des heraufkommenden Atheismus. Wer aber weiß, ob seine Naivität nicht klarer sieht als das nebulöse Lächeln eines sich für aufgeklärt haltenden Agnostikers? Daß die Herrschaft des Atheismus eine Bedrohung unserer Schöpfung zur Folge hat, mag jedem Verständigen einleuchten. Daß die Schwarzgalligkeit unseres Saeculums mit dem Verlust des Evangeliums zusammenhängt, ist für mich – als Analytiker zahlloser Predigten – evident.

Als vierte Ursache nennt der Autor die »*Traurigkeit der Gläubigen / welche an und in ihnen selbst ist.*« Sie hat u.a. drei Gründe – und wiederum zeigt sich die Tendenz der Entlastung: sie wurzelt einerseits in den Defekten der Seele vom Sündenfall her – auch hierfür ist der Schwermütige nicht zu behaften! –, andererseits in einer zu großen Achtung »der zeitlich Dinge und irdischer Glückseligkeit«, was Scriver als große Schwachheit deklariert, die auch bei Kindern Gottes Schwermut erzeugt, was dazu führt, daß sie die Wechselfälle des Lebens sich »allzusehr zu Hertzen nehmen«. Wieder taucht das Blumenbild im Wetterwechsel auf: »die zeitliche Glückseligkeit ist des Fleisches Sonne«. Wer an ihr hängt, wird wetterabhängig. Als dritten Grund nennt er »eine melancholische Beschaffenheit / die ihm entweder angebohren ist / oder aber sich aus andern Ursachen bei ihm erzeuget«.

Wiedergewinnung verlorener Wirklichkeit

Wenn die heutige Lehre von den seelischen Krankheiten (Psychopathologie) nach Rudolf Meyendorf auf zwei Ebenen verläuft und einerseits versucht, »Erscheinungsweisen des krankhaften Seelenlebens« wahrzunehmen und zu erkennen, zu ordnen und zu beschreiben, andererseits aber bemüht ist, sich »darüber klarzuwerden, was die Symptome und Syndrome bedeuten, d.h. wie sie entstanden sind und sich entwickelt haben und wie sie zu verstehen und was letztlich ihre Ursachen sind«, so setzt Scriver zunächst »Schwermuth und Traurigkeit« undifferenziert nebeneinander: Die Unterscheidung zwischen seelischer Gesundheit und Erkrankung scheint ihm nicht wichtig. Kann das aber ein Grund sein für die heutige Psychiatrie und Psychologie, ihn nicht zu beachten? Als Seelsorger ist er sowohl von der Trauer wie von der Schwermut betroffen und bringt beide in ein Bild, poetisch der »Blumen= und Korn=Aehren mit hangenden und bethränten Häuptern«. Die medizinische Seite interessiert Scriver – im Gegensatz zu Robert Burton – wohl nur sekundär, um so wichtiger scheint er mir als Gesprächspartner für die Medizin zu sein.

Hier wird eine wissenschaftskritische Bemerkung nötig: Jede wissenschaftliche Behandlung von Wirklichkeit tut dieser Gewalt an. Je genauer sie in ihrer Beobachtung zu sein scheint, um so größer ist ihr Verlust an Wirklichkeit. In meinem Fach, der Theologie, wird das in besonderer Weise deutlich in der Disziplin, die über das wissenschaftlich beste Instrumentarium verfügt, die Bibelauslegung. Einsichtige Psychiater und Psychologen werden mir zustimmen, daß ihr Fachwissen nur allzu leicht den Blick verengt. So meint Lázsló F. Földényi, »daß die frühere Medizin ... mehr über die Melancholie wußte ..., als die neueste, naturwissenschaftlich und technisch überwältigend fundierte Medizin, die von vornherein darauf verzichtet, ihre eigenen Grenzen zu sprengen und die Krankheit oder die krankhafte Veränderung in einen breiteren Zusammenhang einzubetten ...«. Die Geschichten und Sprüche der ägyptischen Wüstenväter, das russische Starzentrum, die Weisheit der Chassidim, das evangelische Kirchenlied – der Katechismus –, deuten auf Wirklichkeiten, die noch kaum – oder nur verzerrt – in den Blick der Psychiatrie und Psychologie gekommen sind. Im Horizont der Wissenschaftskritik gewinnt auch die voraufklärerische Sicht Scrivers an aktuellem Interesse – möglicherweise auch für eine Psychologie und Psychiatrie, die weiß, daß ein Paradigmenwechsel zum Fortschritt der Wissenschaft gehört; dann wird sie sich die Möglichkeit offenhalten dafür, daß ein scheinbar undifferenziertes vorwissenschaftliches Verstehen – wie das von Scriver angebotene – die Bedeutung der Symptome und Syndrome – also die Ursachen der Krankheit – deutlicher sieht als eine Wissenschaft, die die transpersonalen Hintergründe, die voll erst theologisch verstehbar werden, verdrängt.

Es könnte wohl sein, daß die wissenschaftlichen Bedenken – exegetischer und psychologischer Art –, die wir heute gegen die Identifizierung der Traurigkeit und Schwermut Jesu haben – mit Recht zu haben meinen –, gering wiegen gegenüber dem Erkenntnisgewinn, den er zu bieten vermag für den Fall, daß er *in der Sache* recht hat und der Wahrheit näher ist als wir Heutigen. Unsere Bedenken gegenüber Scrivers Auslegung spiegeln – was die Bibelauslegung betrifft – primär den Verlust einer biblischen Theologie wider, der dazu geführt hat, daß in der Forschung die Testamente auseinandergerissen und der reformatorische Grundsatz, wonach die Schrift selbst die Schrift erklärt, aufgegeben wurde. Läßt man den Satz von Hans-Walter Wolff gelten, daß Jesaja 53 »das Kapitel alttestamentlicher Prophetie« ist, »das am deutlichsten die Botschaft des Urchristentums ausspricht« und sieht man den Gottesknecht mit einem älteren Ausleger als »das personifizierte Leiden«, das seinen Sinn in der »Übertragung« hat, hat man einen theologischen Verstehenshorizont für Scrivers Deutung. Ich zitiere die Übersetzung von Erhard Gerstenberger:

»Er war zerschunden, kaum noch ein Mensch;
von Schmerzen entstellt, von Krankheit.
Man wandte sich entsetzt von ihm ab.
Er wurde verachtet, auch wir wollten nichts von ihm wissen.
Aber es war unsere Krankheit, die er von uns nahm;
er erduldete unsere Schmerzen,
und wir meinten, er wäre von Gott geschlagen;
der hätte ihn gestraft und gezeichnet.
Nein, er ist um unserer Sünde willen verwundet,
um unserer Schuld willen geschunden.
Die Strafe für unsere Verfehlungen liegt auf ihm.
Er wurde verletzt und wir wurden geheilt« (3-5).

Das Lied vom Gottesknecht bietet keine Diagnose seiner Krankheit. Von daher ist die Auslegung Scrivers schon einleuchtend, stimmig auch insofern, als die Evangelien ja nicht eine Biographie Jesu bieten.

Nimmt man seine Predigt in diesem ersten Teil als Psychopathologie, so entspricht sie in ihrer Art durchaus den beiden von Meyendorf benannten Ebenen, wobei die Erfahrung des Predigers mit den seelischen Leiden – »die Erscheinungsweisen des krankhaften Seelenlebens« – dem Leser hilfreich sein mögen.

Was mich an ihm fasziniert: Scriver entlastet den Schwermütigen, indem er sein Geschick in Parallele zu dem Geschick Jesu setzt: das Nebnetsein wird zum Mitgekreuzigtsein, Nebnet wechselt über nach Golgatha. Die Schwermut bekommt ein neues Wesen. Die Ursache der Schwermut wird – anders als in einem Teil der Psychiatrie – primär außerhalb des Menschen erkannt – und zwar nicht eindimensional, sondern in einer Vielfalt von Bezügen – als nachträgliche Teilhabe an der »unvermutlichen oder geschwinden und hertzlichen Traurigkeit« Jesu. Damit wird die Leiderfahrung der Depression umgewertet – sie stand von Anfang an unter dem Vorzeichen des königlichen Menschen.

Sie bedeutet nicht Defekt, sondern gewinnt als Defekt eine neue Qualität, wird begriffen als Nachhall und Folge des Kreuzesleidens, als Zeichen auch der Verbundenheit mit dem Gekreuzigten. Damit bleibt die Melancholie nicht länger »ein Liegengelassenwerden in allen Richtungen, in allen Tiefen«, eben ein »Nebnetsein«. Als Teil der nova creatio wird – wie schon das Blumen- und Ährenbild andeutet – der schwermütige Zustand transzendiert auf Zukunft hin.

Wenn »Blankenburg« nicht nach den Gründen der Entstehung einer Depression fragt und wenn die zeitgenössische Psychiatrie und Psychologie zahlreiche Erklärungsmodelle für die Depression liefert, deren Ursache sie vor allem im Menschen selbst sucht und findet und diese primär aus einem Defekt heraus erklärt, so sieht Scriver die Ursache der Depression primär jenseits des Menschen. Noch sind Lieder zu singen jenseits der Menschen, und ich meine, Scriver singt ein solches Lied, singt wie der Hirtenknabe vor dem König, damit der werde, was er ist – königlich und also lebe aus dem Zugewinn von Existenz in der Gemeinschaft mit Christus: Wie der Sohn nach »GOttes heiligem Rath und Wohlgefallen« ins Kreuzesleiden kommt, so kommen die seelischen Trauerleiden vom Vater.

Es lohnt sich hier – wie immer! – den Prediger beim Wort zu nehmen und das Wörterbuch der Gebrüder Grimm zu Rate zu ziehen: Das Tätigkeitswort »raten« wird ursprünglich von »gott und herrschern gebraucht«, »um ihre fürsorge für ihr reich« zu bezeichnen. Sehe ich recht, so klingt diese Bedeutung noch nach in Paul Flemings Lied: »In allen meinen Taten, / laß ich den Höchsten raten, / der alles kann und hat . . .«. Wenn die Bibel von Gottes Rat im Sinne von Ratschluß, Wille, Vorsatz, Vorsehung redet, dann redet sie von dem Gott, der die Liebe ist, dessen heiliger Rat nicht das Unheil, sondern das Heil will. Dann gilt der Psalmvers auch dem Melancholiker: »Du leitest mich nach deinem Rat und nimmst mich endlich mit Ehren an«.

Es wird allerdings irreführend sein, bei Krankheit unbesehen vom Willen Gottes zu reden. Die heidnische Philosophie der Stoiker setzt die Schicksalsschläge mit dem Willen Gottes gleich, den man zu akzeptieren habe. Der Christ, der an den Psalmen das Beten lernt, wird eher zum Protestierer als zu dem mit seinem Geschick Einverstandenen: Gottes Wille ist nicht ein blindes Schicksal, sondern sein Heilsplan, sein Rettungs- und Missionswille. Darum habe ich – nicht nur von heutigen Einsichten in die Depression her – sondern auch als Theologe einige Mühe, Scrivers Redeweise unbesehen zu übernehmen. Allerdings scheint es theologisch bedeutsam, daß Scriver vom »heiligen Rath« und nicht geradezu vom Willen Gottes spricht; damit kommt der Liebes- und Helferwille in Sicht. Er gewinnt Profil durch das »Wohlgefallen«. Bei diesem Wort klingt der Psalter nach: »Du erfüllest alles, was lebt, mit Wohlgefallen«, ebenso wie die himmlischen Chöre im Weihnachtsevangelium: »Ehre sei Gott in der Höhe und allen Menschen ein Wohlgefallen.«

Wohlgefallen ist Lust und Wille zugleich. Aber tönt es für uns Heutige nicht geradezu zynisch angesichts der Schwermut von »Gottes heiligem Rath und Wohlgefallen« zu sprechen? Vielleicht könnte es sein, daß ein Christian Scriver Gott besser kennt als wir Heutigen, die wir geneigt sind, uns einen Gott nach dem Bild unserer eigenen Harmlosigkeit zu schaffen. Wenn zwei dasselbe sagen, ist es nicht dasselbe. Zu uns redet ja nicht ein Hansguckindieluft oder Bruder Leichtfuß, sondern ein Mann, der, von Gräbern herkommend, wissen wird, was er sagt: Wenn die »Gottliebende Seele« in Schwermut fällt – wie Jesus nach »Gottes Rath und Wohlgefallen«, dann ist das nicht ein Strafakt Gottes, auch nicht ein blinder Schicksalsschlag, sondern wohl bedacht – wenn auch noch für den Betroffenen unverständlich –, eine Maßnahme zum Heil mit dem Aussehen von Unheil; auf den Leselosen wartet in einem höheren Sinn Blankenburg, das Leseschloß.

Scrivers »Christenthum« besteht nicht »im Papier und in der Mahlerey eines gefärbten Glaubens«, ist vielmehr durchdrungen vom Bewußtsein, daß Gott lebt und wirkt, den Menschen und den Weltlauf begleitet. Darum auch der für uns Heutige befremdliche Vergleich mit dem Wetter. In Sonnenschein und Unwetter bleibt er der Urheber der Freude und der Trauer. Die Ursache der Schwermut liegt nun zuerst außerhalb der schwermütigen Seele. Das Bild vom Wetterwechsel könnte allerdings dazu verführen, die Schwermut zu verniedlichen, oder den Gott, der in allem, was er schickt, die Liebe bleibt, zum Sadisten zu erklären. Darum wird das Böse als Ursache nicht verschwiegen, wohl aber ins zweite Glied gestellt und als »des Satans Neid und Bosheit« deklariert. Mit dem Hinweis auf den Satan wird einer voreiligen Verklärung der Schwermut – und damit einem billigen Trost – gewehrt. Nicht jede schwarze Dame trägt nun weiß!

Das Unerklärliche der Schwermut – vielleicht gerade das, was ich als vermeintlich Gesunder dem als Kranken Deklarierten übelnehme – das Unerklärliche, Rätselvolle, Irrationale der Klage oder des Verstummens gar und Erstarrens steht auch im Zusammenhang mit »dem kläglichen Zustand der Welt«. In diesem Betracht sind die Schwermütigen Seismographen gleich, deren Skala Schwingungen anzeigt, bei denen die Gewöhnlichen nicht mitschwingen. Schwermut wäre in diesem Fall kein Defekt, sondern eine Qualität – paradoxerweise eine besondere Begabung für die Welt? Nach Cicero hielt schon Aristoteles dafür, daß alle Begabten schwarzgallig seien; auch hat man immer wieder die Künste in Beziehung zur Melancholie gesetzt. Scriver testiert dem Schwermütigen eine unbewußte Begabung. Die »Gottliebenden Seelen« trauern über das Unrecht in der Welt, obgleich »sie wohl nicht wissen, warum«. Damit werden sie über sich selbst emporgehoben in einer Art und Weise, über die noch zu reden sein wird.

Scriver nennt als letztes, was bei den Heutigen in der Regel zuerst kommt, das hauseigene Produkt der Seele; er zeigt sich damit offen für zeitgenössische Deutungsversuche der Depression. Wichtig aber scheint mir dies, daß die heutige Deutungsmöglichkeit für ihn zuletzt kommt. Aber auch diese »*Ursach der Traurigkeit der Gläubigen / welche an und in ihnen selbst ist*«, wird mit größtem Takt vorgetragen: Das Zisternendasein ist eine Folge des Sündenfalls, hat seinen Grund noch einmal jenseits der Verantwortlichkeit der Menschen, denen vom Fall her Schwäche anhaftet, »daß sie die zeitlichen Dinge und irdische Glückseligkeit allzuhoch achten . . .«. Summa: Unser Prädikant lastet auch hier die Last des Beschwerten nicht dem Belasteten selbst an, sondern sieht sie – was ein anderer moralisch werten könnte – als Folge von Adams Fall. So werden auch natürliche Ursachen der Schwermut als solche von außen her gedeutet: Die »Psychopathologie« Scrivers ist als solche schon Therapie. Er weiß über die Herkunft und Entstehung von Schwermut und Traurigkeit Bescheid und gibt in einer Art und Weise Bescheid, die schon als solche heilend wirken mußte.

Heilende Maßnahmen

Wie wird wohl die *Therapie* beschaffen sein, die Scriver gegen die »Krankheit« rezeptiert? Hier taucht der Begriff der Krankheit an hervorgehobener Stelle erstmals auf, und zwar rückblickend: »Nun wir haben bißher die Kranckheit ziemlich untersucht.« Jetzt geht es um Gegenmaßnahmen gegen die Krankheit: »*Das erste Haupt-Mittel* wider die Schwermuth und Traurigkeit lehret uns unser werthester Heyland mit seinem Exempel / indem er sich selbst in seiner Betrübnis zu GOTT wendet und spricht: *Jtzt ist meine Seele betrübet / und was soll ich sagen? Vater / hilff mir aus dieser Stunde* . . . Wo soll das krancke Kind« – der Begriff der Krankheit taucht hier schon ein zweites Mal auf – »hin / als zu dem Schooß seines Vaters / oder seiner Mutter? Wo soll das erkaltete Kücklein hin / als unter die Flügel der Gluckhenne? Und wohin sollen die betrübten Seelen / als zu ihrem GOTT und lieben Vater / der allein trösten und erfreuen kann . . .«. Scriver verweist wiederum auf den Psalter: 17,1; 73,28; 77,4; 42,6.12; 43,5 und rekurriert auf das Hebräische; da taucht das krumme Holz auf: »Warum gehest du krumm und gebücket / meine Seele? Warum hängst du das Haupt?« – Man denke an »die Blumen= und Korn=Aehren mit hangenden und bethränten Häuptern«, – »warum überladest du dich mit Sorgen / daß du must krum und gebeuget darüber gehen / und siehest nur immer die Erde / und das Irdische an? Siehe vielmehr auff GOtt gen Himmel«! Den Lese- und Sprachlosen in Schruns-Grächen liest und spricht er vor, was in ihrer Lage zu sagen ist: »Jtzt ist meine Seele betrübt / *Vater* / hilff mir aus dieser Stunde! Mein GOtt / betrübt ist meine Seele in mir! *Ach* GOtt! *Ach Vater*! du weist die Angst meines Hertzens / du siehest das Betrübniß meiner Seelen! hilff mir! verlaß mich nicht! erqvicke mich! stärcke mich! tröste mich! Du weist / mein Gott / daß ich keine Freude in der Welt habe / und daß alle Welt / wenn sie schon alle ihre Freude / Lust / Pracht / Herrlichkeit / Reichthum / Ehre / Wein / Bier / Saitenspiel / u.a.m. zusammen brächte / mich nicht erfreuen kan; *Du* aber / mein GOtt / meine Freude / sprich nur ein Wort / so wird meine Seele erfreuet! *Ach* HErr! siehe! den du lieb hast / und der dich lieb hat / ist betrübt Seine Gebeine sind erschrocken / und seine Seele ist sehr erschrocken / ach du HErr / wie lange!«

Wer nicht mehr satzbildend erwacht, wer im Innern erstarrt und sprachlos ist, der hat eine Fremdsprache nötig, um zu sagen, was er von sich aus nicht sagen kann. Die Fremdsprache hilft zu sagen, was man leidet. Warum nicht auch die aus dem Barock? Man braucht den Versuch nur zu machen, das Gebet in niedergeschlagener Stimmung nachzusprechen, um wenigstens zu ahnen, daß hier einer aus der Gottesfinsternis sich aufmacht zu Gott hin: »Die Erfahrung lehret / daß solche und dergleichen Seuffzer der gläubigen Seelen grosse Krafft haben. Denn ein jedweder ist / wie das Anrühren des Saums des HErrn JEsu / welches das blutflüßige Weib thate; Ein jedweder Seuffzer berühret nicht den Saum seines Rocks / sondern sein Hertz / und kömmt mit Trost und Krafft zurücke.«

Der Gebetslehrer – wir erinnern uns: Scriver selbst pflegte täglich vier Stunden zu beten – zeigt sich wiederum als Therapeut, indem er das Jammern und Weinen der Patienten rechtfertigt: »Denen Traurigen schmeckt sonst weder Speise noch Tranck / ihre Seuffzer aber und Thränen sind ihre Speise / davon sie Krafft haben und Leben . . .«. Einem allfälligen Einspruch begegnet er sofort: »solches aber haben sie nicht von ihnen selbst / sondern von GOtt und dem HErrn JEsu / der keinen Seuffzer seiner Gläubigen umsonst lässet seyn / sondern mit Krafft und süßem Trost zurücksendet«.

Der Beter ist nicht Herr und Meister über den, zu dem er betet. Darum muß man in Traurigkeit und Schwermut »von GOtt nicht allein Hülff und Trost bitten / sondern auch Gedult und ein stilles / gelassenes / gehorsames Hertz«, ein mariologisches Herz, denn die Evangelien melden »mit keinem Worte von der *Jungfrauen Maria* / des HErrn gebenedeyten Mutter / daß sie hätte geweinet / geklaget / sich unruhig bezeiget . . .«. Scriver zeichnet ein genaues Psychogramm der Mutter Jesu, die mitten in der Traurigkeit stille war und der festen Zuversicht, »die Sonne würde nach dem Ungewitter wieder scheinen«.

Die Kunst Mariens müssen »alle Christlichen Seelen . . . lernen: Ein langes Gebet gipfelt in der Bitte: ». . . laß nur meine Schwermuth mein sündliches Fleisch beschweren und kräncken / daß dein Geist und mein JESUS in mir herrsche und lebe . . . laß Leib und Seele verschmachten / wenn du nur meines Hertzens Trost und mein Theil bleibest . . . Ich will dich / HErr JEsu /nicht lassen / wenn ich schon keine Gnade von dir hätte mein Lebenlang / als daß ich möchte nur zu deinen Füßen liegen / und dieselben mit meinen Thränen netzen und mit meinem Munde küssen. Ich will gerne weinen, wenn auch nur von allen meinen Thränen solte ein Blümlein zu deinen Ehren wachsen . . .«.

Wenn ich Scriver lese, komme ich zu einer Umwertung der Schwermut. In meinem Bericht über die Lähmung ging ich von der Schwermut aus als von einem Manko; d.h. ich sah ihr Negatives, sah sie als eine Traurigkeit der Welt. Ich fragte nach der Ursache im Defizit. Ich meine nicht, daß diese Fragestellung schlechthin falsch sei, meine aber, daß sie nicht genüge. Fatal war, daß sie mich selbst ins Sollen stellte. In der Nähe des Himmels werden aber Defekte zu Anlässen von Wundern. Wenn ich mit Scriver die letzte Ursache der Schwermut in einer liebenden Schickung zu erkennen lerne, mag das Böse der Schwermut zum Segen und also gut werden. Dann gilt sogar für die Schwermut das Wort: »Nichts ist verwerflich, wenn es mit Danksagung empfangen wird; denn es wird durch Gottes Wort und durch Gebet geheiligt.« Und Heiligung ist die Wendung vom Sollen ins Sein.

So tritt neben das Gebet die *Betrachtung der Heiligen Schrift*, die Kontemplation, die Scriver gleich im Vollzug vorführt, wenn er in sieben je verschiedenen Bildeinstellungen das Lob der Schrift singt in einer Weise, die auch das Herz einer Feministin rühren muß: »Das Wort GOttes / die heilige Schrifft / ist die edle und wohlgestimmte Davids=Harffe / durch deren Spielen die unruhige Seele erqvicket wird / deren Klang und Krafft der Trauer=Geist weichen muß. Das Wort GOttes ist die *grüne Aue* und das frische Wasser / dabey der himmlische getreue Hirte seine schmächtige Schäfflein labet und erqvicket. Es ist die *blumenreiche Wiese* / da die hungrige Bienlein /die matte und betrübte Seelen) das Honig des Trosts finden; Es ist die *reiche Apotheck* des himmlischen Artztes / darinnen man kräfftige Artzeney wider alles Anliegen findet: Es ist *die* volle Mutter=Brust des liebreichen GOttes / daraus er seine durstige Kinder stillet und träncket; Es ist der *Wein=Keller* der Stadt GOttes / da er die Seinigen mit reichem Trost erfüllet und truncken machet; Es ist die *Bundes=Lade* oder der *Gnaden=Stuhl* / von dem der HErr uns zeuget und mit uns redet.«

Der bunte Bilderbogen deutet an, daß der Prediger hier an seine Sprachgrenze stößt: Von der Musik Davids geht es über Aue und Wiese zur Apotheke, von da zur Mutterbrust; Tersteegen wird dann reimen:

> »Wer klug ist bleibe still in Jesu Schoos verborgen,
> Er sauge Gnad um Gnad und laß die Mutter sorgen.«

Die Fülle der Bilder verweist auf den Facettenreichtum bei der Schriftbetrachtung, auf deren emotionale Vielfalt. Nach dem Besuch im Weinkeller mag der Trunkene vor dem Gnadenstuhl wieder nüchtern werden! Der Ruf, der an den Briefeschreiber in Schruns-Grächen erging, wird bei unserem Prediger konkret an den Mann beziehungsweise an die Frau gebracht: »werde, Buchstabe, werde Wort und finde zurück zur Schrift.«

Scriver weiß, daß es grausam wäre, einen Leselosen zur Schriftlektüre zu ermuntern; darum ist schon in gesunden Tagen ein Lesevorrat anzulegen: »So müssen nun alle traurige und betrübte Seelen / die zur Schwermuth geneigt sind / ihnen die heilige Schrift wohl bekannt / machen und ihnen bey guten Tagen einen Vorrath daraus sammlen / dessen sie sich in der trüben und elenden Zeit bedienen können.« Scriver kennt den Wert der Schriftbetrachtung als vorbeugende Maßnahme. Er empfiehlt weiterhin, »die fürnehmsten Glaubens= und Lebens= oder Trost=Sprüche mit grüner oder rothen Dinten« zu bezeichnen, sozusagen als spirituelle Hausapotheke eben des großen Arztes – »damit / wann man ihrer bedarff / sie einem alsbald unter Augen leuchten«. Und jetzt kommt's: »Denn wenn die Traurigkeit und die elende Zeit den Menschen ergriffen hat / so hat er nicht Lust zu lesen und nachzusuchen«.

Scriver rät, sich ein »eigen Spruchbüchlein« anzulegen, in das man Bibel- und Predigtworte, Liedstrophen und Sätze »aus erbaulichen und trostreichen Schrifften und Gesprächen gottseliger Leute / sammle ...«. Er vergleicht es mit einem »Balsam=Büchslein ... für geschwinde Zufälle seines Leibes und seiner Gesundheit« und meint: »Viel heilsamer und kräfftiger ist ein solch Büchlein für die betrübte Seele / welches sie nicht auffthun können / daß ihnen nicht solt ein kräfftige Trost entgegen gehen.«

Wenn Hermann Burger die Erinnerung an gewisse Erstlektüren mit einem »leider« versieht und nur noch »mehrzüngig barocke Puzzlestücke« vor sich sieht, »die in kein Bild mehr passen«, dann mag ein barockes »Balsam=Büchslein« helfen, im Bild zu bleiben. Daß man sich an gewisse Erst- und Hauptlektüren erinnert, relativiert die Leselosigkeit. Auch Spruchkarten und Wandsprüche haben ihren Sinn, sie helfen der Seele das Wort in sich aufzunehmen; sie gewinnen an Wert, wenn sie eine liebende Seele für eine andere gleichsam rezeptiert. Das Abschreiben und Sammeln von Sprüchen, das Scriver empfiehlt, dient dem Abschreiber und Sammler, beinhaltet doch schon das Schreiben ein langsames, qualifiziertes Lesen: Meine Mutter hatte sich in ihrem Alter ein geistliches »Balsam=Büchslein« geschaffen und als die Sehkraft abnahm, wurde sie nicht leselos; ihre eigenhändigen Buchstaben waren größer als die gedruckten.

Eine Anmerkung zur Hand- und Druckschrift sei mir in diesem Zusammenhang erlaubt: Beim Ab- und Herausschreiben der Scriver-Zitate ist mir aufgefallen, was das Schriftbild eines Textes ausmacht: Ob ich die heiligen Namen schreibe – wie man es gewohnt ist – wie jeden anderen Namen, oder ob ich ihn mit großen Buchstaben schreibe – wie in alten Folianten –

macht einen Unterschied. – Man beachte in diesem Zusammenhang die verschiedenartige Schreibweise des Jesusnamens, insbesondere auch das Schlußgebet. Auch das Schreiben, auch der Druck kann den Namen heiligen. Das ist auch der geistliche Sinn schöner Schrift, der Kalligraphie: Während ich diese Zeilen niederschreibe kommt – ein kleines Wunder des Alltäglichen – ein Paket aus Japan. Masaru Komeda schickt mir ein Bild seiner neu erbauten Kirche und eine Kalligraphie mit einer Clematis und mit schwarzer Tusche in japanischer Schrift: »Die Liebe vergeht niemals«. – Ach, hätte ich seinerzeit diesen Spruch meiner Frau vorgesagt und vor Augen gemalt!

Scriver erzählt Beispiele, wie »eine Christliche Seele« die »Davids-Harffe« zur eigenen Erquickung gespielt habe, gibt Leseempfehlungen und eine Liste von biblischen Trostsprüchen. Aber der Mann in den Krachledernen und die Gebirgsgräfin sind weit weg. Nicht das Hochgebirge steht ihm vor Augen, wohl aber eben die Leselosigkeit. Und da kommt er denn auch auf den Katechismus als Minimalprogramm sportlicher Spiritualität. So empfiehlt er dem Leselosen den »kleinen Kinder=Catechismo« – Luthers kleinen Katechismus – und empfiehlt den Anfang der Zehn Gebote zur Meditation: *»Ich bin der HErr dein GOtt*!« Von da aus empfiehlt er das Apostolikum, das Vater- Unser, die Taufe, das Abendmahl sich vor Augen zu führen. Er nimmt die Gnadenmittel als Heilmittel, als Medizin für Seelenbetrübte ernst. Vor allem der häufige Abendmahlsbesuch wird empfohlen, um »die überflüssige Gnade / so darinnen ist / in dein betrübtes Herz (zu) leiten«.

Scriver weiß um das heilsame und heilende *Gespräch*, in dem »man sein Anliegen und Schwermuth einem gottseligen / verschwiegenen und vertrauten Freunde entdecke / und indessen heiligen Gespräch und Unterricht Trost suche«. In »Gottholds Zufälligen Andachten« konnte er als »Mittel gegen die Traurigkeit« raten: »Erwählet euch einen gottseligen und vertrauten Freund, dem ihr euer Anliegen kühnlich entdecken, und vor dem ihr eurem betrübten Herzen Luft machen könnet« (ed. Stier). Wir erinnern uns an Tersteegen:

»Du darfst dein Kreuz nicht heimlich tragen,
Du mußt dein Herz entdecken frei
Und Gott und treuen Freunden sagen,
Wie es mit dir beschaffen sei.«

Scriver rechnet damit, daß die Melancholie »selten zuläst / daß man mit andern viel rede«. Auch weiß er, daß die Menschen, die hier in Frage kommen, rar sind. Liest man von Tersteegen her den Seelen-Schatz, gräbt man also in der Geschichte zurück, so spürt man bei Scriver die größere Nähe zur Reformation – vor allem in seiner Behutsamkeit, die jede Gesetzlichkeit dem Depressiven gegenüber vermeidet.

Er läßt dem Leidenden alle Freiheit und macht ein Angebot: »Wenn man sich dieses Mittels gebrauchen will / soll man billig zuerst auf die gottselige Diener des Worts / und auff einen erfahrenen / wachsahmen Beicht-Vater und Seel-Sorger acht haben . . .«. Er stellt dieses Mittel nicht ins Muß, sondern in den Willen des Patienten. Das Muß spart er für die Diener am Wort, und hier haben wir die Stimme lutherischer Reform-Orthodoxie; am Beiwort »gottselig« hängt alles beim Diener des Worts. Für den Pfarrerstand gilt ein heilsgeschichtliches Muß: »Sie müssen den unerforschlichen Reichthum Christi denen Armen (im Geist) fürlegen / sie müssen ihnen die Schrifft auffthun / die theuren Verheissungen GOttes ihnen erklären und zueignen; Sie müssen ihnen die Herrlichkeit der Kindschaft GOttes / der Gemeinschafft Christi JEsu / und der Beywohnung des Heiligen Geistes fürstellen; Sie müssen seyn wie die Ammen und Kinderwärterin / welche sich der kleinen und zarten Kinder an meisten annehmen / und mit ihnen gleichsam Kinder werden; Sie müssen seyn wie die Engel / und müssen die betrübten Hertzen / als kleine Kinder gleichsam auff den Händen tragen / und alles (was ihnen Anlaß zum Betrübniß geben kan/) durch getreuen und trostreichen Unterricht aus dem Weg räumen / daß sie ihren Fuß nicht an einen Stein stossen. Es muß einem rechtschaffenen Seelen=Hirten leid seyn / wenn ein Tag hingienge / daß er nicht ein betrübtes Hertz getröstet hätte. Prediger müssen seyn / wie die frischen Qvellen / die im freien Felde fliessen / und allen durstigen Thierlein offen stehen; Sie müssen seyn wie die Bäume / die am Wege stehen / welche allen vorübergehenden müden Wanders=Leuten Schatten und Erqvickung geben.«

Scriver weiß, der Geistliche kann nur als Getrösteter Tröster werden. Wie aber, wenn die Prediger selber angesteckt sind von der ekklesiogenen Depression? Wenn Ambros Umberer, der Hilfstotengräber von Starrkirch, recht behält? »Ja, krank, krank, krank sind sie alle, aber nicht kindlich, sondern kindisch, und nicht einfältig, sondern christodebil. Eine einzige Stäblipredigt, sehr geehrter Herr Generalweltkirchenpräsident, hatte zur Folge, daß sich Umberer zwei Tage in der Leichenhallenloge verkroch und seelisch erholen mußte.« Aber auch wenn sie alle krank sind, Scriver bleibt ihnen gegenüber nicht beim Müssen, in unverwüstlichem Optimismus sieht er auch sie nicht im Sollen, sondern im Sein: »Sie sind darum mit Gaben und Geist von *GOtt* ausgerüstet / und in ihren Anfechtungen und Nöthen getröstet / *daß sie auch trösten sollen, die in allerley Trübsal sind! mit dem Trost / damit sie getröstet sind von GOTT*«.

Wie er dem Schwermütigen das Spazierengehen empfiehlt, kann man nicht nacherzählen, das muß man nachlesen oder eben – nach dem Besuch im »Wein-Keller der Stadt Gottes« in frommer Betrachtung selbst erproben. Scriver meint, es werde »traurigen und betrübten Seelen nicht undienlich seyn / wenn sie frische Lufft zu schöpffen / und ihr Gemüth von seinem Betrübniß abzuführen / wo es die Gelegenheit und Zeit immer leiden will / ins Feld hinausgehen / *auff die Geschöpffe und Wercke GOttes acht haben* / und eines und anderes / was ihnen fürkommt / in Betrachtung nehmen.«

Der Spaziergang ist für die »Gottliebende Seele« allemal ein theologisches Unternehmen, ein Pendant und eine Variation zum Bibellesen. In »Gottholds Zufälligen Andachten« möchte er das heimliche Reden von Gottes Kreaturen verdeutschen und die Gottes-Sprache im Alltäglichen und Zufälligen zum Ausdruck bringen; die Welt ist ihm voller Bibel! In der »Vorrede an den wohlmeinenden Leser« schreibt er: »Ich wollte gern, mein Christ, durch dieses Buch alle Kreaturen mit dir reden machen, oder vielmehr, ich wollte dir gern, die geheime Sprache der Geschöpfe Gottes auslegen und verdolmetschen, und dir nach meiner Einfalt zeigen, wie du dir allerhand Dinge, Fügnisse und Begebenheiten zum Andenken deines Gottes, zum Trost und zur Besserung deines Christenthum, zu Nutze machen kannst ... Allein sicher ist's, daß der fromme, aufmerksame Mensch in allen Geschöpfen das Zeichen, den Namen und das Wappen seines milden und liebreichen Gottes findet, und davon Veranlassung nimmt, ihn desto brünstiger zu lieben und zu loben. – Das Buch der Natur, um mich noch anders auszudrükken, hat viel tausend Blätter, auf die der Finger Gottes seine Liebe beschrieben; der Herr wirft diese Blätter überall herum, damit es uns nie an Gelegenheit fehle, seine hohe, tiefe, weite und breite Güte zu betrachten. Wohl dem, der dieselben mit gottseligem Nachdenken lieset!« Wie las man bei Hermann Burger? »Aber Blankenburg weiß das Lesen mit dem Wandern zu koppeln ...«. Und Eduard Thurneysen riet, See, Wiesen, Blumen, Berge zu sich reden zu lassen.

Wenn Robert Burton gegen den Müßiggang ankämpft, so betont Scriver lutherisches Berufsethos: »Wenn das Gemüth mit dickem Nebel erfüllet / das Hertz in Aengsten und in der Klemm / und alle Glieder als wie mit einer Last beschweret sind / so gehet die Arbeit schlecht von statten; Doch bezeugts die Erfahrung / daß / weil die Beruffs=Arbeit / als aus GOttes Befehl« – man beachte diesen Zusatz! – »und in seinem allerheiligsten Nahmen geschiehet / einen sonderlichen Segen und Gnade mit sich führet / denen betrübten Hertzen dadurch offtmals Lufft gemacht wird«. Tersteegen wird dann präzisieren: »Viel besser ist ein Handgeschäfte als traurig sein beim Müßiggang«.

Rangerhöhung der Schwermütigen

Zum Schluß behandelt Scriver den *Nutzen der Schwermut*, indem er rekapitulierend tröstet und mahnt. Wenn die Schwermut anhält oder wiederkehrt »... so nimm in acht / du GOtt=liebendes Hertz / ... daß GOttes Hand dabey ist ... und strebe danach / daß du in dem allerheiligsten und guten Willen deines GOttes deiner Seelen Ruhe / und Freude mitten in der Unruhe und Traurigkeit finden mögest«.

Der Nutzen »anhaltender *Traurigkeit der Gläubigen*« ist ein doppelter. Sie dient »theils *zur Untersuchung ihres Hertzens* / und zur gründlichern Erkäntniß ihrer Sünden«, »*theils zum bessern Erkäntniß der Liebe GOttes* / und des *HErrn JEsu Christi*.« Der doppelte Nutzen anhaltender Traurigkeit führt – nach Scriver – zu besserer Selbst- und Gotteserkenntnis. In einer anderen Predigt kann er auch sagen: »Die Trübsal ist ein heilsames und gesegnetes Mittel das Wachsthum unsers Christenthums zubefördern.« Von dem her, was ich selber erfahren habe, darf ich die Aussage Scrivers bestätigen; von dem her, was ich bei Scriver zu lernen im Begriff bin, möchte ich meinen Erfahrungsbericht ergänzen. Begriff ich den Tod meiner Frau als Gericht, so lernte ich, daß Gottes Gericht eine Heimsuchung der Liebe ist, und fast möchte ich sagen, aus Lähmung sei Energie geworden. Das Schwere ist nicht schon darum schädlich, daß es schwer ist. Darum wiederhole ich – wenn auch mit einigem Zögern – Scrivers

Seligpreisung der Schwermütigen und Betrübten: »Es ist ja besser *von GOtt / nach GOtt* / mit GOtt / um GOTT betrübt seyn / als mit der Welt freuen; Besser / mit schwermüthigen und traurigen / doch gläubigen und GOTT=gelassenen Hertzen seuffzen / als mit einem sichern und ruchlosen Hertzen jauchzen; Besser / das Thränen=Brodt in der Furcht und Liebe GOttes bey gutem Gewissen / als Delicatessen der Welt mit Übermuth und Sünde essen. Unser liebster Erlöser preiset *selig, die da trauern und Leid tragen* / ruffet aber das *Weh* über die / welche hie voll sind und lachen«.

Was sich schon in der Darlegung der Ursachen der Schwermut abzeichnete, wird jetzt deutlich. Die Schwermut ist nicht sinnlos. Sie hat eine gesellschaftliche Funktion. Die Schwermütigen sind für die andern schwermütig. Auch der Schwermütige ist ein Christ für andere. Gerade er. So sind sie »lauter Buß=Prediger und Propheten / welche der Welt anzeigen / was ihre Sünden und Unbußfertigkeit / welche jetzt in Blüte stehet / endlich für Früchte tragen wird.« Sie gleichen Glocken, die geschlagen werden, deren »Schall aber in vieler Ohren vertheilet wird«. Gottes Absicht geht, wenn er einen mit Schwermut schlägt, über den Geschlagenen hinaus, »daß er viele seliglich schrecken / und zur Gewissens=Ruhe bringen will«. Sein Ziel ist also nicht Lähmung sondern Förderung.

Die Depressiven bekommen eine besondere priesterliche wenn nicht prophetische Funktion weltweit: Sie müssen in den Riß treten »und mit ihrem stetigen Seuffzen / Flehen / Schreyen / Weinen und Beten den herannahenden Zorn GOttes / und die wohlverdiente Strafe auff= und ab=halten.« Die Niedergedrückten, die Deprimierten werden geistlich ernst genommen und in ihrer Auszeichnung gesehen: »Sie sind geistliche Priester / welche ohn Unterlaß für GOtt stehen / und ihr Gebet und Flehen / mit starckem Geschrey (des Geistes) und Thränen opffern.« Sie sind der Saft in der Traube, die gepreßt, gekeltert wird (Jes 65,8).

Der Prediger wird nicht müde, den »beängstigten und traurigen Hertzen« zu sagen, daß sie Angesehene sind, »daß GOtt ein sonderliches gnädiges Auge auff sie habe . . .«. Indem sie an der Traurigkeit Jesu, am Leiden in Gethsemane Anteil haben, wird ihnen der Trost des Engels nicht fehlen. ». . . wann die gottselige Seelen manchmahl in vielen Tagen / ja offt in vielen Wochen keine Sonne / keinen Stern sehen / wann sie von keiner Freude wissen / wann sie keinen Trost empfinden / und ein langwieriges Ungewitter der Trübsal über sie kommen ist / also daß sie meynen / sie müssen drunter vergehen / so läst sie doch der HErr JEsus aus seiner Acht und Hut nicht / er regiert ihr Schifflein mitten im Ungewitter / er ist ihre Sonne / ihr Stern und Licht mitten in der Finsternis / er ist ihr Trost / ihre Krafft / Hülffe / und Hoffnung / wann alle menschliche Hülffe und Hoffnung aus ist / und giebt endlich der Sachen einen solchen Ausschlag / daß sie sich über seine Güte verwundern / und an seiner Gnade und Treue ihre Lust sehen«.

In schlußendlicher Freude wird alle Traurigkeit enden. Scriver reiht hier Schriftzitat an Schriftzitat, um die Wahrheit der Schrift durch Erfahrung tiefer Freude nach der Schwermut zu bezeugen. So weiß er auch aus Erfahrung, »daß viel gottselige Seelen / welche ihre Lebens=Zeit in Seuffzen und Trauern hingebracht / tausendmahl fröhlicher gestorben / als andere gelebt haben«. Die Predigt endet geradezu hymnisch: »... Gott wäschet euer Hertz allhier mit Thränen / auff daß ers dort mit himmlischen Freuden-Wein erfülle. Lasset die Thränen fließen / lasset das Hertz seuffzen / weil GOtt dieselbe zehlet / und sie selber von euren Augen abwischen wird.

O selige Thränen / die im Himmel gezehlet und angeschrieben worden / welche der HErr JEsus abwischen wird! O selige Traurigkeit / welche die ewige Freude gebiehret!

Gehet denn fort in dem dicken Nebel / der euch überfallen und umgeben hat auff dem Wege der Trübsal / weil ihr wisset / daß JEsus euch begleitet und führet / und daß aus dem Nebel lauter Leben / aus der Traurigkeit lauter Klarheit werden wird / und daß der beschwerliche Angstweg auff einen weiten Raum und ewige Herrlichkeit / Freud und Seligkeit hinaus laufft! Was schadets einem Wandersmann / wann er bey ungesundem neblichten Wetter reisen muß / wann er nur sein Vaterland anlanget? Zwar so lustig ist der Weg nicht / als wann die Sonne scheinet / und wann man um sich sehen / und an den lustigen grünen Feldern sich ergetzen kann / doch wann man nur seinen Ort erreichet / dahin man verlanget / und da einem wohl ist / so wird des Wetters und Weges bald vergessen; Also auch ihr / ob ihr gleich in dem Nebel der Traurigkeit eure Reise fortsetzen müsset / was schadets / wann ihr nur den Himmel erreichet? ...«

Scriver beschwichtigt den Weinenden nicht: »Lasset die Thränen fließen«; sie rinnen in Gottes Zukunft. »Lasset das Hertz seufzen«; es tut das Werk des Heiligen Geistes. An anderer Stelle – in »Gottholds Zufälligen Andachten« – lehrt er geradezu beten: »Mein Gott gib auch mir die Gnade der Thränen.« Die Gnade gibt den Tränen eine neue Richtung, sie fließen nicht länger herunter, sondern hinauf, dahin, wo sie gezählt werden. Scriver meint einmal sogar, daß sie von Engeln protokolliert würden! In der neuen Richtung der Tränen dem Himmel entgegen liegt der Grund, daß Weinen erleichtern kann.

Nach einem Schlußgebet des Vertrauens als Echo auf die zitierten hymnischen Aussagen kommt noch ein Text, den nach Scrivers vorherigem Rat abzuschreiben sich lohnt, zeigt er doch die tiefe Solidarität des Predigers mit den Leidenden; auch läßt er den Prediger im Unterwegs mit den Schwermütigen sprechen. Der »bey ungesundem neblichten Wetter reisen muß«, ist noch nicht, wo er hingehört. Der siebenmalige Anruf JESU und das nachdoppelnde doppelte Ach JESU! fassen nochmals die Predigt zusammen und binden die Existenz der Schwermütigen an den, der ihnen Zukunft eröffnet. Ich kann mir kaum vorstellen, daß ein Christ diesen Text lesen, wirklich lesen kann, ohne die Macht des Namens zu ahnen:

Errette mich JESU von fleischlichen
Banden!
Errette mich JESU von Sünden
und Schanden!
Errette mich JESU von Sorgen
und Plagen!
Errette mich JESU von Trauren
und Zagen!
Errette mich JESU von Seuffzen
und Thränen!
Errette mich JESU von Winseln
und Sehnen!
Errette mich JESU aus diesem
Getümmel!
Ach JESU! Ach JESU!
komm / hilff mir zum Himmel!
Amen!

Diesen Text lesen, wirklich lesen heißt, ihn – beten. Mit diesem Predigtschluß signalisiert Scriver, daß es ihm nicht darum ging, dem Unglücklichen irgendwelche Glückspillen zu verabreichen; der Schwermütige ist noch nicht im Himmel, er befindet sich noch in einer Zisterne, aus der er sich nicht selbst befreien kann. Darum siebenmal »Errette mich JESU« und zweimal »ach . . . ach«.

Scriver macht keine Äußerung zum Suizid. Der ist in der Teilhabe an Jesu Trauer einerseits und im Rufen nach Jesus andererseits im Doppelsinn des Wortes – aufgehoben. Wie ich meine freundlicher, wirksamer, eben evangelischer als in Tersteegens Mahnung:

> »Nimm auf dies Kreuz und alle Leiden
> und trag es Jesu willig nach!«

Scriver identifiziert sich im Predigtschluß mit dem Schwermütigen, spricht für ihn – betet für ihn. – Bleibt anzumerken, daß es sich im zitierten Text – nach Auskunft von Frieder Schulz – um die 7. und 8. Strophe des von Scriver verfaßten Liedes handelt: »Was sollte mich, Jesu, auf Erden noch binden . . .« (vollständig abgedruckt bei Fischer/Tümpel, Das deutsche evang. Kirchenlied des 17. Jh. Bd. 5, 1911).

Der zweite Teil der Predigt hat nicht die systematische Kraft des ersten, wirkt fast ein wenig angehängt. Wenn der erste Teil eine theologische Theorie der Schwermut bildet, wie ich ihr noch nie begegnet bin, so macht der zweite praktische Teil nochmals seine »reichste seelsorgerliche Erfahrung« deutlich. Ein Biograph vergleicht sein Haus mit der Höhle Adullam, in der sich David versteckte, und die von seinen Brüdern und dem ganzen Clan seines Vaters bevölkert wurde: »Angefochtene, Melancholische, Bekümmerte fanden oft Wochen, ja Monate lang bei ihm Aufnahme und geistliche Pflege«, und die Königin von Schweden wollte ihn in einer Sänfte nach Stockholm tragen lassen und ihn fürstlich honorieren, wenn er ihr Seelsorger würde.

Überblickt man die Sprachhandlung der Predigt, angefangen mit den Wundergeschichten von der Freigebigkeit bis hin zum Befehl »Lasset die Thränen fließen« und den SOS-Ruf am Schluß, dann beinhaltet die Predigt theologisch eine Rechtfertigung der Betrübten; psychologisch eine Erleichterung und Erhebung für Niedergedrückte: Sie lehrt ein neues Bewußtsein.

Im Rückblick auf meine Biographie und das, was ich als Lähmung beschrieb, frage ich noch einmal, was es bedeutet, daß Scriver den Glauben der Depressiven nirgends problematisiert? Wenn ich beim Heidelberger Katechismus über mich lerne, was ich von mir nicht weiß, daß der Heilige Geist »auch mir gegeben ist«, dann lehrt mich Scriver, auch den Schwermütigen in seiner Gottesbeziehung zu sehen. Und diese Beziehung sieht er primär von Gott her. Sie ist vom leidenden Menschen her möglicherweise kaputt, von Gott her intakt. Indem der Prediger glaubt, daß der Heilige Geist auch dem gegeben ist, den der Gegengeist zu Boden geschlagen hat, kann er so selbstverständlich von den »Gottliebenden Seelen« der Depressiven sprechen. Er sieht sie im Horizont ihrer Möglichkeit, er sieht, was durch den Geist aus ihnen werden wird. Dabei betreibt Scriver keine Schönfärberei. Er leugnet nicht die Dimension des Bösen und der Sünde angesichts der Schwermut, aber diese Dimension verdient wenig Interesse gegenüber dem Interesse am hohen Rang, den die Schwermütigen in Gottes Heilsplan einnehmen.

So sehe ich den Schwermütigen auf zwei Ebenen – einmal auf der Ebene des Sarkischen, des Fleischlichen, auf der Ebene der Leidens- Erfahrung: da ist Schwermut ein Übel, eine Krankheit, der zu begegnen, die wie eben jede Krankheit zu behandeln ist; zum andern auf der Ebene des Geistlichen, des Pneuma: da wird das Übel zum Vorzug, das Verworfene erwählt, das Niedergeschlagene erhöht. Der Schwermütige bekommt einen neuen Rang, ihm wird seine Bedeutung für das Weltganze entdeckt.

Die Wende vom Erfahrenen zum Zugesagten ist für den Partner eines Schwermütigen – wie für diesen selbst – immer neu zu vollziehen. Sie ist ebenso mühsam wie fruchtbar. Indem ich an den Heiligen Geist als einen mir gegebenen glaube, lerne ich an den Heiligen Geist auch im Schwermütigen glauben, das Nicht-Augenfällige zu sehen, die Wahrheit des Wortes gegen den Augenschein auch für den andern wahrzunehmen, die Wahrheit des Wortes, die den Zisternenmenschen thronfähig macht – königlich. So wie ich es nötig habe, mich für mich selbst der Frage 53 des »Heidelberger« immer neu zu vergewissern, so hat der Schwermütige in meiner Nähe es nötig, daß ich den Heiligen Geist als ihm gegeben glaube, auch wenn er noch nichts von ihm zu haben scheint. Für den andern glauben, mit ihm glauben heißt, mich Tag für Tag vom Augenschein weg an die Gegenwart des Geistes halten, also nicht an dem zweifeln, an dem er selbst vielleicht verzweifelt – an seinem Herzen – und an dem, was Gottes Geist in ihm wirkt. Stellvertretend glauben heißt, an das Unverlierbare glauben, das sich dem Schwermütigen verborgen hat. So kann der Mann, der zwölf Kinder in die Erde betten muß und dem viermal eine Frau stirbt, in einer anderen Predigt sagen: »Der Gläubigen Hertz ist wie ein Gefäß mit köstlichem Wasser gefüllet / die Trübsal ist gleichsam das Tüchlein oder Decke oder Schraube / damit selbiges vermachet und verwahret ist und nicht die beste Krafft durch Fahrläßigkeit davon ausduffte.«

Bücherstube im
Verlag der Ev.-Luth. Mission
Schenkstraße 69, 8520 Erlangen

Datum: 10.10.91

Anz.	Gegenstand	Preis	DM	Pf
1	Petri Verlassen		29.	80
1	Bohren, Inder Treife		36,	–
			65	80

In diesem Betrag sind DM ______ / ____ % MwSt. enthalten.

Verk. 87

54326-44

Bei Irrtum oder Umtausch bitte diesen Zettel vorlegen

RNK Verlags-Nr. 2952 F